国家级特色专业建设项目
国家级实验教学示范中心建设成果
高等院校临床医学专业实践类教材系列

系统解剖学实验教程

主　　编　马志健

副主编　罗　刚　张海英　张全鹏

主　　审　易西南

编　　者　劳梅丽　汪坤菊　赵　丹　赵久红

　　　　　张显芳　郭　宇　张雨生　陈　敏

　　　　　石小田　黄奕弟

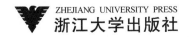
ZHEJIANG UNIVERSITY PRESS
浙江大学出版社

高等院校临床医学专业实践类教材系列
编写说明

　　海南医学院组织编写的这套临床医学专业五年制本科实践类教材是一套以岗位胜任力为导向，以实践能力培养为核心，以技能操作训练为要素、统一规范并符合现代医学发展需要的系列教材。这套教材包括《临床技能学》、《临床见习指南》(分为外科学、内科学、妇产科学、儿科学四个分册)、《系统解剖学实验教程》、《形态学实验教程》、《生物化学与分子生物学实验教程》、《病原生物学与免疫学实验教程》、《预防医学实验教程》、《英汉对照妇产科实践指南》，共 11部。本套教材的编写力求体现实用、可操作性等特点。在编写中结合临床医学专业教育特色，体现了早临床、多临床、反复临床的教改思想，在尽可能不增加学生负担的前提下，注重实践操作技能的培养。我们希望通过本套教材的编写及使用，不断探索临床医学实践教学的新思路，为进一步推进医药卫生人才培养模式变革做出新的贡献。

　　本套教材适用于五年制临床医学专业的医学生，同时也是低年资住院医师作为提高工作能力的参考书。

　　限于编写人员的知识水平和教学经验，本套教材一定存在许多错误，敬请各位教师、学生在使用过程中，将发现的问题及时反馈给我们，以便再版时更正和完善。

高等院校临床医学专业实践类教材建设委员会主任
陈志斌
2013 年 3 月

高等院校临床医学专业实践类教材

建设委员会

本套教材目录

前　言

　　系统解剖学是临床医学类各专业的基础课程,系统解剖学实验教学是教学诸环节中十分重要的一环。解剖学的点滴知识都来自解剖和临床实践,因此它是一门实践性很强的学科。自然科学技术的飞速发展带来了医学的进步,临床医学的发展仍将不能缺少解剖学实践,解剖学领域未知问题的探索也将继续依赖于解剖学实践。

　　学习解剖学的方法多种多样,最好的方法还是在实践中学习。解剖学是一门形态学科,形态学最大的特点是知识是"有形"的,人体的每一个结构、每一个器官都有其特有的形态、位置和毗邻关系。因此,解剖实践不只是为了验证前人已经总结出来的知识,它本身就是一种获取解剖学知识的绝好方法,在某一种意义上来说,其他方法是不可替代的。

　　本书以人卫版《系统解剖学》为指南,结合多所医学院校的教学实际情况而编写。全书将系统解剖学实习内容分列成了 23 个实验项目,对每一项目规定了学习目标,规范了实验准备内容。实验内容的编写强调以学生观察为主,凡能利用活体观察的,尽量以活体观察为主,凡能利用标本观察的不主张使用模型,这样做根本的出发点是培养学生的观察能力及对解剖学知识的应用能力。

　　学习解剖学的目的可能各有不同,但是,医学学生学习解剖学的最终目的是为学习临床知识、解决临床问题服务,医学学生的解剖学实践应该紧密围绕临床需要进行。因此,本书在每一实习项目中增加了"临床联系"、"病例分析"和"问题思考"部分,都是与相关实习内容有密切关系的解剖学知识的拓展,目的是强调学以致用,提高学生分析解决问题的能力,使学生获得的解剖学知识得以升华,弥补理论教学中存在的对临床问题点而不破、讲而不透的缺陷。

　　本书增编了《人体测量学实验设计》、《脊神经及脊髓的逆行示踪研究》两个设计性实验项目,以扩展学生的知识面,同时以利于相关的研究性实验项目的开展。此部分不是人体解剖学的必修内容,仅作为教学的参考。

　　本书还附录了人体解剖学专用名词生僻字读音,以方便查询与学习。

　　受时间和学识水平之限,本书难免有不妥、疏漏甚至错误之处,望读者不吝指教。

编　者
于海南医学院

目　录

一、如何学好人体解剖学

对于初次接触解剖学的大学新生来说,普遍遇到的问题是不知道如何学习,所学的知识记不牢,学习效果总是不理想,因而感到迷惑,不知所措。为什么一个身经百战高考中榜学子会有这样的问题呢? 肯定不是其智商和记忆力有问题。是什么原因影响了其学习呢? 这同时是困扰解剖老师的老大难的问题,说清楚还真不容易。

人体解剖学知识系统、知识结构与高中时代的数、理、化存在很多的不同。因此,我们获取知识的方式、思维方式、记忆方式受到了新的挑战。人体解剖学是一门形态学科,也是一门实践性很强的学科。人体解剖学内容主要是描述性的,它所叙述的是人体的构造。人体的每一个部件都是有形的(一定的形状称为形态)、有定位的(位置)、有邻居的(周围毗邻)、有一定功能的,相互之间又是有联系的。这些知识绝大部分是直观的,涉及空间定位和形态描述。而这些知识又是通过尸体解剖、临床手术、动物实验等方法积累起来的,而非通过对事物的推理、演绎产生,也非通过分析、演算所得。正因为如此,我们需要重新检讨思维习惯、学习方法。本文只就学习方法谈谈四个方面的体会。

1. 学会观察　解剖学的知识主要是来源于对尸体的解剖和观察,所以我们获取解剖学知识也必须通过对标本、模型的观察。死记硬背书本就像瞎子摸象,始终明白不了大象是什么样子。观察标本,一要勤,二要巧。勤能补拙,多看多摸多想,总会出成绩的。能巧就能省时,有事半功倍之效,但熟才能生巧,所以勤是基础。

观察解剖标本与观察一般物件不同,讲究解剖方位、内外结合(形态和内部结构),同中求异、结构与功能联系。初学者根据书本的描述观察标本,首先要善于将文字性的描述转变成形象的东西,形成空间概念。有一定基础以后,要学会将对标本的观察用文字记录下来。再进一步就要善于用找出每一件标本的个体特征。实际上带有研究性质的观察,就是要寻找个体特征即差异。病人之所以为病人,是因为他与正常人不同,一个医生要善于寻找这种不同。

2. 学会看书　解剖学教材以叙述性文字和插图为主,插图占了一半左右的版面。读解剖学教材时绝不能死背文字而不看图,一定要将文字描述和图片结合起来读,读懂了插图就等于获得了知识的多半。另外,解剖学教材的文字不容易朗朗上口,要做摘记,将重点的东西摘录下来,稍加归纳整理,便于复习、记忆。

3. 学会听课　听好一堂课,比自己看书的效果肯定要好,因为老师是花过大量精力备课的。一般而言,重点、难点是老师着重要讲的地方,把握了这两点,可以节约很多时间。要听好课,最好先有预习,了解讲解的主要内容。没有时间预习,哪怕浏览一遍也好。听课时要集中在听和看上。看指的是看板书,看幻灯,而不是看书。只有这样,思维才能跟着老师跑,听课时只有在必要时才看看教材。一堂课的开头和结尾尤为重要,这两个时段一般会有概括性提示和总结,一定要把握好。

听好课的另一重要方面是做好笔记。由于多媒体教学的普及,老师已经很少写板书了,讲课的速度也就快了,这为我们做笔记带来了困难。解剖学课件多是以图片和动画为主,很少会有整段的文字,做起笔记来更困难,所以现在的学生做笔记的很少,能做好笔记的则更少。笔者认为,做不好课堂笔记是课堂学习效果差的主要原因。做笔记,首先要养成习惯,有了习惯才能做好笔记。有的同学总是只记下几个标题,有的则把所有的内容全抄下来,结果影响了听课,这都不是好的方法。笔者认为应该记下来的内容是经过老师归纳总结过的、反复提到的、老师强调的、重要的概念、老师给出的其他重要信息、你认为重要的、你感兴趣的。做笔记可用专用的笔记本(绝不要多科混杂记录),也可以做在书上。不管何种形式,课后一定要花点时间进行整理,以求完整,便于以后的复习。最好是拷贝下老师的课件,根据课件整理笔记。

4. 学会思考 学习是为了应用,学习解剖学尤其如此。我们对所接触到的每一方面的解剖知识都应加以认真思考。如我们看到胃的形态,就可以问一问:为什么会是这样的? 有没有其他的形态呢? 与牛的胃比较有什么不同呢? 又如,我们看到一件标本和书上的描述有差异,就应该问一问:这是个体差异还是变异呢? 对其功能有影响吗? 对临床上有什么指导意义呢?

活跃的思维、正确的思考来源于知识的积累,所以学习解剖学时一定要花一些时间涉猎相关的参考资料(如生理学、临床解剖学、外科学、法医学等),以开阔视野,培养兴趣。

学无定法,但学要得法,说的是人各有异,学习方法因人不同。尽快找到适合于自己的学习方法才是提高学习效果的关键。

二、如何写好系统解剖学实验报告

实验报告是对一堂实验课或一项实验内容的书面总结报告。一份好的实验报告要能全面反映实验的目的、过程、结果及对相关结果的分析和总结。写好实验报告是实验课环节中重要的一环。通过书写实验报告，能够进一步巩固实验成果，提升学习效果，培养对事物的分析概括能力，培养实事求是的科学作风。

本文就实验报告的写作谈两个方面的问题。

一、实验报告写作所要遵循的两项基本原则

1. **实事求是的原则** 实验报告属于科学研究的报告，一定要真实反映实验的过程和内容，也就是要实事求是，不能照抄教材内容（实验内容和结果不可能和教材完全相同），也不能抄袭他人的成果，更不能杜撰实验过程和结果。

2. **科学的原则** 解剖学实验是一种科学实践过程，按照教材和实验教程进行的实验是符合科学规范的，所以实验报告也必须符合科学的原则。就系统解剖学来说，科学原则应该包括有确定的观察对象（活体、标本、模型）、科学的观察测量方法、科学的结果计算归纳的方法、科学的推理以及用词符合科学的规范（使用解剖学和医学术语）。

二、实验报告写作的基本要求

系统解剖学实验，属于观察性实验，对照教材和实验教程的描述观察活体、模型和标本，目的是使我们对人体的结构有直观的认识，而不是停留在纯理论的阶段，同时也是为了培养我们观察事物、分析问题的能力。比如说，骨由骨膜、骨质、骨髓以及神经血管构成。只有通过对标本的观察，我们才可能真切地认识到以上各种结构的形态、所处的位置以及它们之间的关系。又如空、回肠和结肠的区别，也只有通过观察不同的肠管，找出它们外观上的差异，我们才会对书上的描述有认同感。这里就观察性实验报告的各个组成部分的要求做一简单阐述。

1. **实验目的** 实验目的并不等同于教学大纲，要求简明扼要地概括出实验课所要达到的主要目的。比如呼吸系统的观察，主要目的是观察呼吸系统的构成，观察咽的形态、各部咽壁的结构，观察喉的位置、构成、分部及喉腔的各部的形态，观察气管、主支气管的位置、结构及分叉，观察双肺的位置、形态、分叶。

2. **观察对象** 写明具体的标本、模型，必要时写明来源、性别、年龄等情况。如骨构造的观察，一般使用新鲜猪骨；心传导组织的观察使用的是牛心标本；舌的观察可在活体上进行。

3. **实验步骤及方法** 因为系统解剖学的观察实验主要是在已经解剖好的标本上进行，此项可略写。但是如果有的实验需要进行尸体解剖或进行结构的测量，就需要写清楚主要步骤，内容包括借助的解剖和测量工具，解剖的体位，解剖的方法步骤，观察测量的方法、指标。

4. 结果 此部分是实验报告的核心内容,应详写。

观察性实验报告就应该写出所观察到的主要内容,也就是实验结果。实验结果应该和实验目的相符。对于结果的描述首先应该真实可靠、准确无误,其次要做到高度概括、简明扼要、主次分明。结果可以用文字描述,也可以用绘图表示,还可以列表归纳。采取什么方式要根据内容的特点、我们自己的喜好。但是,不管用何种方式,都有一定的规范和要求,不能随意。如果用文字表述,用词要规范,要言简意明。用绘图表示,要求用铅印绘制,比例恰当,大小适中,线条清楚,层次分明,标注准确(见教材图),每一个图应有图序、名称,且将其写在图的正下方。图可以绘制在绘图纸上,剪贴到报告本中。用表归纳,适宜应用于类别可分、各类间有差异的结果。要求采用三线表,线条要平直,表的每行两端顶格,表中缩写要在表的下方注明,表序及表的名称置于表的上方,如果表中涉及数值,要用国际通用度量衡,注明单位。详见范例。

5. 结论 研究性实验报告一定要有结论或小结。系解实验报告可省略此项。如果要写,应该是对结果的高度概括和总结。结论要可靠。

6. 讨论 讨论就是对结果的分析,这种分析是建立在已有的理论、事实基础上的,结合所得结果,分析它对现有理论、事实的意义(补充、或修正、或反对)和该结果预示的科学价值和应用价值。解释要清楚,论据要充分,推理要恰当。解剖学观察的实验结果,可能对于解剖学本身和临床应用有着科学和应用的意义。但是,教学实验因观察的标本数量有限,不具备分析推演的基础。因此,此部分可以以专题讨论的方式书写,目的是拓展我们的知识面,锻炼学生分析问题的能力。一般情况下,带教老师会根据实验内容拟出数道讨论题,供学生思考。要写好讨论,不但需要有扎实的解剖学知识,还需要看一些参考资料。因此,认真对待这一部分的写作,对培养我们的综合素质大有益处。

部分院校并不要求写系统解剖学实验报告,有的则是以做习题代替报告写作,个人认为这些做法值得商榷。

实验报告中"表"的范例如下:

表 成年各部椎骨的比较

椎骨类别	椎体	横突	棘突	关节突	椎孔	其他
C						
T						
L						
S						
Co						

注:C:颈椎,不包括寰椎的枢椎。T:胸椎。L:腰椎。S:骶椎。Co:尾椎

系统解剖学实验报告的格式如下:

系统解剖学实验报告的格式

题目(居中)

报告人(居中)(如果使用报告本此项可免),时间

一、实验目的

二、观察对象

三、实验目的及方法(必要时写)

四、结果(详写)

五、结论(必要时写)

六、讨论(必要时应自己展开对结果意义的分析讨论,亦可由带教老师结合实验内容布置讨论题)

实验项目一　骨的观察

【学习目标】

1. 掌握人体的解剖学姿势、轴、面及方位术语。
2. 掌握各类骨的观察要点,掌握骨的分类、形态结构、表面特征、构造和理化性质。
3. 掌握中轴骨和四肢骨的形态特点及相互位置关系,为关节学和肌学学习打下基础。
4. 掌握颅的组成,颅的各部诸骨的名称、位置。了解筛骨、蝶骨、颞骨和下颌骨的主要形态结构。掌握颅的整体观。了解新生儿颅的特征和出生后的变化。
5. 掌握四肢骨的组成及其重要骨性标志,上、下肢骨差别的功能意义。
6. 掌握肩胛骨、肱骨、桡骨、尺骨、髋骨、股骨、腓骨的形态、主要结构。
7. 掌握手骨、足骨名称及排列位置。

【重点】

1. 骨的构成。
2. 椎骨的一般形态和各部椎骨的形态特点。
3. 胸骨的形态。
4. 颅的组成和分部,各部颅骨的名称和位置,颅的整体观。
5. 肩胛骨、肱骨、桡骨、尺骨、髋骨、股骨、腓骨的形态。

【难点】

1. 骨性标志的辨识。
2. 椎骨的一般形态和各部椎骨的形态特点。
3. 颅底内外面观。

【实验准备】

1. **影像资料**　运动系统解剖——骨。
2. **标本**　全身骨骼骨架;新鲜猪骨的纵切面解剖标本:示骨质、骨膜、骨髓和骺软骨;煅烧骨、脱钙骨标本:示骨的理化特性;躯干骨标本:串连椎骨、游离椎骨、游离肋、胸骨;颅骨标本:完整颅骨、分离颅骨、颅盖、颅底、颅的水平切面标本、颅的正中矢状切面标本、示板障标本、鼻旁窦标本、新生儿颅标本、鼻腔侧面观标本;四肢骨标本:锁骨、肩胛骨、肱骨、尺骨、桡骨和手骨、髋骨、股骨、髌骨、胫骨、腓骨和足骨。
3. **模型**　脊柱、分离颅骨、颅水平切面示颅底内外面观模型。

【实验内容】

一、绪论

介绍实验室的一般情况,实验室守则,解剖学的学习目的、要求、方法、成绩构成及计分方法。

教师示范人体解剖学姿势、轴、面和方位术语。提醒学生注意人体的标准姿势与立正的区别。

二、骨学总论

（一）骨的分类

首先在全身整体骨架上观察全身骨的构成及分类。区分长骨、短骨、扁骨和不规则骨。

1. **长骨**　见于四肢游离部,呈长管状。观察肱骨和股骨:见长骨分一体两端,中部细长为体或骨干,体表面有 1～2 个血管出入的孔,称滋养孔。两端膨大称为骺,骺表面有光滑的关节面。骨干与骺邻接的部分称干骺端。观察矢状切开的股骨,体内的空腔称骨髓腔,容纳骨髓,干骺端有一骺线。

2. **短骨**　观察手的腕骨和足的跗骨,形似立方体,多位于连接牢固且较灵活的部位。

3. **扁骨**　观察颅盖骨、胸骨、肋骨等,呈板状,主要构成容纳重要器官的腔壁。

4. **不规则骨**　观察椎骨,形状不规则,功能各异。有些不规则骨内有含气的腔,称含气骨,如上颌骨和蝶骨等。

（二）骨的构造

观察新鲜猪长骨纵切标本。

1. **骨外膜**　为覆盖在骨表面的结缔组织膜,在关节面处缺如,骨膜的表面粗糙,有肌肉附着。

2. **骨质**　骨密质位于骨的表层、骨膜下,长骨体的骨密质较厚,两端表面的骨密质较薄。骨松质主要布于长骨两端、骨密质内面,骨松质由骨小梁构成,呈海绵状,在长骨、短骨切面标本上观察与分析骨小梁排列的方向与压力和张力的关系。再观察顶骨的剖面标本,可见骨密质位于内外表层,分别称内、外板,内、外板之间为骨松质,称板障。

3. **骨髓**　骨干的内腔为髓腔(借一细钢丝插入较大滋养孔可通入髓腔)。在新鲜标本上见骨髓腔内和骨松质的网眼内充满骨髓,为结缔组织。红骨髓颜色鲜红,黄骨髓主要为脂肪组织。

（三）骨的化学成分及理化性质

观察经稀盐酸脱钙后的骨标本,由于无机质已溶解而只含有机质,因而骨虽保持其外形,但却非常柔软而具有弹性。

观察煅烧的骨标本,有机质已除去,只含无机质,保持外形,但非常松脆,失去弹性。

三、躯干骨

躯干骨包括椎骨、肋和胸骨。24 块椎骨、1 块骶骨和 1 块尾骨借骨连结构成脊柱。胸椎与 12 对肋相连接,肋前端连胸骨,形成骨性胸廓。骶骨、尾骨和两侧髋骨及其连接构成骨盆。

（一）椎 骨

在全身整体骨架标本和脊柱标本上，观察脊柱的分类。

取分离椎骨标本观察椎骨的一般形态：椎体，椎弓，椎弓根，棘突，横突，上、下关节突，椎弓上、下切迹，椎孔等结构。

1. **胸椎**　从上面观，椎体呈心形。侧面观，有上、下肋凹及横突肋凹，棘突细长斜向后下，连接起来呈叠瓦状排列。关节突关节面几乎呈冠状位。

2. **颈椎**　上面观，椎体小，椎孔大，横突有孔。侧面观横突末端有前、后结节。后面观棘突短而分叉。关节突关节面几乎呈水平位。

第 1 颈椎又叫寰椎，环状，无椎体、棘突和关节突。由较短的前弓、较长的后弓和两个侧块组成。前弓后面正中有齿突凹，侧块有耳状的上、下关节面。

第 2 颈椎又叫枢椎，椎体上方有齿突与寰椎齿突凹相关节。

第 7 颈椎又叫隆椎，棘突最长，末端不分叉而形成结节。活体上低头在颈后可触摸到突起的第 7 颈椎棘突，是计数椎骨序数的定位标志之一。

3. **腰椎**　椎体粗大，上面观椎体呈肾形，前面观呈柱状。侧面观棘突呈板状水平伸向后方，故棘突间间隙较大，临床上常在此行腰椎穿刺术。关节突关节面几乎呈矢状位。

4. **骶骨**　由 5 块骶椎融合成倒置三角形。上端为底，底中份向前的突出称岬。前（盆）面光滑略凹，可见椎体融合的痕迹——四条横线及四对骶前孔。后（背）面粗糙隆凸，中线上有骶正中嵴，嵴两侧各有四个骶后孔。中央有骶椎椎孔连成的骶管、骶管下端有骶管裂孔；裂孔的两侧有骶角。两侧面上宽下窄，上部各有耳状面与髋骨耳状面相关节。

5. **尾骨**　由 4 块尾椎融合，构成一块尾椎。人的尾椎已退化。

（二）胸骨

在全身整体骨架标本观察胸骨的位置（胸前壁正中）。自上而下辨认胸骨柄、胸骨体和剑突三部分。胸骨柄上缘有颈静脉切迹。柄和体连结处形成微向前凸的角，称胸骨角，侧面观微向前突起，两侧连第 2 肋软骨。胸骨角为计数肋的重要标志。在分离标本上观察锁切迹和肋切迹。

（三）肋

在全身整体骨架标本上观察 12 对肋骨和肋软骨的形态及其与胸骨和脊柱胸段的关系。可见上 7 对肋骨的前端借助软骨连于胸骨，称真肋。第 8～10 对肋骨的前端借助肋软骨连于上位肋软骨，形成肋弓，称假肋。第 11、12 对肋前端游离，称浮肋。

在分离肋骨上观察，肋骨后端膨大称肋头，有关节面与胸椎体上的肋凹相关节。肋头外侧稍细，称肋颈，颈后外方有肋结节，其上有关节面，与横突肋凹相关节。肋体内面下缘处有一浅沟称肋沟，肋间神经、血管走行其中。体的后份急转处称肋角。

第 1 肋骨为一形态特殊的肋骨，扁宽而短，分上、下面和内、外缘。无肋角和肋沟。主要辨认其上面的前斜角肌结节、锁骨下动脉沟和锁骨下静脉沟。

在活体上相互摸认颈静脉切迹、胸骨角、剑突、第 2～12 肋、第 1～11 肋间隙、肋弓、棘突。

四、颅骨

在完整的全颅骨标本、水平切面和正中矢状切面标本上观察颅的组成、分部、各颅骨的位置及形态结构。

1. **脑颅**　位于颅的后上部,由8块脑颅骨围成颅腔,容纳脑。不成对的:额骨、筛骨、蝶骨、枕骨。成对的:顶骨、颞骨。

2. **面颅**　位于颅的前下部,由15块颅骨组成,构成面部及眶、鼻腔和口腔的骨性基础。成对的:鼻骨、泪骨、颧骨、腭骨、上颌骨、下鼻甲。不成对的:犁骨、下颌骨、舌骨。

以上颌骨为中心,上颌骨上方为鼻骨,鼻骨后方为泪骨;上颌骨外侧为颧骨,下方为下颌骨;上颌骨后面是腭骨,内面是下鼻甲和犁骨;舌骨游离于颈部下颌骨下方。

在分离颅骨标本和模型上观察以下部分颅骨的详细结构:

筛骨:呈"巾"字形。辨认筛板、筛孔、鸡冠、垂直板、筛骨迷路、筛窦、上鼻甲、中鼻甲。

蝶骨:蝴蝶形,辨认蝶骨体及其上的垂体窝、蝶窦,大翼及其上的圆孔、卵圆孔和棘孔,小翼及其上的视神经管、眶上裂、翼突。

颞骨:辨认外耳门、鳞部、鼓部、岩部、茎突、乳突、乳突小房、内耳门。

下颌骨:辨认下颌体(牙槽弓、颏孔)、下颌支(冠突、髁突、下颌孔)及下颌角。

舌骨:包括体、大角、小角。

颅顶面观:辨认额骨与顶骨间的冠状缝、两顶骨间的矢状缝、顶骨与枕骨间的人字缝。确认颅盖的外板、板障、内板三层。

颅后面观:辨认枕外隆凸、上项线、下项线。

颅盖内面观:辨认上矢状窦沟、脑膜中动脉沟、脑回压迹。

颅底内面观:高低不平,呈阶梯状,分前、中、后三个窝。颅前窝:辨认中部的鸡冠、筛板、筛孔。颅中窝:辨认居中的垂体窝,窝后方的鞍背、后床突,窝前面的鞍结节、交叉沟、视神经管、前床突,窝两侧的颈动脉沟,沟前通眶上裂,沟后连破裂孔,孔后外有颈动脉管内口,沟外侧由前向后依次有圆孔、卵圆孔、棘孔、自棘孔行外上方的脑膜中动脉沟、鼓室盖、三叉神经压迹。颅后窝:辨认居中的枕骨大孔,孔前的斜坡、舌下神经管,孔后上方有枕内隆凸、隆凸上续上矢状窦沟、隆凸外续横窦沟、横窦沟外连乙状窦沟、乙状窦沟终于颈静脉孔,内耳门通内耳道。

颅底外面观:高低不平,结构复杂,孔裂甚多,分前、后两区。前区:由前向后辨认牙槽弓,牙槽,骨腭,切牙孔,腭大,小孔,鼻后孔。后区:辨认下颌窝、关节结节、枕骨大孔、枕外隆凸、枕髁、舌下神经管外口、颈静脉孔、颈动脉管外口、茎突、乳突、茎乳孔,通面神经管。

颅侧面观:可见额骨,蝶骨,顶骨,颞骨,枕骨,颧骨及上、下颌骨。在中部有外耳门,外耳门后下方为乳突,前方为颧弓,颧弓上方为颞窝,下方为颞下窝。辨认颞窝内由额骨、顶骨、颞骨和蝶骨四骨相交处所构成的翼点及上、下颞线。辨认颞下窝和翼腭窝的位置及其交通,颞下窝上通颞窝,并经卵圆孔棘孔通颅中窝,前经眶下裂通眶,内经翼上颌裂通翼腭窝。观察翼下窝深部内之三角形裂隙称翼腭窝,此窝向外通颞下窝;向前经眶下裂通眶;向内经蝶腭孔通鼻腔;向后经圆孔通颅中窝,以翼管通颅底外面,向下经腭大孔通口腔。

颅前面观:居中的梨状孔为骨性鼻腔;鼻腔上方为两个眶,鼻腔下方为骨性口腔。

眶:略呈四棱锥形,底为眶口,其上缘中内1/3处有眶上切迹或眶上孔,下缘中份下方有眶下孔。眶尖向后内方,有视神经管通颅中窝,辨认内侧壁前下方的泪囊窝及其下方的鼻泪管,下壁上的眶下裂、眶下沟和眶下管;外侧壁上的眶上裂。以一细铁丝穿经以上各管、孔、裂,探查其各与何处相通。辨识构成眶各壁的骨。

骨性鼻腔:查看骨性鼻腔上、下壁和外侧壁的毗邻,观察鼻中隔的构成。在颅正中矢状面标本上观察外侧壁上的结构,各鼻旁窦的位置、形态,以一细铁丝探查各窦的开口位置。重点观察上颌窦的上、下、内侧壁的毗邻。

骨性口腔:由上、下颌骨构成,顶为骨腭,前、外侧壁为上、下颌骨牙槽突构成。观察见颅底外面观。

在活体上相互摸认以下结构:枕外隆凸,上项线,乳突,眉弓,眶上、下缘,颧弓,下颌骨下缘,下颌角,髁突,舌骨。

五、四肢骨

在全身整体骨架上观察确认四肢各骨的名称、位置,用分离四肢骨观察其结构。肢带骨逐一观察,自由肢骨重点观察其两骺端的结构。

(一)上肢骨

在全身整体骨架上观察锁骨与胸骨柄和肩胛骨肩峰的连接关系。

1. **锁骨** 在游离锁骨上确认胸骨端和肩峰端。胸骨端为内侧粗大的一端。肩峰端为外侧扁平的一端,上面光滑,下面粗糙。

2. **肩胛骨** 在全身整体骨架上观察肩胛骨关节盂与肱骨头的连接关系。在游离肩胛骨上确认呈三角形的肩胛骨的3个缘,3个角和前、后两面。上缘短而薄,外侧有肩胛切迹和喙突。外侧缘肥厚。内侧缘薄而长。外侧角有关节盂、盂上结节和盂下结节。上角平对第2肋。下角对第7肋或第7肋间隙。腹侧(前)面为肩胛下窝。背侧(后)面有肩胛冈和肩峰。肩胛冈将背侧面分为冈上窝、冈下窝。

3. **肱骨** 在分离肱骨上确认,上端膨大,有向后上内方半球形的肱骨头。头周围稍细的部分称解剖颈,肱骨头外侧和前方有大结节和小结节,其下方分别连于大结节嵴和小结节嵴,两结节间为结节间沟,肱骨头下方稍细的部分称外科颈。体中份外侧有三角肌粗隆,后面有由上内斜向下外的桡神经沟。下端较扁,内侧部有肱骨滑车、内上髁、尺神经沟,外侧部有肱骨小头、外上髁。后面有鹰嘴窝,前面有冠突窝。

4. **桡骨** 在分离桡骨上确认上端的桡骨头,其上面有关节凹,头周围有环状关节面,头下端稍细为桡骨颈,颈内下方为突起的桡骨粗隆。下端内侧面有尺切迹,下面有腕关节面,外侧部向下突出称桡骨茎突。体呈三棱柱形,内侧为骨间缘。

5. **尺骨** 在分离尺骨上确认上端前面的滑车切迹,切迹下方和后上方的突起分别是冠突和鹰嘴,冠突外侧有桡切迹,下方为尺骨粗隆。尺骨下端称尺骨头。其后内侧向下的突起,称为尺骨茎突。

6. **腕骨** 在完整手骨标本上观察8块腕骨之间的位置关系。近侧列由桡侧向尺侧依次为手舟骨、月骨、三角骨和豌豆骨。远侧列由桡侧向尺侧依次为大多角骨、小多角骨、头状骨和钩骨。

7. **掌骨** 在完整手骨标本上观察掌骨头、体、底的形态结构,掌握其排列关系和命名规律。

8. **指骨** 在完整手骨标本上观察指骨底、体和滑车的形态结构。

在活体上相互摸认锁骨,肩胛冈,肩峰,肩胛骨上、下角,肱骨内、外上髁,鹰嘴,桡骨头,桡骨茎突,尺骨头,手舟骨,豌豆骨。

(二)下肢骨

1. **髋骨** 在分离髋骨标本确认髋骨的位置(左、右),髋骨由髂骨(上)、坐骨(后下)和耻骨(前下)三者愈合而成。在三骨愈合处的外侧面形成深陷的髋臼,前下方形成一闭孔,上方为宽阔的髂翼,翼内为髂窝。髋臼为髂、坐和耻三骨的体合成,窝内半月形关节面称月状面,窝中央未形成关节面的部分为髋臼窝,髋臼边缘下方缺口为髋臼切迹。在小儿髋骨髋臼内可见髂骨、坐骨和耻骨三部分间为软骨,成人骨留有三骨融合后的痕迹。三骨均分为在髋臼处的体,以及其他部分的支(翼)。分清三骨的位置关系后,依次辨认:

髂骨:位于髋骨上方。髂骨体肥厚,髂骨翼宽扁,髂骨翼上缘为髂嵴,其前端为髂前上棘,后端为髂后上棘、髂前上棘后方5～7cm处,髂嵴外唇突起称髂结节,髂前、后上棘下方各有一突起分别称髂前、后下棘,髂后下棘下方为坐骨大切迹,髂骨翼内面称髂窝,窝下方有一斜行隆起线,称弓状线;髂骨翼后下方有耳状面,与骶骨的耳状面相关节。

坐骨:位于髋骨后下部,坐骨体占髋臼后下 2/5,坐骨体后缘有坐骨棘,其上、下方分别有坐骨大、小切迹。坐骨体与支移行处后部肥厚粗糙,称坐骨结节。

耻骨:位于髋骨前下部,分体和上、下两支,髂骨体与耻骨体连接处为粗糙的髂耻隆起。上支连于体,上缘锐薄,称耻骨梳,向前终于耻骨结节。耻骨上、下支移行处的内侧有椭圆形的耻骨联合面。耻骨下支向后下外与向前上内走的坐骨支结合,使坐、耻两骨围成闭孔。

2. **股骨** 是人体最长最结实的长骨,长度约为身高1/4。在分离股骨上确认上端的股骨头,头上有股骨头凹。头下外稍细是股骨颈。颈体交界处外上方之突起为大转子,内下方的突起为小转子,两者间前称转子间线,后为转子间嵴。股骨体后有粗线,此线上外延为臀肌粗隆,向上内续为耻骨肌线。下端有两个膨大称内侧髁、外侧髁,两者间为髁间窝,两髁侧面之突起称内、外上髁。

3. **髌骨** 人体最大籽骨。在分离髌骨上观察髌骨上宽下尖,前面粗糙,后面光滑。

4. **胫骨** 在分离胫骨上确认上端膨大的内侧髁和外侧髁,两髁上关节面之间的骨性隆起为髁间隆起。上端与体移行处的前面为胫骨粗隆。下端膨大为内踝,下端下面和内踝外面的关节面与距骨滑车相关节。体为三棱柱形,前面有前缘,可在体表扪及。

5. **腓骨** 在分离腓骨上确认上端膨大的腓骨头,下端膨大的外踝。

6. **跗骨** 在完整足骨上确认 7 块跗骨的位置排列。近侧列的:距骨、跟骨、足舟骨;远侧列(由内至外)的:内侧、中间、外侧楔骨和骰骨。

7. **跖骨** 在完整足骨上观察 5 块跖骨及其底、体、头与掌骨的比较。注意第 5 跖骨粗隆较突出。由内向外为第 1、2、3、4、5 跖骨。

8. **趾骨** 在完整足骨上观察 14 块趾骨。各节趾骨的名称和结构均与手指骨类似。

在活体上相互摸认髂嵴和髂后上棘,髂前上棘,髂结节,耻骨嵴,耻骨结节,耻骨联合,耻骨下支,坐骨支,坐骨结节和尾骨尖,股骨内、外侧髁,胫骨内、外侧髁,髌骨,胫骨粗隆,胫骨前缘及内、外踝等。

【临床联系】

一、佝偻病

佝偻病是一种因钙、磷代谢障碍而致的慢性营养缺乏病,多因维生素 D 供给不足所致,主要见于 3 岁以下婴幼儿。维生素 D 能促进钙、磷吸收,调节钙、磷代谢,提高血中钙、磷浓度,促进骨质钙化。维生素 D 缺乏时食物中钙和磷不能被充分吸收利用,造成钙、磷代谢紊乱,骨组织钙化不良,骨骼生长发育缓慢,以致骨骼软化变形,甚至骨折。婴幼儿食物中维生素 D 摄入不足或紫外线照射不足时,体内维生素 D 缺乏,易患此病。佝偻病临床表现主要有两个方面:一是全身表现,二是骨骼改变。早期主要表现为神经精神症状:患儿易怒、烦躁,出汗多,睡眠不安,夜惊,夜哭,枕秃。病情进一步发展,除上述症状外,主要是骨骼改变,如颅囟闭合推迟,方颅,头颅骨软化(用手轻轻按压婴儿的颞枕部的颅骨时,有似按乒乓球的感觉),出牙晚,鸡胸或漏斗胸,肋骨与肋软骨交界处膨大呈"串珠"状,脊柱弯曲,四肢骨骼变形,出现"O"形腿或"X"形腿。此外,还会出现肌肉松弛,贫血,消化不良,发育迟缓,身体抵抗力降低等。经适当治疗后,3 岁以下患儿临床症状减轻和接近消失,精神状态和生长发育恢复正常,3 岁以上儿童会遗留骨骼畸形。佝偻病的预防和治疗包括加强户外活动,多晒太阳,尽量母乳喂养,及时补充维生素 D 和钙。

二、骨髓穿刺

骨髓穿刺(骨穿)是抽取骨髓的一种常用技术。在血液系统疾病的诊断上比一般血液检查更加灵敏和可靠,故是各类血液病的重要检验方法之一。骨髓穿刺检查内容包括细胞学、细菌学及寄生虫学等。通过骨髓涂片的细胞学检查可了解骨髓内各种细胞的生成情况、形态、成分改变及发现异常细胞等,以明确诊断,观察疗效,估计预后。也可用于骨髓移植。

骨髓是柔软的富于血管的网状结缔组织,充填于骨髓腔和骨松质的网眼内,分红骨髓和黄骨髓。红骨髓含有不同发育阶段的血细胞,呈红色,有造血功能。胎儿和幼儿的骨髓全是红骨髓,从 6 岁开始,长骨骨髓腔内的红骨髓逐渐被脂肪组织所代替,失去造血功能,呈黄色,即为黄骨髓。至成人,红骨髓仅保留于骨松质的网眼内,椎骨、胸骨、肋骨、锁骨、肩胛骨、髂骨、颅骨及股骨和肱骨上端的松质内,是人体的主要造血组织。慢性失血过多或重度贫血时,黄骨髓可转化为红骨髓,恢复造血功能。

三、骨质疏松症

骨质疏松症是以低骨量、骨组织微细结构破坏导致骨脆性增加和骨折危险性增加为特征的一种系统性、代谢性骨骼疾病。可分为原发性和继发性两种。继发性的病因明确,常为内分泌代谢性疾病(如性腺功能减退症、甲状腺功能亢进、甲状旁腺功能亢进和 1 型糖尿病等)或全身性疾病(如器官移植术后,神经性厌食,肠吸收营养不良综合征,骨营养不良,骨纤维化,慢性肾衰竭,营养不良等)引起。原发性又分为两型:1 型为绝经后骨质疏松症,2 型为老年性骨质疏松症。

骨由骨质、骨膜、骨髓构成。骨质由骨密质和骨松质构成,两者的结构使骨能承受重量和耐受压力。骨质由有机质和无机质构成。有机质由胶原纤维和黏多糖蛋白组成,它使骨具有韧性和弹性。无机质主要是钙盐,使骨具有硬度。一生中骨的无机物与有机物不断变化,年龄愈大,无机物的比例愈高。因此,年幼者骨易变形,年长者易发生骨折。骨质疏松症主要因为年龄增长,退行性变,内分泌紊乱,营养不良及运动不足,导致骨钙丢失,骨转换发生改变,骨微细结构发生变化,骨小梁变窄、变细、弯曲、错位甚至断裂,骨小梁数目减少,有的被全部吸收,形成空洞,骨密质变薄,脆性增加,直至自发性骨折(椎体压缩性骨折,股骨颈、桡骨远端横断性骨折)。

骨质疏松发生后很难逆转,治疗的目的不在于逆转骨质疏松,而在于减少钙的丢失和补充过量丢失的钙,防治方面应以饮食中补钙或补充剂钙,适当补充维生素 D,促进钙吸收。避免外伤,防止骨折,积极锻炼身体。绝经后骨质疏松症于补充钙剂的同时,在医生指导下使用雌激素。

四、骨折

骨折是指骨的完整性和连续性中断,也就是骨或软骨的断裂。根据成因分为创伤性骨折和病理性骨折。病理性骨折为有病骨骼(骨髓炎、骨肿瘤)骨质被破坏,受轻微外力即可发生的骨折。创伤性骨折指健康骨受各种不同的暴力(打击、压砸、碰撞或跌倒、负重、扭转等外力)的作用而断裂:直接暴力——在暴力直接作用的部位发生骨折(交通事故时汽车撞击处发生的骨折);间接暴力——暴力通过传导、杠杆和旋转作用使远处骨折(摔倒时以手撑地,上肢与地面所成角度不同,可发生桡骨远端骨折、肱骨髁上骨折或锁骨骨折);肌肉拉力——肌肉突然猛烈收缩,拉断肌肉附着处的骨质(突然跪倒时,股四头肌猛烈收缩,髌骨骨折);积累劳损——长期、反复、轻微的直接或间接损伤可集中在骨的某一点上导致骨折。根据骨折处与外界的交通分为闭合性骨折和开放性骨折。根据骨折的程度和形态分为不完全骨折和完全骨折。根据骨折段的移位分成角移位、侧方移位、缩短移位、分离移位、旋转移位。

骨折的特有体征:畸形,骨折段移位后患肢出现缩短、成角、旋转或出现假关节、异常活动。骨折端移动时有相互摩擦的骨擦音或骨擦感。

骨折的诊断主要依据病史和体征,X线检查对了解骨折的具体情况和治疗效果有重要价值,凡是疑为或已明确骨折者,都应常规做X线检查,X线平片能显示临床检查时不能发现的损伤和移位:不完全性骨折、体内深部骨折、关节内骨折、撕脱性骨折或斜面骨折。为了明确诊断,摄片时应包括骨折处及其邻近关节的正、侧位,有时需加摄特殊位置或对侧相应部位的对比X线片。

五、股骨颈骨折

股骨颈骨折是中老年人的常见病,女性中发生较多。损伤原因是老年人骨质疏松导致骨的质量下降,且此处承受的应力较大,故只需轻微扭转暴力即可发生骨折。多为绊跌或滑倒时,身体发生扭转,暴力传至股骨颈引起骨折。青少年在受到剧烈直接暴力如车祸或高处坠落才会发生。

髋关节是连结躯干与下肢和传递体重的重要结构,由髋臼、股骨头和股骨颈组成。股骨颈长约5cm,中段狭细,基底部粗。股骨颈长轴与股骨干长轴构成一颈干角或称内倾角,约为110°～140°,平均127°,儿童的大于成人。颈干角大于正常值为髋外翻,小于正常值为髋内翻。若颈干角发生变化,则力的传导也随之改变,容易导致骨折和关节软骨退行性变,发生创伤性关节炎。观察矢状面,股骨颈的长轴向前与股骨干的纵轴形成12°～15°的角称为前倾角,儿童的较成人稍大。关节囊与髂股韧带包裹髋关节的前、上方。关节囊与坐股韧带遮盖关节的后、上、内方,关节的后、外、下方没有关节包绕。故股骨头和经股骨颈骨折为囊内骨折,股骨颈基底部骨折为囊外骨折。

股骨颈骨折大多数是旋转暴力所引起的螺旋形骨折或斜形骨折。随着受伤姿势、外力方向及程度不同,在X线投影上出现不同部位、角度和移位。股骨颈骨折的类型与治疗和预后有较密切的关系。

【病例分析】

第一幕

主诉:患者男性,35岁,因"车祸致昏迷5分钟伴左下肢活动功能受限20分钟"入院。

查体:神志清,瞳孔等大等圆,对光灵敏。左耳有血性液体流出,右耳及鼻部未见异常。心肺及腹部体查未见明显异常。左大腿中段肿胀畸形、成角,见一约 3.0cm 皮肤裂伤口,活动性出血,可触及明显骨擦感,末端血运感觉良好。

X 线示:左股骨中段粉碎性骨折。头部 CT 示:头颅扫描未见异常,颅底有骨折性改变。腹部 B 超、胸片、心电图、急诊血常规均未见异常。

学习目标:

1. 骨折的定义、分类

2. 颅底解剖结构。

3. 骨折的急救原则和方法。

参考问题:

1. 骨折有哪些特有体征?

2. 骨折有哪几种分类? 该患者是依据什么来划分的?

3. 颅前、中、后窝的结构如何?

4. 为什么该患者左耳有血性液体流出,说明什么问题? 请用解剖学知识解释。

5. 如果你是现场医生,怎样初步诊断? 采取什么急救措施? 此类伤员应该如何搬动?

6. 查体末端血运感觉良好,说明什么问题?

第二幕

诊断:1. 脑震荡;2. 左股骨中段开放性粉碎性骨折;3. 颅底骨折;4. 多处搓擦伤。肇事司机逃逸,该患者因家庭困难,无法支付手术费用,手术无法正常进行。后有爱心人士资助,手术成功进行。

学习目标:

1. 颅底骨折的分类。

2. 认识遵守交通法规对于保障人民生命财产安全,实现和谐社会的重要意义。思考医生在这中间可做些什么。

参考问题:

1. 颅底骨折依据部位不同,可分为几类? 该患者具体是哪部分颅底骨折?

2. 对交通肇事逃逸有何看法?

3. 作为医生,除给患者诊断、治疗以外,你能给这类患者什么帮助? 你还想跟他谈什么? 在他争取赔偿、保险理赔、法律诉讼等方面,你能给他什么建议?

【问题思考】

一、试从解剖学角度分析以下问题:

某男,38 岁,因患贫血需抽取骨髓检查其造血功能,请问在何处抽取好? 为什么?

二、根据图片写出箭头所指结构的中英文名称。

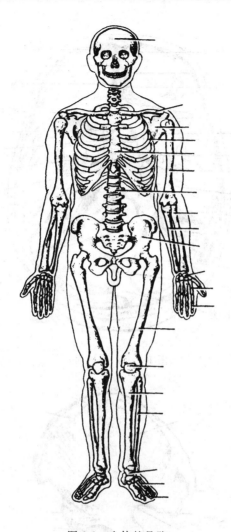

图 1-1　人体的骨骼

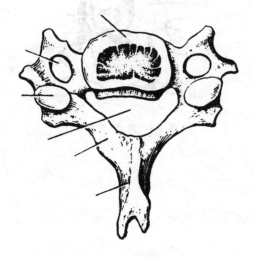

图 1-2　颈椎(上面)

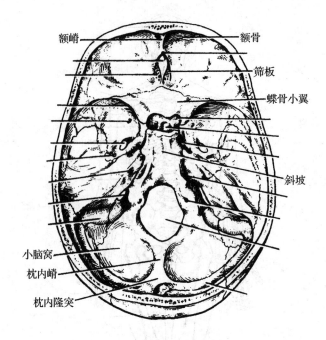

图 1-3　颅底（内面）

额嵴　　额骨

筛板

蝶骨小翼

斜坡

小脑窝

枕内嵴

枕内隆突

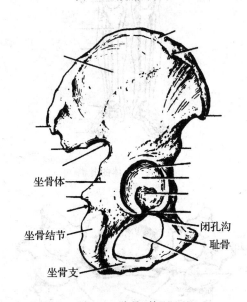

图 1-4　髋骨（外面）

坐骨体

坐骨结节　　闭孔沟

耻骨

坐骨支

（汪坤菊　罗　刚）

实验项目二　骨连结的观察

【学习目标】

1. 掌握关节的基本结构和辅助结构,关节的运动和分类。
2. 掌握椎骨间的连结,脊柱与胸廓的构成。
3. 掌握颞下颌关节、肩关节、肘关节、桡腕关节、髋关节、膝关节、踝关节的构成、形态结构特点和运动。
4. 掌握骨盆的组成、分部、性差及临床意义。

【重点】

1. 滑膜关节的结构。
2. 脊柱与胸廓的构成。
3. 七大关节的形态、结构特点和运动方式。

【难点】

1. 关节的运动形式。
2. 椎骨间的连结。

【实验准备】

1. **影像资料**　运动系统——骨连结。
2. **标本**　整体骨架;部分矢状切椎骨间连结标本;寰枢关节标本;幼儿及成年整颅标本;颞下颌关节标本;肋椎连结标本;胸锁及胸肋关节标本;肩关节整体及矢状切面标本;肘关节整体标本;手关节冠状切面标本;上肢骨连结整体标本;骨盆(干、湿标本);髋关节整体标本;膝关节整体及矢状切面标本;足关节整体及水平切面标本;下肢骨连结整体标本;足湿标本。

【实验内容】

一、关节学总论

(一)直接连结

在部分矢状切椎骨间连结标本上观察相邻椎骨棘突间的棘间韧带,相邻椎骨横突间的横突间韧带,相邻椎弓间的黄韧带。

在幼儿整颅标本上观察颅矢状缝和冠状缝中的少量纤维组织。

在幼儿整颅及颅水平切面标本、幼儿长骨矢状切面标本、幼儿骶骨和髋骨标本、部分矢状切椎骨间连结标本上观察蝶枕软骨结合、蝶岩软骨结合、岩枕软骨结合、干骺间骺软骨、髋臼、椎间盘。

在成年颅、骶骨、髋骨标本上观察相应连结,注意与幼儿的不同。

(二)间接连结

切开关节囊的肩关节标本和矢状切肩关节标本上观察滑膜关节的基本构造。

关节面:肱骨头和关节盂一凸一凹,覆关节软骨。

关节囊:外层厚而坚韧,较粗糙为纤维层。内层薄而柔润,与外层紧密相贴,为滑膜层,围成密闭腔。

关节腔:为关节面和关节囊滑膜层之间的腔隙。

二、滑膜关节的辅助结构

在完整膝关节标本上观察膝关节前方有股四头肌腱包绕髌骨向下延续为髌韧带,膝关节外侧连于股骨外上髁与腓骨头间的腓侧副韧带,膝关节内侧连于股骨内上髁与胫骨内侧髁的胫侧副韧带,三者均为囊外韧带,为关节囊的纤维层局部增厚形成,纤维呈纵行排列。在切开关节囊的膝关节标本上观察连于胫骨髁间隆起与股骨内、外侧髁的两条交叉韧带,为囊内韧带,同时可见位于股骨内、外侧髁与胫骨内、外侧髁间的半月板,髌韧带两侧突向关节腔内的滑膜襞。

在切开关节囊的胸锁关节和颞下颌关节标本上观察两关节面间有一软骨结构为关节盘。

在切开关节囊的肩关节和髋关节标本上观察关节盂和髋臼周缘的关节唇。

关节运动:学生按以下形式运动自己的关节,不清楚的可请带教老师示教。

移动:骨关节面在另一骨关节面上的滑动。

屈和伸:沿冠状轴的运动,构成关节的两骨角度变小为屈,反之为伸。

收和展:沿矢状轴的运动,内收是向正中面靠拢的运动,反之为外展。

旋转:沿垂直轴所做的运动,骨的前面转向内侧称旋内,转向外侧称旋外。在前臂手背转向前方的运动称旋前,反之称旋后。

环转:冠状轴和矢状轴上的复合运动,骨的近端在原位转动,远端做圆周运动。实为屈、展、伸、收依次连续进行的运动。

三、脊柱

(一)脊柱整体观

在全身整体骨架标本和游离脊柱标本上观察。

前面观:椎体自上而下依次由小变大,至骶骨下端又变小,试解释其大小变化的原因。

后面观:注意棘突排列方向及棘突间隙宽窄差别,讨论其临床意义。

侧面观:观察颈、胸、腰、骶四个生理弯曲的部位、方向,试解释弯曲形成的因素和功能意义。

(二)椎间盘

在部分矢状切椎骨间连结标本和经椎间盘横切标本上可见相邻椎体间连有纤维软骨即椎间盘,外周为由多层同心圆排列的纤维软骨构成纤维环,中央为胶状的髓核。注意观察椎间盘后外侧部与椎间孔的相互位置关系。

(三)韧带

椎体和椎间盘的前、后面,可见纵向行走坚韧的前、后纵韧带。观察连结相邻两椎弓板间由弹性纤维构成的黄韧带、连结相邻的两个棘突之间为棘间韧带,注意观察其与黄韧带、棘上韧带的关系。连于棘突末端为棘上韧带,至颈部扩展成三角形片状的项韧带。连于相邻横突为横突间韧带。

(四)关节突关节

相邻椎骨的上、下关节突构成关节突关节。观察关节囊与黄韧带及椎间孔之关系,注意颈、胸、腰各部的差别。在全身整体骨架标本、寰枕关节上观察枕骨髁与寰椎侧块上关节面构成的寰枕关节,以及寰枕前膜和寰枕后膜。在寰枢关节标本上观察,可见寰枢关节由寰椎侧块的下关节面与枢椎上关节面构成的一对寰枕外侧关节以及由枢椎齿突与寰椎前弓后面的关节面及寰椎横韧带构成的寰枢正中关节这三个关节构成。模拟寰枢和寰枕关节的运动。

(五)脊柱的运动

整个脊柱可做前曲、后伸、侧屈、旋转和环转运动,注意脊柱各段运动的幅度。

四、胸廓

在全身整体骨架上观察胸廓的构成及整体形态。重点关注胸廓上、下口的构成,肋前、后端的连结,肋弓的形成。

在脊柱解剖标本上观察由肋头的关节面和与之相应胸椎体的肋凹构成的肋头关节,以及由肋结节关节面和相应的横突肋凹构成的肋横突关节。

在胸前壁解剖示胸锁及胸肋关节的标本上,观察第 1 胸肋结合、第 2~7 胸肋关节,以及第 8~10 肋软骨前端与上位肋软骨借软骨间关节相连所形成的肋弓。

在活体上摸认颈静脉切迹、胸骨角、第 2~12 肋(思考:为什么摸不清第 1 肋)、第 1~11 肋间隙、肋弓、剑突。

五、颅骨连结

在整颅标本上,观察矢状缝、冠状缝和人字缝。

在幼儿整颅标本及颅水平切面标本上观察颅矢状缝和冠状缝中的少量纤维组织、蝶枕软骨结合、蝶岩软骨结合、岩枕软骨结合等。观察新生儿颅骨的前、后囟,注意其形态。

六、颞下颌关节

在骨架和颞下颌关节标本上观察,可见该关节由下颌骨的下颌头与颞骨的下颌窝及关节结节构成。关节囊松弛,其上方附于下颌窝和关节结节周缘,下方附于下颌颈。囊外有从颧弓根部至下颌颈的外侧韧带加强。在矢状切的颞下颌关节标本上,可见关节囊内有纤维软骨构成的关节盘,其周缘与关节囊相连,将关节腔分为上、下两部。关节盘前凹后凸,与关节结节和下颌窝的形态相对应。颞下颌关节属于联合关节,两侧需同时运动,能做下颌骨上提、下降、前进、后退以及侧方运动。

七、附肢骨连结

(一)上肢带骨连结

1. **胸锁关节**　是上肢骨与躯干骨间相连的唯一关节。在胸前壁解剖标本上可见胸锁关节由锁骨的胸骨端和胸骨的锁切迹及第 1 肋软骨的上面组成;关节囊较坚韧,周围有韧带加强,关节腔内有关节盘,将关节腔分为外上和内下两部分。

2. **肩锁关节**　在肩关节标本上,可见锁骨的肩峰端与肩峰的关节面构成肩锁关节,关节的上方有肩锁韧带加强,关节囊和锁骨下方有坚韧的喙锁韧带连于喙突。关节活动度小。

　　3. **喙肩韧带**　　在肩关节标本上可见连于肩胛骨的喙突与肩峰之间三角形的扁韧带,它与喙突、肩峰共同构成喙肩弓,架于肩关节上方,防止肱骨头向上脱位。

　　(二)自由上肢骨连结

　　1. **肩关节**　　在切开关节囊的肩关节标本和冠状切肩关节标本上可见肩关节是典型的球窝关节,由肱骨头与肩胛骨的关节盂组成。其结构特点是两关节面差别大,关节囊薄而松弛,囊的上、前、后方有肌肉加强,上壁更有喙肱韧带增强,下壁薄弱。关节盂周缘有纤维软骨构成的盂唇加深关节窝。在关节囊内有肱二头肌长头腱穿过。肩关节是全身最灵活的关节,能做屈、伸、收、展、旋内、旋外和环转运动,且运动幅度较大。试分析肩关节运动灵活的解剖学基础。

　　2. **肘关节**　　在肘关节整体标本上可确认肘关节是复合关节,由三个关节组成:肱尺关节由肱骨滑车和尺骨滑车切迹构成,肱桡关节由肱骨小头和桡骨关节凹构成,桡尺近侧关节由桡骨环状关节面和尺骨桡切迹构成,三个关节包在同一个关节囊内,囊的前、后壁薄弱,两侧增厚分别形成坚韧的桡、尺侧副韧带。在桡骨环状关节面周围有桡骨环状韧带,桡骨环状韧带两端附着于尺骨桡切迹的前、后缘,与该切迹共同围成一上口大、下口小的骨纤维环,容纳桡骨小头,以防止桡骨头脱出。肘关节的运动以肱尺关节为主,主要做屈、伸运动。桡尺近侧关节与桡尺远侧关节联合可使前臂旋前和旋后。

　　3. **桡尺连结**　　在上肢解剖示上肢骨连结标本上可见前臂骨的连结有三部分:前臂骨间膜,连结尺、桡骨体之间的纤维膜,纤维方向是从外上斜向下内由桡骨至尺骨;桡尺近侧关节,见肘关节;桡尺远侧关节,由尺骨头环状关节面构成关节头,由桡骨的尺切迹及自下缘至尺骨茎突根部的关节盘共同构成关节窝。关节盘将尺骨与腕骨分开。

　　4. **手关节**　　桡腕关节是典型的椭圆关节。在手关节冠状切面标本上可见桡骨下端的关节面和尺骨头下方的关节盘为关节窝,手舟骨、月骨、三角骨的近侧面为关节头,可做屈、伸、收、展和环转运动。相邻各腕骨的关节面之间构成腕骨间关节。远侧列腕骨与5个掌骨底构成腕掌关节。其中拇指腕掌关节由大多角骨与第1掌骨底构成,是典型的鞍状关节,可做屈、伸、收、展、环转和对掌运动。5个掌骨头与相应的近节指骨底构成掌指关节,可做屈、伸、收、展和环转运动。各相邻两节指骨的底与滑车构成指骨间关节,可分为近侧和远侧指骨间关节,可做屈、伸运动。

　　(三)下肢带骨连结(骨盆)

　　在骨盆湿标本和骨盆模型上,观察连于第5腰椎横突和髂嵴后上部间的髂腰韧带,呈扇形连于骶、尾骨与坐骨结节间的骶结节韧带,在骶结节韧带前,连于骶、尾与坐骨棘间呈三角形的骶棘韧带,注意观察骶棘韧带与坐骨大切迹围成坐骨大孔;骶棘韧带、骶结节韧带和坐骨小切迹围成坐骨小孔。

　　在骨盆湿标本和骨盆模型上,可见两侧的耻骨联合面间有纤维软骨构成的耻骨间盘形成耻骨联合。经耻骨联合冠状切面上可见耻骨间盘内常有一矢状位裂隙。耻骨联合上方有连于两侧耻骨的耻骨上韧带,下方有连于两侧耻骨下支的耻骨弓状韧带。

　　在整体骨架、骨盆标本和骨盆模型上观察骨盆的组成,大、小骨盆的分界,小骨盆上、下口的围成。观察耻骨弓的构成。在男、女性骨盆标本或模型上比较以下差别:小骨盆上口的形状、小骨盆下口的宽窄、骨盆腔的形状、耻骨下角的大小。

（四）自由下肢骨连结

1. 髋关节　观察切开关节囊的髋关节标本,可见髋关节由髋臼和股骨头构成。髋臼较深,周缘附有纤维软骨构成的髋臼唇加深关节窝。髋臼切迹被髋臼横韧带封闭。髋臼窝内有脂肪组织充填。股骨头关节面约为圆球 2/3,几乎全部纳入髋臼内。股骨头凹处附有股骨头韧带,连于髋臼横韧带,此韧带有滑膜包裹,内含营养股骨头的血管。在关节囊完整的髋关节标本上,可见关节囊紧张坚韧,上方附于髋臼周缘及髋臼横韧带,下方附于股骨颈,前面达转子间线,但后面仅包裹股骨颈的内侧 2/3,故股骨颈骨折有囊内、外之分。关节囊周围有韧带加强,关节囊上、后及前均有韧带加强,唯有下壁较薄弱,故股骨头脱位常发生在此处。其中以位于关节囊前面、起自髂前下棘、止于转子间线的髂股韧带最为强大。

2. 膝关节　在切开关节囊的膝关节标本上观察,可见股骨下端、胫骨上端及髌骨构成膝关节,髌骨与股骨的髌面相关节,股骨的内,外侧髁分别与胫骨的内、外侧髁相对。在股骨内、外侧髁关节面之间,垫有两块关节盘称内、外侧半月板,为透明软骨构成,半月板外缘肥厚,内缘锐薄,两者前缘以膝横韧带相连,内侧半月板较大,呈"C"字形,外侧半月板较小,近似"O"字形,内、外侧半月板可加深关节窝,增强关节的稳定性。将膝关节前屈和后伸,可见分别起于胫骨髁间隆起的前、后方,止于股骨外侧髁的内侧面及内侧髁的外侧面的前交叉韧带和后交叉韧带,前、后交叉韧带可防止胫骨前后移位。

膝关节整体标本上,可见膝关节囊松弛,附于各关节面周缘。囊的前壁有股四头肌腱、髌骨及髌韧带加强。囊的内侧有连于股骨内上髁和胫骨内侧髁的胫侧副韧带,囊的外侧可见连于股骨外上髁和腓骨头的腓侧副韧带加强。囊的后壁可见由半膜肌腱延续而来的纤维称腘斜韧带。

在矢状切的膝关节标本上观察,可见滑膜延伸至髌骨上缘以上股四头肌腱深面的髌上囊及髌韧带与胫骨上端之间的髌下深囊。

3. 胫、腓骨连结　在下肢骨连结整体标本上观察,可见上端胫骨外侧髁与腓骨头构成的胫腓关节,连于胫腓骨间的小腿骨间膜,连于内、外踝间的胫腓前、后韧带。在足水平切面标本上观察,可见胫、腓骨的下端与距骨滑车构成距小腿(踝)关节,可做背屈和跖屈的运动,在踝关节高度跖屈时,还可做轻度的侧方运动。

4. 足关节　在足关节整体标本上观察踝关节,可见踝关节关节囊前、后壁薄而松弛,两侧有韧带加强。内侧的三角韧带起自内踝尖,向下呈扇形止于足舟骨、距骨和跟骨;外侧有三条起自外踝,分别向前、向下、向后内,止于距骨和跟骨的韧带,前为距腓前韧带,中间为跟腓韧带,后为距腓后韧带。

在足水平切面标本上观察足相邻各跗骨间关节面构成的跗骨间关节,尤其注意由距骨与跟骨的关节面连接而成的距跟关节。观察由距骨、舟骨及跟骨相应关节面构成的距跟舟关节。

观察由跟骨和骰骨相邻关节面构成的跟骰关节。观察距跟舟和跟骰两关节合成的跗横关节,形状呈"S"字形,临床上截肢时常沿此线进行。跗跖关节、跖趾关节和足趾间关节的韧带都比较发达;连结牢固。

5. 足弓　在完整足骨上标本上观察足弓,可见跟骨、距骨、舟骨、3 块楔骨及内侧 3 块跖骨构成内侧纵弓;由跟骨、骰骨和外侧 2 块跖骨构成外侧纵弓;由骰骨、3 块楔骨和跖骨构成横弓。在带韧带的足标本上观察维持足部关节和足弓的韧带:起自跟骨跖面前缘、止于舟骨跖面后份的跟舟跖侧韧带，对维持内侧纵弓作用较大；起自跟骨跖面后份、止于骰骨跖面及1～3 跖骨底的跖长韧带，对维持外侧纵弓有重要作用。

【临床联系】

一、椎间盘突出症

任何部位的椎间盘都可突出，但约 90％发生在腰椎间盘，颈椎间盘次之，胸椎者少见，故人们常说的椎间盘突出实际上指的是腰椎间盘突出。腰椎间突出症是腰腿痛的常见病因之一，好发于 30～50 岁的体力劳动者和缺乏锻炼者。

椎间盘是连结相邻椎体的软骨组织，除第 1、2 颈椎间无椎间盘外，成人有椎间盘 23 个，分别是颈椎间盘 5 个，胸椎间盘 11 个，腰椎间盘 4 个，颈胸椎间盘、胸腰椎间盘和腰骶椎间盘各 1 个。在骶椎间、骶尾骨间和尾椎椎体间残存退化的椎间盘。椎间盘由髓核、纤维环、透明软骨板三个部分组成：①髓核位于椎间盘的中央稍后，纤维环与软骨板之间，是一种乳白色半透明富有弹性的胶状物质，由软骨基质和胶原纤维构成，有缓和冲击的作用，出生时含水量约 80％～90％。②纤维环系呈同心圆排列的纤维软骨板，由胶原纤维束的纤维软骨构成，位于髓核的四周。纤维环的纤维束相互斜行交叉重叠，使纤维环坚韧而有弹性，能承受较大的弯曲和旋转负荷。纤维环的前侧及两侧较厚，而后侧较薄。③透明软骨板，覆盖于椎体上、下的骨面，与椎体连结紧密。上、下的透明软骨板与纤维环一起将髓核密封起来，在椎体间形成一坚韧的弹性垫样结构，除了连结椎体、传递体重、运动躯干、缓冲振荡从而保护脊髓及脑的作用外，还可使脊柱有一定的活动度，使椎体承受同样的力，保持椎间孔的大小，维持脊柱的生理性弯曲。

除纤维环周缘有少量血液供应外，椎间盘大部分无血液供应和神经支配，靠周围体液的渗透维持营养。青春期后，人体组织开始出现退行性变，椎间盘是身体负荷最重的部分，因此，在日常生活中，随着年龄的增长和经常受挤压和扭转等外力的损伤，20 岁以后，腰椎间盘开始退行性变，髓核含水量逐渐减少，蛋白多糖含量下降，胶原纤维增多，逐渐被纤维软骨样组织代替，髓核张力降低，失去弹性，椎间盘变薄。同时，身体的剧烈运动，可引起纤维环的各层纤维互相摩擦，产生玻璃样变，从而失去弹性，最后导致纤维破裂。因此，随着年龄的增大，腰椎间盘的结构老化，其弹性和抗负荷能力也随之减退。椎体或者说纤维环的前部有强大的前纵韧带，后部的后纵韧带较窄、较薄。脊柱颈曲、腰曲凸向前，故腰椎间盘纤维环前、侧部较厚，后部较薄。因此，当腰扭伤、过度负重（弯腰弓背提取重物时，椎间盘后部压力增加）、姿势不当、长期震动等急、慢性损伤使纤维环破裂和髓核向后外方突出至椎间孔处，压迫神经根或脊髓，受压神经根变扁，水肿，周围组织增生肥厚，甚至与突出的椎间盘粘连，使疼痛由间歇性变为连续性。大多数腰椎间盘突出发生在 $L_{4\sim5}$ 之间，其次为 $L_{3\sim4}$ 和 $L_5\sim S_1$ 之间，此处易刺激 $L_{4\sim5}$ 和 $S_{1\sim3}$ 神经前支，累及股神经和坐骨神经，出现腰痛合并"坐骨神经痛"，放射至小腿或足部，活动时疼痛加剧，休息后减轻。卧床体位：多数患者采用侧卧位，并屈曲患肢；个别严重病例在各种体位均疼痛，只能屈髋屈膝跪在床上以缓解症状。咳嗽、喷嚏和排便等，都可加重震痛和放射痛。直腿抬高试验及加强阳性和股神经牵拉试验阳性；在 $L_{4\sim5}$、$L_{3\sim4}$ 或 $L_5\sim S_1$ 棘间韧带侧方有局限性深压痛，并向患侧小腿或足部放射；小腿后外侧或足背外皮肤痛觉过敏，稍后减退，趾肌力减退，患侧跟腱反射减退或消失。脊柱生理性弯曲消失，出现功能性脊柱侧凸。若由中央向后突出，则压迫马尾，引起大小便障碍。

根据临床症状或体征不难做出正确的诊断。X 线、CT 扫描和 MIR 等特殊检查可排除其他骨性病变协助诊断。上述检查无明显异常的患者并不能完全排除腰椎间盘突出。

二、关节脱位

关节脱位也称关节脱白，是指组成关节各骨的关节面失去正常的对合关系。临床上根据病因分为：损伤性脱位——因外伤引起；先天性脱位——胚胎发育或胎儿在子官内受外界因素影响，出生时即存在；病理性脱位——因疾病破坏关节结构引起；习惯性脱位——损伤性脱位经不适当治疗复位后屡次复发者。根据脱位程度分为：完全脱位——脱位后两关节面完全失去对合关系；不完全或半脱位——脱位后两关节面部分失去对合关系。根据脱位时间分为：新鲜脱位——未满 3 周、陈旧性脱位——超过 3 周。根据关节远端骨所脱向的位置分为：前、后、上、下及中心性脱位。根据有无伤口通向关节分为：开放性脱位和闭合性脱位。损伤性关节脱位多见于青壮年，上肢较下肢多见（上肢结构较下肢薄弱），以肘、肩、下颌、髋关节为常见，儿童和老人少见，儿童多发生干骺分离，老年人则易发生骨折。

关节脱位后，关节囊、韧带、关节软骨及周围肌肉等软组织也有损伤，关节疼痛与肿胀运动障碍，甚至合并血管神经损伤。

特有体征：畸形——因肢体移位，可出现肢体缩短或延长，关节处明显畸形；弹性固定——关节囊、肌肉及韧带痉挛，使受伤肢体保持在主动运动和被动运动均受限的特定体位；关节盂空虚——关节盂空虚，在异常位置摸到脱离关节盂的骨端。

三、化脓性关节炎

关节化脓性的感染或化脓性细菌引起的关节炎称化脓性关节炎。常见于儿童，最常发生于单一的肢体大关节，如髋关节、膝关节及肘关节等。血源性为最常见的感染原因，少数可由创伤伤口直接感染或者由邻近骨髓炎直接蔓延而来。细菌侵入关节后，早期先有滑膜炎、关节浆液性渗出液，关节有肿胀及疼痛，未累及关节软骨，如治疗恰当，渗出液可完全吸收，关节功能完全恢复，不留后遗症。病情发展至中期，积液由浆液性转为浆液纤维蛋白性，关节面和软骨面上有纤维蛋白膜覆盖，关节内有纤维性粘连，治疗后，留有不同程度的功能障碍。病情发展至后期，为脓性渗出期，病变逐渐破坏滑膜和关节软骨，侵入软骨下骨质，最后发生关节强直。关节内脓液，可穿破关节囊及皮肤流出，形成关节囊和周围软组织蜂窝织炎，附近有骨质增生，或蔓延至邻近骨质，引起化脓性骨髓炎。此外，由于关节囊的松弛及肌肉痉挛，亦可引起病理性脱白，关节呈畸形，丧失功能。

化脓性关节炎急性期主要症状为全身中毒的表现，患者起病急，突有寒战高热、大汗、全身不适、食欲减退，全身症状严重，小儿患者可因高热引起抽搐。关节处有红肿、疼痛（自发痛、压痛、运动痛）、活动受限明显、皮温升高等急性炎症表现。关节液增加，有波动。因关节运动负重疼痛增加，下肢关节有跛行，安静不动时患肢保持在最少疼痛的体位（强迫体位），病人常将膝关节置于半弯曲位，使关节囊松弛，以减轻张力。髋关节保持在关节囊最松弛的轻度屈曲内旋、外展位；长期屈曲，发生关节屈曲挛缩，关节稍动即有疼痛，有保护性肌肉痉挛。

化脓性关节炎早期是否正确诊断和治疗决定预后效果。根据病史、临床症状及体征，一般都可做出诊断。关节穿刺及关节液检查对早期诊断有重要价值。穿刺还能引流关节液，缓解疼痛，是最重要的治疗诊断手段。X 线检查在早期帮助不大。

治疗原则是早期诊断,及时制动,使用抗生素,尽量保持关节功能。

四、关节镜

关节镜是近年来开展起来的一项先进的骨科新技术,是运动医学和骨科发展的一个里程碑,是一种观察关节内部结构的直径1.9～4.0mm左右的用于诊治关节疾患的棒状光学器械——内窥镜。关节镜在一根细导管的一端装有一个微型摄影机,经皮肤做一小孔就可以将关节镜伸入关节中,把在关节内部所探测到的图像经过放大后显示在监视器上,在不需要切开关节的情况下,医生能够更加清楚地观察到患者关节内部结构的变化而做出诊断。更重要的是,应用各种关节镜专用器械,可以对关节内或关节周围的多种病变进行治疗。关节镜可以看到关节内几乎所有的部位、结构,而且比切开关节看得更全面、真实(最接近解剖位置),由于图像经过放大,因而看得更清楚。传统的切开关节的治疗方法创伤较大,恢复慢,术后功能锻炼因术后疼痛而推迟,手术瘢痕较大,影响美观,也给患者的心理留下阴影。关节镜手术则避免了这些缺点,具有损伤小、康复快、疗效好、并发症少、费用低的优点,使关节疾病的治疗更加完善,某些手术麻醉过后,即可下地活动,对患者的信心大有好处。对各类关节疑难杂症的确诊,对陈旧性关节疾病的治疗,关节镜手术往往能取得立竿见影的满意效果。关节镜手术主要应用于膝关节,现也开始应用于髋关节、肩关节、踝关节、肘关节及手指等小关节等疾病的诊断与治疗。

【病例分析】

第一幕

女,医生,45岁,搬动办公桌时用力过猛腰扭伤,直腰困难,且越来越严重。同事将其扶至病房卧床休息,一小时后,腰痛愈发剧烈,且有右下肢剧烈酸痛伴麻木感,以大腿后部、小腿后部和足背明显,下肢和腰部稍有活动时加剧,尤其当腰向前曲、左侧曲时为甚。查体:腰部无红肿,明显压痛,以$L_{3\sim5}$棘突附近尤为明显,上抬右下肢时病人痛苦不堪,双侧膝反射及跟腱反射正常。脊柱CT扫描发现$L_{4\sim5}$椎间盘偏右侧突出,因而诊断为腰椎间盘突出症。

学习目标:

1. 椎间盘解剖结构。

2. 脊柱解剖结构。

参考问题:

1. 什么叫椎间盘?

2. 为何椎间盘突出常发生在腰部?

3. 椎间盘突出为何会引起腰腿痛疼?该患者当腰向前曲、左侧曲时疼痛尤甚,为什么?

4. 椎间盘突出症可分几类?依据是什么?

5. 导致椎间盘突出症的原因有哪些?有哪些诱发因素?

第二幕

病人经检查后,进行手术治疗,康复后出院。

学习目标:

1. 椎间盘突出手术治疗的解剖学基础。

2. 椎间盘突出术后注意事项。

参考问题：

1．椎间盘突出症有哪些治疗方法？请从解剖学的角度解释。

2．术后需注意事项。

【问题思考】

一、试从解剖学角度分析以下问题：

1．关节囊内有韧带、关节盘的关节各有哪些？简述这些关节的构成、结构特点。

2．足弓的解剖学构成及生理学意义。

3．拇掌指关节属何种类型关节？对于手的运动有何重要意义？

二、根据图片写出箭头所指结构的中英文名称。

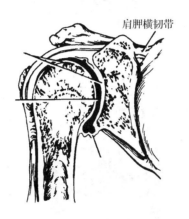

图 2-1　肩关节

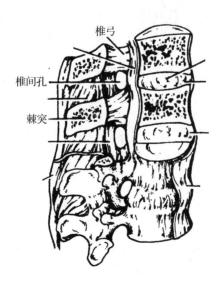

图 2-2　椎骨间的连结

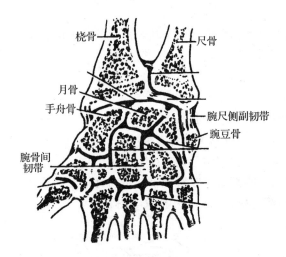

图 2-3　手关节（冠状面）

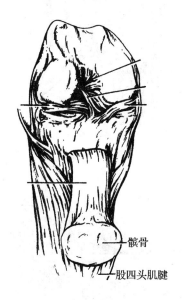

图 2-4　膝关节（前面）

（汪坤菊　罗　刚）

实验项目三　肌及其相关结构的观察

【学习目标】

1. 熟悉骨骼肌的一般形态和结构、肌群配布和作用,了解肌的命名原则、肌的辅助装置。

2. 了解头、面部肌的配布,掌握咀嚼肌的名称、形态、位置和功能。

3. 掌握颈肌的分层、分群及功能,胸锁乳突肌的形态特点,斜角肌间隙的构成。

4. 掌握背浅肌(斜方肌、背阔肌)、背深肌(竖脊肌)的名称、位置和功能。

5. 掌握胸肌的分部,各肌的形态、起止点和功能。

6. 掌握膈肌的位置、形态、运动及三个裂孔的名称,了解其生理薄弱点的位置和临床意义。

7. 掌握腹前外侧壁各肌的层次、位置、形态和功能,熟悉白线、腹直肌鞘、腹股沟管和海氏三角的构成、结构特点和临床意义。

8. 掌握上、下肢肌的分群、分布及各肌群的主要作用,掌握重要肌肉的名称、位置、起止和功能(三角肌、大圆肌、肱二头肌、肱三头肌、肱桡肌、旋前圆肌、旋前方肌、桡侧腕屈肌、尺侧腕屈肌、指浅屈肌、指深屈肌、髂腰肌、臀大肌、梨状肌、缝匠肌、股四头肌、小腿三头肌),辨认四肢其他肌肉。

【重点】

1. 胸锁乳突肌、胸大肌、腹前外侧壁诸肌、竖脊肌、三角肌、大圆肌、肱二头肌、肱三头肌、肱桡肌、旋前圆肌、旋前方肌、桡侧腕屈肌、尺侧腕屈肌、指浅屈肌、指深屈肌、髂腰肌、臀大肌、梨状肌、缝匠肌、股四头肌、小腿三头肌等分布、起止点和功能。

2. 膈的位置、形态、功能和其上三个裂孔的位置及穿行结构。

【难点】

1. 肌的作用的理解。

2. 肌、筋膜形成的结构。

【实验准备】

1. **影像资料**　运动系统——肌。

2. **标本**　面肌(枕额肌、颊肌、眼轮匝肌、口轮匝肌等);咀嚼肌(示翼内肌、翼外肌、颞肌、咬肌);全身半边浅层肌(示胸锁乳突肌、胸大肌、前锯肌、腹外斜肌、斜方肌、背阔肌、三角肌、肱二头肌、肱三头肌、臀大肌、缝匠肌、股四头肌、阔筋膜张肌、股二头肌、小腿三头肌、颈部三角、腋窝和肘窝、腹直肌鞘和腹股沟管、股三角、收肌管和腘窝、三边孔和四边孔等);颈肌(示舌骨上、下肌群,颈阔肌等);颈深肌(示前、中斜角肌,斜角肌间隙,头长肌,颈长肌等);膈肌、腹后壁肌及下肢带肌(示膈肌的三个起部、三个孔和中心腱,腰方肌,腰大肌和髂肌及腹股沟韧带,股内收肌群和髂胫束);胸背深层肌(胸小肌、肋间外肌和肋间内肌、菱形肌、前锯肌、肩胛提肌、竖脊肌、胸腰筋膜等);上肢臂部中段、前臂中段和手掌横断面、下肢大腿和小腿横断面;上肢带肌;臂肌连前臂肌;前臂肌深层;臀肌深层;腕管和踝管;手肌和足底肌。

　　3. 模型　颈肌、咀嚼肌、手肌和全身肌肉模型;膈肌模型;咀嚼肌模型;头部(示面肌)、颈部局解模型(示头颈部肌肉);手部局解模型(示手肌);足部局解模型(示足肌),男性腹股沟管浅层结构模型,腹前外侧壁浅层肌肉层次模型。

【实验内容】

一、肌的辅助装置

　　在全身解剖标本上由浅入深辨认以下层次:皮肤,浅筋膜,深筋膜,肌,骨。把皮肤翻开,可见皮肤下面有一层脂肪,即为浅筋膜,包被全身,由疏松结缔组织构成,富含脂肪。在浅筋膜深面可见肌纤维方向不清晰,因其表面覆盖一致密结缔组织构成的深筋膜。在四肢深筋膜伸入各肌群之间构成肌间隔。试着在臀大肌腱与大转子之间寻找滑膜囊,在手、足部标本的肌腱外面寻认腱滑膜鞘。

二、肌的形态构造

　　在全身肌肉标本和上、下肢肌肉标本上观察四肢的长肌,胸腹壁的扁肌(腹内、外肌)和深层的短肌(肋间肌),在眼睛、口腔周围的轮匝肌。注意长肌中部的肌纤维为肌腹,两端是白色致密坚韧附于骨的纤维束为肌腱。用左手按住右臂前面屈伸右肘关节,感觉肱二头肌在前臂屈伸运动中的舒缩过程。仔细观察长肌,可见一些长肌的一端有两个以上的头,为二头肌、三头肌或四头肌,有些肌中间有腱性结构分为二腹肌或多腹肌。扁肌中部的肌纤维呈扁薄片状为肌腹,两侧的肌腱呈薄膜状为腱膜。

三、头肌

(一)面肌

　　在面肌标本和模型上观察,面肌位置表浅,主要位于面前区,肌纤维菲薄,又称表情肌。在额部有额肌,连于颅顶的帽状腱膜,后者又与枕部的枕肌相连,三者相连构成额枕肌。围绕睑裂周围的肌,为眼轮匝肌,其中在眼睑表面的为睑部,可眨眼,在眶表面的为眶部,可闭眼。口周围可见环形的口轮匝肌,上唇上方的提上唇肌、提口角肌,下唇下方的降下唇肌、降口角肌,口角两侧浅层的笑肌和深层的颊肌。

(二)咀嚼肌

　　在咀嚼肌标本和模型上观察可见下颌支表面的咬肌、颞窝内的颞肌,切除下颌支后,可见连于翼突窝和上颌结节与下颌角内面之间、肌纤维方向呈前上向后下走向(纵行)的翼内肌,翼内肌上方有肌纤维方向呈前后走向(横行)的翼外肌。

四、颈肌

(一)颈前肌群

　　在颈部解剖标本和模型上观察。颈阔肌:掀起颈部皮肤,可见颈部浅筋膜内有上下斜行的肌纤维,薄而阔,自口角经颈部向下延伸至第2肋平面连于胸大肌和三角肌筋膜。胸锁乳突肌:掀起颈阔肌,可见位于颈部外侧面,起于胸骨柄前面及锁骨胸骨端,止于乳突,是颈部最大的肌肉和明显的肌性标志。一侧肌收缩头歪向同侧,脸转向对侧并向上仰,两侧收缩时头后仰。舌骨上肌群和舌骨下肌群:掀起胸锁乳突肌的胸骨锁骨端,于颈前中线两侧观察,根据肌纤维的起止辨认舌骨上肌群诸肌(二腹肌、下颌舌骨肌、茎突舌骨肌、颏舌骨肌)与舌骨下肌群诸肌(浅层的胸骨舌骨肌、肩胛舌骨肌,深层的胸骨甲状肌、甲状舌骨肌)。

(二)颈外侧肌群

在颈深肌标本上观察起于颈椎横突,止于第1、2肋的前、中、后斜角肌。确认前、中斜角肌和第1肋围成的斜角肌间隙,内有臂丛和锁骨下动脉穿过。

(三)颈内侧肌群

略。

四、躯干肌

躯干肌的配布以层次为主,浅层多为扁肌,深层则短肌居多,观察时要看清肌的层次、纤维方向以利于理解其功能。

(一)背肌

1. 背浅肌　背浅肌分两层,在背部浅层起自棘突止于上肢带骨或肱骨,浅层有斜方肌和背阔肌,浅层深面有肩胛提肌和菱形肌等,它们也可称背上肢肌。

在整尸背部解剖标本上观察可见项部和背上部浅层左右各一块三角形的扁肌,两侧整体上呈一斜方形,故名斜方肌,起自枕骨、项韧带、胸椎棘突,止于肩胛冈、肩峰及锁骨外侧部,有提肩、降肩和使肩胛骨向中线靠拢的作用。在背下部浅层为背阔肌,起自下6个胸椎棘突、腰椎棘突、骶正中棘、髂嵴,止于肱骨小结节嵴,有使肩关节后伸、内收和内旋的作用。

2. 背深肌　背深肌在脊柱两侧,分长、短两种。长肌的位置较浅,活动脊柱,是背肌的固有层,主要为竖脊肌(骶棘肌);短肌在深部。在整尸背部解剖标本上,掀起斜方肌和背阔肌后,可见纵行于脊柱两侧沟内的竖脊肌,是背肌中最长最大的肌,起自骶骨背面、髂嵴后份,向上沿途分别止于椎骨、肋骨、枕骨,不断地终止,又不断地起始,可使脊柱后伸并仰头。

胸腰筋膜:为包裹在竖脊肌和腰方肌周围的深筋膜,分浅、中、深3层,形成肌鞘和作为腹、背部肌的起点。

(二)胸肌

1. 胸上肢肌　起于胸廓前、外面浅层,止于上肢带骨或肱骨,包括胸大肌、胸小肌和前锯肌。有运动上肢的作用,上肢固定时助深吸气。

在胸前区解剖标本和模型上观察可见在除去皮肤和浅筋膜后,在胸前壁有扇形宽厚的胸大肌,起于锁骨内侧半下缘、胸骨和上6位肋软骨,止于肱骨大结节嵴前缘。使肩关节前屈、内收、旋内。在掀起胸大肌后,可见三角形,起于第3～5肋外侧面,止于肩胛骨喙突的胸小肌,使肩胛骨向前下,并助深吸气。在除去胸大、小肌后,在胸廓侧后壁,可见锯齿状起于上8或9肋,沿胸壁向后内,经肩胛骨(肩胛下肌)的前方,止于肩胛骨内侧缘和下角,使肩胛骨向前紧贴胸廓。

2. 胸固有肌　参与胸壁的构成,有节段性,包括肋间内、外肌。

在胸廓湿标本上观察,位于肋间隙后5/6处浅层的肋间外肌,肌纤维自后上行向前下,在肋间隙前部肋骨与肋软骨结合处之前呈膜性称肋间外膜。肋间外肌可提肋助吸气。去掉肋间外肌或从胸廓内面观察,在肋间隙前5/6处深层的肋间内肌,肌纤维自后下行向前上,在肋角以内的肋间隙后部呈膜性称肋间内膜。肋间内肌可降肋助呼气。

（三）膈

在去除胸、腹前壁和胸、腹腔脏器的标本上观察可见在胸、腹腔之间,有一穹窿形扁肌,为膈肌,构成胸腔底、腹腔顶。周围为肌腹,中央为肌腱称中心腱。起自胸廓下口周缘,可分3部:胸骨部(剑突后面)、肋部(下6对肋)、腰部(左、右膈脚,第1~3腰椎)。膈上有三个孔:主动脉裂孔,在第12胸椎前方,有主动脉、胸导管等通过;食管裂孔,平第10胸椎高度,在中心腱后缘附近,主动脉裂孔左前方,有食管、迷走神经等通过;腔静脉孔,平第8胸椎高度,在中心腱区,食管裂孔的右前上方,有下腔静脉通过。膈肌的三部起点之间留有三角形的间隙,呈膜状,缺乏肌纤维,是膈肌的薄弱区,腹腔脏器可经此突入胸腔,形成膈疝。功能:为主要的呼吸肌,与腹肌共同收缩,可增加腹内压。

（四）腹肌

位于胸廓与骨盆之间,分腹前外侧群和腹后群。

1. 腹前外侧群肌　构成腹腔的前外侧壁,包括腹直肌、腹外斜肌、腹内斜肌和腹横肌。

在全身肌肉解剖标本上观察,位于胸下部和腹前外侧壁浅层的是腹外斜肌,是腹肌中最宽大的扁肌,后部为肌性,前部为膜性。起自下8肋的外侧面,起点与前锯肌相交错,向前内止于白线,后部纤维止于髂嵴。肌纤维方向同肋间外肌,自后上行向前下。在腹外斜肌的深面为腹内斜肌,肌纤维方向同肋间内肌,自后下行向前上,起于胸腰筋膜、髂嵴及腹股沟韧带外侧1/2,止于腹白线及下位3个肋。腹内斜肌的弓状下缘跨越精索形成腹股沟管上壁(含腹横肌弓状下缘),间隙处的肌束形成提睾肌。在腹内斜肌深面,肌纤维方向横行的是腹横肌,起自下6位肋软骨内侧面、胸腰筋膜外侧缘、髂嵴上缘及腹股沟韧带外侧1/3,止于腹白线。腹横肌下部肌束参与形成弓状下缘和提睾肌,其腱膜与腹内斜肌腱膜合成腹股沟镰。腹前壁正中线两侧的是腹直肌,位于腹直肌鞘内,起自耻骨嵴和耻骨联合上缘,止于剑突和第5~7肋软骨,肌的全长有数条横行的腱划将肌分成多个肌腹。

腹前外侧群肌是腹前外侧壁的主要结构,有保护、承托、固定腹腔脏器,增加腹内压以协助排便、分娩、呕吐、咳嗽等生理功能,使脊柱前屈、侧屈和旋转,为竖脊肌的拮抗肌。

腹直肌鞘:包裹腹直肌,由腹外侧群3层扁肌的腱膜所构成。分前、后两层,前层由腹外斜肌腱膜与腹内斜肌腱膜的前层构成;后层由腹内斜肌腱膜的后层与腹横肌腱膜构成。在脐下4~5cm处三块扁肌的腱膜全部转到腹直肌的前面构成腹直肌鞘的前层,使后层缺如,该处形成弓状线或半环线,弓状线以下,腹直肌后面与腹横筋膜相贴。

白线:位于剑突与耻骨联合之间,为两侧腹直肌鞘间的分隔,由两侧3层扁肌的腱纤维交织而成,其中部有脐环,为腹壁薄弱区之一。

2. 腹后群肌　位于腹腔后壁,包括腰方肌和腰大肌。

在去除腹腔脏器的解剖标本上观察腹后壁,可见脊柱两侧、第12肋和髂嵴之间的腰方肌。在腰方肌前面,有起自腰椎体两侧面、横突前面,止于股骨小转子,呈扇形的腰大肌。腹后群肌可使脊柱侧屈、前屈、旋外并协助内收髋关节。

3. 腹股沟管　在腹前下壁解剖标本和模型上观察,在腹前外侧壁下部、腹股沟韧带内侧半上方,由外上斜向内下的腹肌及其腱膜之间的潜在性裂隙,长约4~5cm,男性有精索,女性有子宫圆韧带通过。有两口、四壁,即腹股沟管浅环(腹外斜肌腱膜在耻骨结节外上方的三角形裂隙:腹股沟管浅环或皮下环,有精索或子宫圆韧带通过)、腹股沟管深环(腹壁内面观察,腹股沟韧带中点上方一横指处,查看腹股沟管深环或腹环)、前壁(腹外斜肌腱和腹内斜肌)、后壁(腹横筋膜和腹股沟镰)、上壁(腹内斜肌和腹横肌的弓状下缘)、下壁(腹股沟韧带)。腹股沟韧带由腹外斜肌腱膜的下缘卷曲增厚形成,连于髂前上棘与耻骨结节之间。腹股沟管为腹壁薄弱区,腹腔内容物经该处突出则形成腹股沟斜疝。

4. 海氏三角(腹股沟三角)　在腹前下壁解剖标本和模型上观察腹前壁下部的内面:腹直肌外缘、腹股沟韧带和腹壁下动脉三者围成的区域称为海氏三角(腹股沟三角),亦为腹壁薄弱区,腹腔内容物经该处突出则形成腹股沟直疝。

五、上肢肌

上肢肌分为上肢带肌、臂肌、前臂肌和手肌。

四肢肌多为长肌,数目众多,分群复杂,肢体近端多以形态、位置命名,远端多为功能命名,观察时应首先分清肌群,再仔细辨认各肌(起止点、肌纤维方向、与关节的关系)。

(一)上肢带肌

上肢带肌起自上肢带骨,止于肱骨上端,能加强稳定和运动肩关节,使肩关节屈、伸、收、展、旋内和旋外。

在全身肌肉解剖标本或分离上肢标本上观察,可见位于肩部皮下,使肩部呈圆隆形,起于锁骨外侧份、肩峰、肩胛冈,止于肱骨三角肌粗隆,包围肩关节的三角肌。外展肩关节,注意前后部肌束的不同功能。

在整尸背部解剖标本或分离上肢标本上观察,肩胛骨后方,冈上窝内有冈上肌,冈下窝内自上而下依次有冈下肌、小圆肌、大圆肌。在分离上肢标本上观察,肩胛骨前方,肩胛下窝内有肩胛下肌。注意这些肌肉在肱骨上的止点。

(二)臂肌

臂肌主要运动肘关节,还能协助运动肩关节,分前、后两群:

1. 臂前群肌　在全身肌肉解剖标本或分离上肢标本上观察,臂前面,肌腹呈梭形,有长、短两头的肱二头肌。长头居外侧,起自肩胛骨盂上方,穿肩关节囊,经结节间沟穿出。短头在内侧,起自喙突。两头移行为肌腹,下端以腱止于桡骨粗隆。主要作用为屈肘关节并使前臂旋后,长头还能屈肩关节。在肱二头肌短头后内侧,起于肩胛骨喙突,止于肱骨中部内侧的喙肱肌,使肩关节前屈和内收。在肱二头肌下半的深面,起于肱骨下半前面,止于尺骨粗隆的肱肌,屈肘关节。

2. 臂后群肌　在全身肌肉解剖标本或分离上肢标本上观察,臂后面,以三个起端,一个肌腱止于尺骨鹰嘴的肱三头肌。长头以肌腱起于肩胛骨盂下结节,外侧头起自肱骨后面桡神经沟以上部分,内侧头起自桡神经沟以下部分。可伸肘关节,长头还可使肩关节后伸和内收。

(三)前臂肌

位于桡、尺骨的周围,共19块,分前、后两群,多数为具有细长肌腱的长肌,多以功能命名,主要运动手关节,能屈或伸肘关节、手关节,并旋前或旋后肘关节、手关节。

1. 前群肌　主要为前屈及旋前的肌肉,位于前臂的前面和内侧,共9块,分浅、深四层排列。

在全身肌肉解剖标本或分离上肢标本上观察。

第一层

由外侧到内侧依次为:

肱桡肌：起于肱骨外上髁前外侧面，止于桡骨茎突，形成肘窝的外下界。屈肘关节。

旋前圆肌：止于桡骨中部外侧面，形成肘窝的内下界。使前臂旋前，并协助屈肘关节。

桡侧腕屈肌：止于第2掌骨底前面。屈肘、腕关节，腕关节外展。

掌长肌：以细长肌腱止于掌腱膜。屈腕和紧张掌腱膜。

尺侧腕屈肌：止于豌豆骨。屈腕关节并内收。

上述后四块肌均起于肱骨内上髁。

第二层

指浅屈肌：起于肱骨内上髁、尺骨和桡骨及骨间膜的前面起始，向下分成4条肌腱穿过腕管入手掌，各肌腱通过相应屈指腱鞘后分两束止于第2~5指中节指骨体两侧。屈近侧指间关节、掌指关节及腕关节，并协助屈肘关节。用力握拳，在前臂下部从桡侧向尺侧依次可见桡侧腕屈肌腱、掌长肌腱、指浅屈肌腱和尺侧腕屈肌腱。

第三层

外侧为拇长屈肌，内侧为指深屈肌。

拇长屈肌：自桡骨及骨间膜前面起始，经腕管入拇指末节指骨底。屈拇指。

指深屈肌：自尺骨及骨间膜前面起始下行，分为4条腱，通过腕管入手掌止于第2~5指的末节指骨底前面。屈指间关节、掌指关节和腕关节。

第四层

旋前方肌：位于尺桡骨下端前面，起于尺骨下1/4前面内侧，止于桡骨下1/4前面外侧。使前臂旋前。

2. 后群肌 共10块，主要为伸腕、伸指及使前臂旋后的肌肉，位于前臂骨后面及外侧，分两层排列。

浅层

有5块，以伸肌总腱起自肱骨外上髁，自外侧向内侧为：

桡侧腕长伸肌：止于第2掌骨底。伸并外展腕关节。

桡侧腕短伸肌：止于第3掌骨底。伸并外展腕关节。

指伸肌：经掌骨头背面，以4条腱分别形成指背腱膜，四条腱间有腱间结合相连，指背腱膜向下分成三束止于第2~5指的中节及末节指骨底背面。伸腕，伸指。

小指伸肌：止于小指中、末节指骨底。伸小指。

尺侧腕伸肌：止于第5掌骨底。伸并内收腕关节。

深层

有5块。近侧部为：

旋后肌：自肱骨外上髁、尺骨后面，止于桡骨上部后外侧面，使前臂旋后。

远侧部有4块肌肉位于旋后肌下方，均起于桡、尺骨及骨间膜背面，自外侧向内侧排列。

拇长展肌：止于第1掌骨底。外展拇指。

拇短伸肌：止于拇指近节指骨底。伸拇指。

拇长伸肌：止于拇指远节指骨底。伸拇指。

示指伸肌：止于食指中节指骨。伸食指。

(四) 手肌

分外侧、中间和内侧三群，肌肉短小，运动手指。

在手解剖标本和模型上观察：

1. **外侧群肌**　最发达，形成的肌隆起称鱼际。有 4 块：拇短展肌、拇短屈肌、拇指对掌肌及拇收肌，使拇指展、屈、对掌及内收。

2. **内侧群肌**　形成的肌隆起称小鱼际。有 3 块：小指展肌、小指短屈肌和小指对掌肌。使小指展、屈、对掌。

3. **中间群肌**　位于掌心，包括 4 块蚓状肌和 7 块骨间肌。蚓状肌起自指深屈肌腱，经掌指关节桡侧，分别止于第 2、4、5 指背面的指背腱膜，屈掌指关节，伸指间关节。骨间肌，分骨间背侧肌（4 块，使第 2、4、5 手指离开中指）及骨间掌侧肌（3 块，使第 2、4、5 手指向中指靠拢），有屈掌指关节和伸指关节的作用。

六、下肢肌

下肢肌分为髋肌、大腿肌、小腿肌和足肌。

（一）髋肌

位于髋关节周围，分前、后两群。

1. **前群肌**　在全身肌肉解剖标本或分离下肢标本上观察。髂腰肌：在髂窝内有起自髂窝的髂肌和腹后群肌中的腰大肌合成，经由腹股沟韧带深面，止于股骨小转子，屈并外旋髋关节，也协助内收；下肢固定时，可使躯干前屈、侧屈。阔筋膜张肌：在股前外侧，起于髂嵴前份，向下移行为髂胫束止于胫骨外侧髁，紧张阔筋膜，使髋关节前屈，并能使大腿旋内。

2. **后群肌**　在全身肌肉解剖标本或分离下肢标本上观察。臀大肌：臀部最大最厚最表浅的，起于髂后上棘及附近骨面、骶尾骨背面、骶结节韧带，止于髂胫束、股骨臀肌粗隆，形成臀部特有的隆起。使髋关节后伸、旋外。臀中肌：在臀大肌深面，起于髂骨翼背面，止于股骨大转子前面。外展髋关节。臀小肌：在臀中肌深面，起于髂骨翼背面前部，止于股骨大转子尖前面。外展髋关节。梨状肌：起于骶骨前面经坐骨大孔，止于股骨大转子上部后面。使髋关节旋外。注意梨状肌分坐骨大孔为梨状肌上、下孔，分别有臀上血管和神经，坐骨神经、臀下血管和神经、阴部血管和神经穿过。

（二）大腿肌

分前、后和内侧三群。

1. **前群肌**　位于股骨前面，包括缝匠肌和股四头肌。

在全身肌肉解剖标本或分离下肢标本上观察，在大腿前面，呈扁带状，由外上斜向内下的缝匠肌，为全身最长的肌，起于髂前上棘，止于胫骨粗隆后内侧。屈髋，屈膝关节。

股四头肌：全身最大的肌。有四个头：股直肌，起自髂前下棘；股内侧肌，起自股骨粗线内侧唇；股外侧肌，起自股骨粗线外侧唇；股中间肌，在股直肌深面，起自股骨干前面。四个头向下形成一个肌腱，向下包绕髌骨汇聚为髌韧带止于胫骨粗隆。为膝关节强有力的伸肌，股直肌还可协助屈髋关节。

2. **内侧群肌**　在全身肌肉解剖标本或分离下肢标本上观察，在股部内侧，有 5 块起于耻骨、坐骨，止于股骨粗线全长前内侧缘（股薄肌止于胫骨上端，大收肌腱止于收肌结节），属内收（髋关节）肌群，分层排列。浅层有（自外向内）：耻骨肌，构成股三角的底，在髂腰肌内侧，有屈髋兼内收作用；长收肌，居耻骨肌内下，深面有短收肌；股薄肌，最内侧。深层有：短收肌，在耻骨肌和长收肌的深面；大收肌，该群肌中最大者，止于收肌结节的肌腱和股骨之间有一裂孔称收肌腱裂孔，内有血管通过。

3. 后群肌　位于大腿的后面,有股二头肌、半腱肌和半膜肌,均起于坐骨结节经,止于胫、腓骨上端。

在全身肌肉解剖标本或分离下肢标本上观察,大腿后面外侧为股二头肌,长头起于坐骨结节,短头起于股骨粗线,止于腓骨小头,可伸髋,屈膝,并使小腿旋外。大腿后面内侧为半腱肌,向下以细长的肌腱止于胫骨内侧髁后面,可伸髋,屈膝,并使小腿旋内。大腿后面内侧半腱肌深面是半膜肌,上部为扁薄的腱膜,向下止于胫骨内侧髁后面,可伸髋,屈膝,并使小腿旋内。

(三) 小腿肌

小腿肌运动膝、踝及足部关节,分前、外侧、后三群。

1. 前群肌　在小腿骨间膜前面,自内侧向外侧为胫骨前肌、踇长伸肌、趾长伸肌。

在全身肌肉解剖标本或分离下肢标本上观察。

居小腿前面内侧的是胫骨前肌,起于胫骨外侧面及骨间膜前面,向下移行为肌腱,经踝关节前方,止于内侧楔骨及第 1 跖骨底上面。使踝关节背屈,足内翻。

居小腿前面外侧的是趾长伸肌,起于腓骨前面、胫骨上端和小腿骨间膜。在足背分成 5 条肌腱:内侧 4 条分别止于第 2～5 趾中节和远节趾骨底上面,可伸趾,踝关节背屈;外侧 1 条止于第 5 跖骨底上面外侧缘,称第 3 腓骨肌,可使足外翻。

踇长伸肌居上述两肌之间,起自腓骨及骨间膜前面,向下移行为肌腱,经踝关节前方,止于踇趾的末节、趾骨底上面。伸趾,使踝关节背屈。

2. 外侧群肌　在腓骨外侧面,有腓肌长、短肌。

在全身肌肉解剖标本或分离下肢标本上观察。

腓骨长肌:起自腓骨外侧面上部,向下移行为肌腱,经外踝后方斜行到足底的内侧缘止于内侧楔骨及第 1 跖骨底下面。可跖屈踝关节和使足外翻。

腓骨短肌:在腓骨长肌深面,起于腓骨外侧面下部,其肌腱经外踝后方,止于第 5 跖骨粗隆。可跖屈踝关节和使足外翻。

3. 后群肌　分浅、深两层:浅层有腓肠肌和比目鱼肌(小腿三头肌);深层自内侧向外有趾长屈肌、胫骨后肌、踇长屈肌。

在全身肌肉解剖标本或分离下肢标本上观察。

小腿后面浅层为腓肠肌,有内、外侧头,分别起于股骨内、外上髁后面。

在腓肠肌深面的是比目鱼肌,起自胫骨比目鱼肌线和腓骨上端背面,与腓肠肌汇合组成粗大的跟腱止于跟骨结节。屈膝关节,跖屈踝关节。

掀起小腿三头肌,可见深层外侧为踇长屈肌,内侧为趾长屈肌,两者间深部起于胫、腓骨及骨间膜后面,止于足舟骨、楔骨底下面的是胫骨后肌。使足跖屈内翻。

(四) 足肌

分足背肌和足底肌。足背肌较薄弱,为伸趾肌。足底肌的配布与功能与手肌相似,位于足底。可分内、外侧群和中间群。

【临床联系】

一、骨折与移位

骨折时,除了一些不完全性骨折、压缩性骨折或嵌插性骨折不易移位或复位后不再发生移位外,大多数骨折骨折断端均有不同程度的移位。骨折移位的原因有:暴力的大小、作用力方向和性质;肌肉的牵拉,骨折肢体远端重量的牵拉;搬运或治疗不当。常见的移位有五种,临床上常合并存在:分离移位、旋转移位、成角移位、侧方移位、缩短移位。因肌肉的牵拉力持续存在,可因疼痛而增强,为骨折移位及复位后移位的常见原因。

从解剖学角度来看,肌肉的配布与关节的运动轴有关,通常在一个运动轴的两侧配有作用相反的两组肌,关节运动轴越多,其不同部位和作用的肌越多,即在骨的不同部位配有起止、作用不同的肌肉,在骨的不同部位发生骨折,在起止、作用不同的肌肉牵拉下,骨折断端会发生移位。以肱骨为例,肱骨上端的大结节附有使肩关节外展、外旋的冈上、下肌和小圆肌;稍低处的肱骨大结节嵴附有使肩关节内收、内旋和前屈的三角肌;在肱骨中段外侧的三角肌粗隆附有外展肩关节的三角肌;肱骨的前后均有跨过肩关节和肘关节的肱二头肌和肱三头肌。当肱骨外科颈骨折发生于胸大肌止点之上时,冈上、下肌可牵拉肱骨头向内,其远端向外,胸大肌和三角肌共同作用使肱骨下端向内,产生成角移位。若肱骨骨折发生于大结节嵴与三角肌粗隆间时,胸大肌拉肱骨上端向内,三角肌拉肱骨下端向外,也产生成角移位。而骨折发生于三角肌粗隆以下时,三角肌拉肱骨上端向外,肱二头肌和肱三头肌拉肱骨下端向上,产生缩短移位。

【病例分析】

第一幕

患者黄某,男性,21 岁,农民,因双眼睑下垂、复视 6 个月,加重伴四肢无力 2 周,于 2002 年 12 月 12 日收入院。患者缘于 6 个月前收麦时过度劳累后出现双侧眼睑下垂、复视,晨轻暮重,休息后减轻,劳累后加重。于某医院就诊,行新斯的明试验阳性,诊断为"重症肌无力",予溴吡斯的明 60mg,每日 3 次口服,病情好转后自行停服,2 周前感冒后病情进一步加重,出现四肢无力,行走困难,双上肢抬举费力,为进一步系统治疗,来我院住院治疗。入院时主症:双眼睑下垂,眼球活动不灵活,复视,四肢无力,行走困难,双上肢抬举费力,畏寒肢冷,腰膝酸软,神倦懒言,无咀嚼、呛咳、呼吸及吞咽困难,纳可,夜寐安,二便调。既往无肝炎、结核等传染病史,无高血压、糖尿病及冠心病史,无外伤、精神病及药物过敏史,家族中无同类病患者。

学习目标:

1. 眼外肌的解剖。

2. 咀嚼肌的解剖。

3. 复视的解剖学基础。

4. 上肢肌的解剖。

参考问题:

1. 眼外肌有哪些? 它们有何作用?

2. 咀嚼肌有哪些? 它们属于哪部分的肌?

3. 为何患者会出现复视？与眼睑下垂有关系吗？

4. 上肢肌分为几部分？抬举费力与哪部分的肌有重要关系？

第二幕

入院后查体：T 36.7℃，P 86 次/min，R 19 次/min，BP 120/78mmHg。双眼睑下垂，眼球活动不灵活，瞳孔正大等圆，对光反射灵敏。双侧咬肌及颞肌力可。双上肢肌力Ⅲ级，肌张力可。肘腱反射（＋），Hoffmann 征（－）。双下肢肌力Ⅳ级，肌张力可，跟、膝腱反射（＋），Babinski 征（－），踝阵挛（－），深浅感觉未见明显异常。行肌电图示：低频电刺激衰减明显，高频无递增；新斯的明试验阳性；肌疲劳试验阳性；胸腺 CT 示：未见异常；血、尿、便常规正常；心电图正常；肝肾功能正常；空腹血糖正常；髋关节 X 线片正常；乙酰胆碱受体抗体待回报。

根据其典型的临床症状、肌电图、新斯的明试验、肌疲劳试验，西医诊断为"重症肌无力（ⅡA 型）"。中医诊断为"痿证（奇阳亏虚型）"。

诊断：重症肌无力

学习目标：

1. 脊髓反射。

2. 肌力与肌张力。

3. 神经肌接头的解剖、生理学。

参考问题：

1. 何谓重症肌无力？病例中哪些表现和检测指标可诊断重症肌无力，为什么？

2. 肌力分级及运动功能障碍的评估在治疗和康复中有何意义？

【问题思考】

一、试从解剖学角度分析以下问题：

1. 从主动肌、协同肌、拮抗肌的概念来论述它们在同一关节不同运动中的相互关系及角色转换。

2. 肱骨中段骨折，骨折近端会向哪个方向移位？分析其原因。

3. 呼吸困难的病人吸气时头俯向前，呼气时还原，称点头呼吸，试分析用劲吸气为何会导致点头呼吸。

4. 解释下列症状属何肌或何肌组瘫痪（单侧或双侧）所致：①右上肢不能外展；②左手指各指间夹纸无力，将纸插入指缝间轻轻一拖就出来，2～5 指也不能张开；③下蹲时要用手扶着，否则就会一屁股坐到地上，蹲下后不用手也起不来；④右侧不能耸肩；⑤伸出右上肢推东西时使不上劲，一用力推，右肩膀胛骨内侧缘就在背侧隆起，右手拿梳子想梳头顶和后枕都办不到；⑥伸手为别人指路时却指向地面，前臂和手也垂了下来。

二、根据图片写出箭头所指结构的中英文名称。

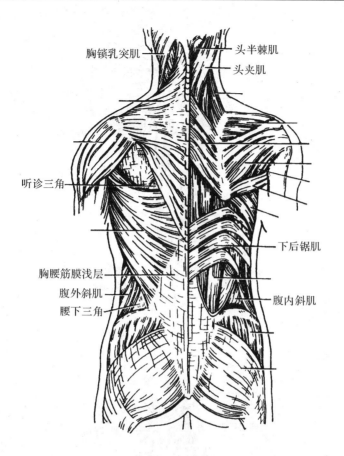

胸锁乳突肌

头半棘肌

头夹肌

听诊三角

下后锯肌

胸腰筋膜浅层

腹外斜肌

腰下三角

腹内斜肌

图 3-1　背肌

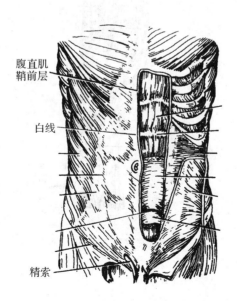

腹直肌
鞘前层

白线

精索

图 3-2　腹前外侧壁肌

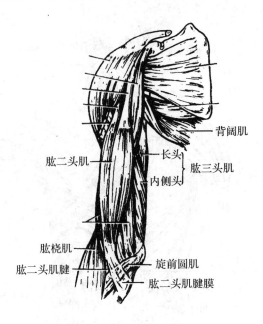

图 3-3　肩肌和臂肌(前面)

背阔肌

肱二头肌

长头
肱三头肌
内侧头

肱桡肌

肱二头肌腱

旋前圆肌

肱二头肌腱膜

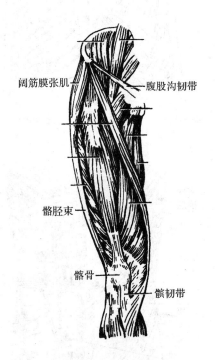

图 3-4　髋肌和大腿肌(前面)

阔筋膜张肌

腹股沟韧带

髂胫束

髌骨

髌韧带

（汪坤菊　罗　刚）

实验项目四　消化器官的观察

【学习目标】

1. 掌握消化系统的组成、功能,熟悉上、下消化道的划分及其临床意义。

2. 掌握口腔的分部及界限,了解舌的形态和黏膜,熟悉牙的形态和构造,掌握口腔腺的位置、形态和腺管的开口。

3. 掌握咽的形态、位置、分部,腭扁桃体的位置。

4. 掌握食管的形态、位置、三个狭窄部位及其临床意义。

5. 掌握胃的形态结构、位置、分部。

6. 掌握十二指肠、空肠、回肠的形态特点、位置。

7. 掌握大肠的分部、各部位置、分界,掌握盲肠、结肠的共同结构特征,以及阑尾的位置及其根部的体表投影,掌握直肠、肛管的形态结构、位置及其临床意义。

8. 掌握肝的形态、位置,胆囊的位置、形态结构及其体表投影,肝外胆道的构成。

9. 掌握胰腺的形态、位置。

【重点】

消化系统各器官的位置、形态及结构特点。

【难点】

1. 咽的分部、各部形态结构。

2. 肝外胆道的组成、胆总管与胰管汇合及开口位置。

3. 直肠、肛管的形态结构、位置。

【实验准备】

1. **影像资料**　消化系统解剖 VCD。

2. **标本**　消化系统全套标本;头颈正中矢状切面(示鼻、咽、喉)标本;离体胃、肝、肠、肝外胆道、三大唾液腺及导管标本;切开的十二指肠、直肠及肛管标本。

3. **模型**　消化系统完整模型及各器官分离模型;腹部(显示腹膜构成及与脏器的关系)模型;躯干矢状断面和水平断面模型;人牙齿放大模型;透明肝段模型。

【实验内容】

一、口腔

1. **观察口腔界域及口腔各壁**　在头正中矢状切面上并结合对照镜子活体观察,口腔前壁为唇,两侧壁为颊,上壁为腭,下壁为口底。向前以口裂为界,向后经咽峡接咽。上唇外表面正中线上有一浅沟称人中,从鼻翼两旁至口角两侧浅沟称鼻唇沟。

在活体上利用压舌板观察口腔上壁,前 2/3 为硬腭,后 1/3 为软腭,软腭后份斜向后下成腭帆,腭帆后缘中央向后下方的突起为腭垂。自腭帆向两侧延伸的两条弓形皱襞,前面的称腭舌弓,后面的称腭咽弓,两者之间的隐窝称扁桃体窝,腭扁桃体位于其间。

2. 口底和舌　临近口腔底有舌,在活体上观察舌背面,在舌前 2/3 遍布小的白色丝状乳头,在舌尖和侧缘散在红色的菌状乳头,叶状乳头多在舌侧缘后部,不易看清;舌中、后 1/3 交界处可见"∧"字形的界沟,沟的尖端有舌盲孔,沿界沟前方排列有 7～11 个轮廓乳头,呈圆形突起,周围有环状沟。舌根部黏膜内有淋巴组织使其表面出现许多大小不等的泡状突起,称舌扁桃体。

在头面部的正中矢状切面、舌的冠状切面上观察舌肌。颏舌肌起于下颌骨颏棘,止于舌体和根部的中线。

3. 牙　在活体及模型上观察,暴露在口腔内的部分称牙冠,其内腔称牙冠腔,介于牙冠和牙根之间缩细的部分为牙颈,而牙根是嵌入上、下牙槽内的部分,其内腔称牙根管,与牙冠腔相通,管末端有牙根尖孔。

恒牙共 32 枚:居中的中切牙和其外侧的侧切牙牙冠扁平,一枚牙根;再外侧为尖牙,牙冠呈锥形,一枚牙根;继续向外侧是两枚前磨牙,牙冠呈圆形,一般一枚牙根,上颌第一前磨牙可有两枚牙根;往后为三枚磨牙,牙冠最大呈方形,上颌磨牙有三枚牙根,下颌磨牙有两枚牙根。

覆盖在牙颈和牙槽突表面的口腔黏膜为牙龈。

4. 大唾液腺　在标本和模型上观察。腮腺:位于面侧区,外耳道前下方,前邻咬肌,表面略呈三角形;以下颌支为标志分为浅、深两部。腮腺管从腮腺前缘上端发出至咬肌前缘转向内穿面颊部,开口于平对上颌第二磨牙颊黏膜处。开口处可在活体上观察到颊黏膜乳头。下颌下腺:位于下颌骨体内侧,腺管由深面发出向前开口于舌下阜。舌下腺:在头部正中矢状切面标本上观察,位于舌下襞黏膜内,腺体呈长椭圆形。舌下腺大管开口于舌下阜,另有多条小管开口于舌下襞,在活体和标本上都难以辨识。

二、咽

1. 咽的分部及各部重要结构　在头颈部正中矢状切面上观察,咽为一上宽下窄、前后略扁的肌性管道,上起颅底,下至第 6 颈椎下缘续食管。软腭水平以上为鼻咽,会厌水平以下为喉咽,中段为口咽。各部前壁均不完整。鼻咽侧壁上的圆拱形隆起为咽鼓管圆枕,其下方的开口称咽鼓管咽口,圆枕后方的隐窝称咽隐窝。喉咽部喉口两侧各有一深陷的梨状隐窝。

2. 咽肌　在模型上观察,可见咽缩肌自下而上呈叠瓦状排列。咽提肌起于茎突、咽鼓管、腭等处,止于咽喉侧壁。

三、食管

在尸体上观察食管各部,注意其行程和各部的毗邻关系。食管在第 6 颈椎下缘处与喉咽相接,起始处为第一处狭窄,其颈段行于气管和第 7 颈椎之间。在胸段上部位于气管和脊柱之间,而后从主动脉弓、左主支气管后方通过,再在左心房后方向左下方斜跨胸主动脉,食管交叉于左主支气管之后的部位为第二处狭窄。在第 10 胸椎水平穿膈肌,为第三处狭窄。腹段很短,续胃贲门。

食管的三个狭窄除穿膈肌处较明显外,其余都不明显,可结合 X 线片观察。

四、胃

1. 胃的位置、形态及分部　在尸体上观察,胃大部分位于左季肋区,小部分位于腹上区。仅胃的前壁小部分与腹前壁相邻,胃小弯邻肝左叶,胃大弯邻膈、脾脏,胃后壁邻胰腺。观察游离胃标本,胃小弯凹向右上方,胃大弯凸向左下方。入口处为贲门,用手捏因无明显括约肌而较柔软;出口处为幽门,有较厚的环形括约肌,捏之较硬。

近贲门处为胃的贲门部;自贲门水平向上突出的部分为胃底部;中间大部分为胃体部;近幽门的部分为幽门部,幽门部左侧较为扩大称幽门窦,右侧呈管状为幽门管。各部并无明显分界,但组织学上有结构差异。角切迹为小弯侧的最低点急弯处,被认为是胃体部与幽门部的分界标志。

2. 胃壁的结构　在剖开胃标本上观察胃黏膜的外形及结构,注意小弯侧黏膜皱襞多为纵行,约4～5条。在模型上观察胃的肌层,肌纤维的走行为内斜、中环、外纵,共3层。

五、小肠

1. 十二指肠　在尸体上观察其位置和毗邻。在模型上观察十二指肠的分部以及与胰腺的关系。上部:紧接幽门,位于肝的下方,从前上走向右后下。降部:沿脊柱右侧肾门前下降,在第3腰椎水平向左移行为水平部。在剖开的标本上观察其中份后内侧壁黏膜上可见纵行的十二指肠皱襞,其下方的圆形隆起为十二指肠大乳头,有时可见小乳头。水平部:从右至左横过下腔静脉及第3腰椎前面。升部:在主动脉前方斜向左上方行走至第2腰椎水平,移行为十二指肠空肠曲。注意拉动十二指肠空肠曲,辨认主要由结缔组织构成的十二指肠悬肌,其将十二指肠空肠曲固定在腹后壁右膈脚上,该肌和它下段包被的腹膜皱襞合称Treitz 韧带,为手术中确认空肠起始部的重要标志。

2. 空肠与回肠　在尸体上观察空、回肠的位置,寻找起止点。空肠主要位于右上腹部,起于十二指肠空肠曲;回肠主要位于右下腹部。止于回盲部。两者并无明显分界,都盘曲于腹腔中,轻轻提起肠管,探查其肠系膜根部可发现它从左上腹行向右髂窝,放回肠管时勿让系膜扭转。

在游离标本上观察空、回肠壁的厚薄、黏膜皱襞稀疏及高度。取一小段肠壁剪开后对光观察,见到许多散在的芝麻大小不透光的结节即为孤立淋巴滤泡,成片的椭圆形不透光区即为集合淋巴滤泡。总结一下空、回肠的结构差异。肠壁颜色只在活体时才可看到区别。

六、大肠

1. 盲肠与阑尾　盲肠位于右髂窝内,是回肠进入大肠水平以下的一小段肠管,呈盲囊状。盲肠内下方伸出的小突起为阑尾,一般呈转曲状。阑尾与盲肠的位置关系变化多因人而异。剪开标本,找到回盲口,观察其上、下缘各有一半月形黏膜皱襞为回盲瓣,在回盲瓣的下方2cm处可见阑尾的开口。在活体上确认麦氏点,在尸体上印证。

2. 结肠　在盲肠和结肠标本上辨认结肠带、结肠袋和肠脂垂,并与回肠进行比较。在尸体上向盲肠方向追踪三条结肠带,找到它们在盲肠盲端的汇合点,即为阑尾的根部。结肠分升结肠、横结肠、降结肠和乙状结肠4部。升结肠在腹右侧向上行走;横结肠从肝下方向左侧横行;降结肠从脾的下方向左髂窝下行;乙状结肠位于左髂窝呈弯曲状,于第3骶椎前方移行为直肠。横结肠和乙状结肠因肠系膜较长,它们的活动度较大,位置的个体差异也大;其余两部相对比较固定。注意观察一下结肠左曲、结肠右曲的位置和毗邻关系。

3. **直肠**　在正中矢状切面的盆腔标本上观察直肠的位置和凹向前的骶曲、凹向后的会阴曲。直肠下端的膨大称直肠壶腹。注意观察男、女性直肠前面的毗邻关系:男性直肠前邻膀胱底、精囊、输精管壶腹、前列腺;女性直肠前邻子宫、阴道上部。在游离标本上观察剖开的直肠。注意直肠壶腹的三个横瓣,其中最大的一个距离肛门7cm。

4. **肛管**　在剖开的游离肛管标本上观察内面的6～10条纵行的黏膜皱襞即为肛柱,相邻两肛柱下端的小横瓣为肛瓣。相邻两肛柱下端和肛瓣共同围成的开口向上的小囊袋为肛窦。肛柱下端和肛瓣相互连接,在肛门上方形成一圈锯齿状的黏膜皱襞环,称之为齿状线,白线位于齿状线下方1cm的地方,它们之间的区域叫肛梳,但在标本上不易辨认。

七、肝脏

1. 肝脏的位置和形态

在尸体上观察肝脏位置,肝大部分位于右季肋区和腹上区,小部分位于左季肋区。用离体的肝脏标本、肝模型配合观察肝的外形及分叶。肝脏是一不规则的楔形实质器官,上面与膈肌接触称膈面,下面与其他脏器接触称脏面。在脏面的中部有排列成"H"字形的沟窝,包含二个纵沟一个横沟。左纵沟的前半含有由脐静脉闭锁而成的肝圆韧带(即脐静脉索,向前离开此沟后即被包裹在镰状韧带的游离缘中,连脐),左纵沟的后半含有静脉导管闭锁而成的静脉韧带。右纵沟的前半由一长圆形浅窝形成,称为胆囊窝,后半由一深而长的窝构成,称为腔静脉沟,内有下腔静脉。二纵沟之间的横沟称为肝门,是肝固有动脉左、右支,肝左管,肝右管,肝门静脉左、右支以及神经和淋巴管进出的门户,这些进出肝门的结构称肝蒂。由此"H"字形沟裂,可以把肝脏分成四叶,右纵沟右侧的区域为右叶,左纵沟左侧的区域为左叶。左、右纵沟之间,横沟以前的区域称方叶,横沟以后的区域叫尾状叶。

2. 胆囊及肝外胆道　胆囊位于胆囊窝内,呈梨形,胆囊底暴露于肝前缘的胆囊切迹处,在尸体上印证胆囊底体表投影位置。胆囊管弯曲,向下行至小网膜右缘内,与肝总管汇合成胆总管。循胆总管向肝门方向追踪,可见肝总管分左、右肝管入肝;向下方追踪,可见胆总管经十二指肠降部与胰头之间,在十二指肠降部中份斜穿肠壁开口于十二指肠大乳头。

八、胰腺

在尸体上观察胰腺形态位置,在模型上观察胰腺和十二指肠位置关系。胰腺大部分位于腹上部,于胃后方,第1、2腰椎前方,可分为头、颈、体、尾四部。胰头被十二指肠包绕,胰体的左端就是胰尾,较细,与脾门接触。胰腺导管:可见一条与胰腺长轴平行的白色细管,此导管从左走向右,沿途收集许多小叶间导管,在胰头与十二指肠降部之间与胆总管汇合成略膨大的肝胰壶腹,共同开口于十二指肠乳头。有时在胰管上方可见副胰管,开口于十二指肠小乳头。

【临床联系】

一、消化性溃疡及其好发部位

消化性溃疡主要指发生于胃和十二指肠的慢性溃疡,幽门螺旋杆菌和酸性胃液对黏膜的消化作用是溃疡形成的基本因素,因此得名。绝大多数的溃疡发生于十二指肠和胃,故又称胃、十二指肠溃疡。

胃溃疡多发生于胃小弯,尤其是角切迹处,也可见于胃窦或高位胃体,胃大弯和胃底甚少见。十二指肠溃疡主要见于球部,约 5% 见于球部以下部位,称球后溃疡。在球部的前、后壁或胃的大、小弯侧同时见有溃疡,称对吻溃疡。胃和十二指肠均有溃疡者,称复合性溃疡。

约 5% 的胃溃疡癌变。严重的溃疡可致胃、十二指肠穿孔。

二、胆石症

代谢和胆道感染等多种因素,可致胆汁中的某些成分析出,形成结石,称胆石症。胆结石可发生在胆囊和各级胆管。如结石小,不造成胆道阻塞,不伴有感染,可以无临床表现。若结石引起胆道梗阻,会出现黄疸、发热、腹痛、肝功能损害,是常见的急腹症。

胆总管大部分位于小网膜游离缘,邻接胰头后面,管壁薄,含少量平滑肌,但它斜行进入十二指肠降部后内侧壁之前,管壁内出现大量平滑肌而致管壁增厚,管腔突然变窄,此段长约 11～27mm,然后它和胰管汇合成肝胰壶腹,长约 2～17mm,而汇合前这段是胆总管中最狭窄部分,直径仅为 1.9mm,且肝胰壶腹的直径也只有 2.9mm,远远小于两管直径之和,故壶腹部也狭窄,因此这两段容易被结石嵌顿,造成梗阻。

三、痔

痔是肛管黏膜的静脉丛发生曲张而形成的一个或多个柔软的静脉团,是一种慢性疾病。通常当排便时持续用力,造成此处静脉内压力反复升高,静脉就会曲张肿大。妇女在妊娠期,由于盆腔静脉受压迫,妨碍血液循环,常也会发生痔疮。许多肥胖的人也会罹患痔疮。痔破裂会引起便血。以齿状线为界,痔疮分内痔、外痔、混合痔。外痔有时会脱出或突现于肛管口外,但这种情形只有在排便时才会发生,排便后它又会缩回原来的位置。无论内痔还是外痔,都可能发生血栓。在发生血栓时,痔中的血液凝结成块,从而引起疼痛。

四、阑尾炎

是一种常见病。阑尾近端与盲肠相通,末端为盲端。阑尾黏膜下层有丰富的淋巴组织,并常呈增生,使阑尾腔狭窄或梗阻;阑尾腔内常有粪便、结石、寄生虫等存留,这些因素都可造成阑尾腔内容物引流不畅,尤其因阑尾动脉为终末动脉,供血较差,一旦因某种原因造成血循环障碍,就易引起阑尾缺血坏死。阑尾炎分急性和慢性两种。急性阑尾炎上腹部或脐周隐痛,逐渐加重,数小时或十余小时后转移到右下腹,伴发热、恶心、呕吐等全身症状,右下腹麦氏点压痛及反跳痛。慢性阑尾炎右下腹经常性隐痛,常因剧烈运动、行走而引起加重。

【病例分析】

第一幕

张某,男性,35 岁。因反复上腹部疼痛 3 年,黑便 5 天,腹痛加重伴呕血 2 天就诊。

现病史:近 3 年来常有上腹部疼痛,为烧灼样痛,多于餐前出现,进食后可缓解,偶有夜间痛醒,有反酸、嗳气,每年秋冬季节腹痛发作,未系统诊治。5 天前开始间断排黑便,大便不成形,每次量不多,未在意。2 天前无明显诱因出现腹痛加重,恶心,呕吐,呕吐物为咖啡渣样物,混有胃内容物,量共约 200ml,无头晕、心悸。今日再次出现腹痛并呕咖啡渣样物,量约 500ml,头晕,乏力,心悸,为明确诊治入我院。既往史:否认肝炎病史。

学习目标:

1. 腹部解剖分区。

2. 消化系统解剖学。

3. 上、下消化道的区分及功能。

参考问题：

1. 上消化道出血的主要表现是什么？主要原因有哪些？

2. 什么是蜘蛛痣、肝掌？其临床意义是什么？

3. 消化性溃疡患者腹痛问诊的要点是什么？

第二幕

体格检查：T 36.7℃，R 20 次/min，P 110 次/min，BP 80/50mmHg。意识模糊，巩膜无黄染，未见肝掌及蜘蛛痣，锁骨上淋巴结未触及，双肺呼吸音清，未闻及干、湿啰音，HR 110次/min，律整，未闻及杂音，腹软，剑突下有压痛，无反跳痛及肌紧张，未触及包块，肝脾肋下未触及，无移动性浊音，肠鸣音 3 次/min，双下肢无水肿。

急诊胃镜检查：食管黏膜光滑；胃腔内有少量积血，胃黏膜未见溃疡；十二指肠球部前壁可见 1.0cm×1.2cm 大小的溃疡，有活动性出血。

血常规：RBC $400×10^{12}$/L，Hb 96g/L，WBC $8.5×10^9$/L，N 71%，MCV 89.5fl，MCH 30.2pg，MCHC 300g/L，PLT $260×10^9$/L。

粪便：黑色糊状，隐血试验（＋＋＋）。

肝功能、肾功能、血电解质及尿常规检查正常。

学习目标：

1. 腹部器官的位置及体表投影。

2. 消化系统疾病的解剖学解释。

参考问题：

1. 消化性溃疡穿孔的症状、体征有哪些？X 线表现是什么？

2. 消化性溃疡并发幽门梗阻的症状、体征有哪些？

3. 上消化道出血患者胃镜检查时机以多长时间为宜？消化性溃疡出血、食管胃底静脉曲张破裂出血的止血措施有哪些？

4. 怎样判断上消化道出血是否继续？

5. 怎样对消化性溃疡患者进行健康教育？

6. 肝硬化食管胃底静脉曲张破裂出血的临床特点是什么？

7. 消化性溃疡穿孔与急性胰腺炎的腹痛怎样鉴别？

【问题思考】

一、试从解剖学角度分析以下问题：

1. 医生给昏迷病人从鼻孔插胃管，当管到达鼻咽后，应将病人仰头伸颈下颌抬高时插入还是将病人埋头曲颈让下颌贴近胸骨柄时插入？请从解剖学角度做出解释。

2. 一男孩不慎吞下一小玻璃球，第二天早上随大便排出，请说出玻璃球在小孩体内的运行途径。

二、根据图片写出箭头所指结构的中英文名称。

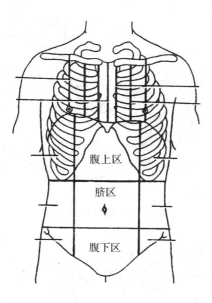

图 4-1　胸腹部的标志线及分区

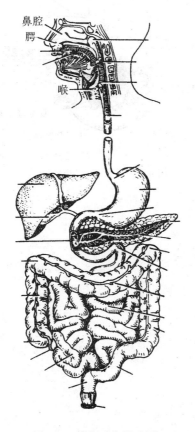

图 4-2　消化系统模式图

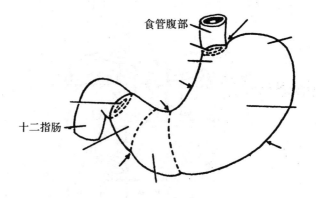

食管腹部

十二指肠

图 4-3　胃的形态和分部

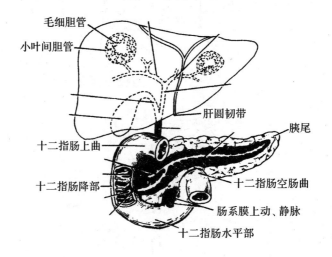

毛细胆管

小叶间胆管

肝圆韧带

胰尾

十二指肠上曲

十二指肠降部

十二指肠空肠曲

肠系膜上动、静脉

十二指肠水平部

图 4-4　胆道、十二指肠和胰

（张海英　郭　宇）

实验项目五　呼吸器官、纵隔和胸膜的观察

【学习目标】

1. 掌握呼吸系统的组成,上、下呼吸道的划分及临床意义。
2. 熟悉鼻腔的分部及各部主要形态结构,掌握鼻旁窦的位置、开口。
3. 掌握喉的位置、软骨和喉腔的分部,了解喉软骨的连结、喉肌及其功能。
4. 掌握气管的位置,左、右支气管形态学上的区别,了解气管切开的部位及临床意义。
5. 掌握肺的形态、位置和分叶,了解肺段的概念。
6. 掌握纵隔的概念和区分,熟悉纵隔的主要结构。
7. 掌握胸膜的区分和胸膜腔的概念,掌握肋膈隐窝的位置和临床意义。

【重点】

呼吸系统各器官的位置、形态及结构特点。

【难点】

喉的位置和构成。

【实验准备】

1. **影像资料**　呼吸系统解剖 VCD。
2. **标本**　完整呼吸系统标本;头颈正中矢状切面(示鼻、咽、喉)标本;离体喉、气管、肺、喉瓶装标本;切开喉、喉肌标本;纵隔和胸膜标本。
3. **模型**　呼吸系统整套模型;头、面矢状切面模型(示鼻旁窦);咽、喉、肺及透明肺(示支气管树)、气管、支气管模型;成人纵隔模型;喉软骨及喉肌解剖放大模型。

【实验内容】

一、鼻

1. **外鼻**　在活体上观察外鼻形态和结构。鼻以鼻骨和鼻软骨做支架,鼻尖两侧扩大的部分叫鼻翼,可扇动。鼻翼两侧至口角外侧的浅沟称鼻唇沟。

2. **鼻腔**　鼻腔由鼻中隔分成左、右两腔(两鼻腔大小并非等同)。观察头部正中矢状切面标本,鼻阈将每个鼻腔分为前部的鼻前庭和后部的固有鼻腔二部分。鼻前庭位于鼻腔前下方鼻翼内面,表面覆盖皮肤,生有粗短的鼻毛。固有鼻腔上、下、内、外四壁都覆盖富含血管的黏膜(嗅区在标本上辨别不出)。其中,上壁狭长呈拱形,与颅前窝相邻;下壁宽平即口腔上壁;内侧壁即鼻中隔;外侧壁可见三片呈矢状位的突起,由下而上为下鼻甲、中鼻甲、上鼻甲,每鼻甲的下方有前后纵行的空隙称为鼻道,上鼻甲的下方为上鼻道,中鼻甲的下方为

中鼻道,下鼻甲的下方为下鼻道。在上鼻甲后上方的陷凹称蝶筛隐窝。鼻旁窦位于鼻腔周围,蝶窦开口于蝶筛隐窝,筛窦后群开口于上鼻道,其余鼻旁窦均开口于中鼻道;鼻泪管开口于下鼻道。

二、喉

1. 喉的软骨　在模型或标本上观察,甲状软骨为喉软骨中最大的一块,由两个对称四边形软骨板构成。两板前缘于正中线上约以直角相连形成前角,前角上端向前突出叫喉结,可在体表摸到,成年男性特别突出。前角上缘二板之间的凹陷为甲状软骨切迹。二板后缘游离,向上向下各形成一突起称上角和下角。下角与环状软骨形成环甲关节。环状软骨形如指环,位于甲状软骨的下方。环状软骨的后部宽大名环状软骨板,前部狭窄名环状软骨弓,它是呼吸道唯一的一块完整的软骨环。杓状软骨呈三棱锥体形,左、右各一,位于环状软骨板上缘的两侧,尖向上,底向下。底与环状软骨板构成环杓关节,底有向前、向外二突起,外侧突为肌突,连接着喉肌,前突为声带突,向前连接着声韧带。会厌软骨形如树叶,下部细长,上部宽阔,下端贴附在甲状软骨前角的内面,前面稍凸,后面凹陷对向喉腔。

2. 喉的连结　在喉标本上观察。弹性圆锥:又称环声膜,为弹性纤维组成的膜状结构,附着于甲状软骨前角的后面和环状软骨上缘及杓状软骨声带突之间。此膜的上缘游离,张于甲状软骨前角与杓状软骨声带突之间,称声韧带。弹性圆锥前份较厚,张于甲状软骨下缘与环状软骨弓上缘之间,称环甲正中韧带。方形膜:呈斜方形,由会厌软骨的两侧缘和甲状软骨前角的后面向后下附着于杓状软骨的前内侧缘。此膜下缘游离,称前庭韧带。甲状舌骨膜:连于甲状软骨上缘与舌骨之间的结缔组织膜。

3. 喉肌　在喉肌标本和模型上观察。开大声门的肌肉:环杓后肌,起自环状软骨板后面,肌纤维向外上行止于同侧杓状软骨肌突。紧张声带的肌肉:环甲肌,起于环状软骨弓,止于甲状软骨板下缘及甲状软骨下角。

4. 喉腔　在喉矢状断面的标本和模型上观察。喉口:顺会厌上缘两侧向后下方延伸的黏膜皱襞叫杓会厌襞,由会厌上缘、两侧杓会厌襞及杓间切迹所围成的椭圆形开口叫喉口。喉口到环状软骨下缘之间的腔称为喉腔,内表面被覆黏膜。约在喉腔中段的两侧壁上,有二对前后平行的黏膜皱襞突入喉腔内,上一对为前庭襞,其间的裂隙叫前庭裂;下一对皱襞为声襞,其间的腔隙叫声门裂。两个皱襞将喉腔分为三部,自上而下为喉前庭、喉中间腔和声门下腔。其中喉中间腔向两侧突入前庭襞与声襞之间的隐窝叫喉室。

三、气管、支气管及肺

在尸体标本上观察,气管后面与食管紧邻,起自环状软骨下缘,下行至第4和第5胸椎体交界处(胸骨角所在平面)分为左、右主支气管进入两肺,右主支气管较陡直而粗短,左主支气管较平斜而细长。切开气管杈,其内面可见一呈矢状位的半月形气管隆嵴。

观察胸腔内左、右两肺,可见左肺为二叶,右肺为三叶。每个肺有一尖、一底、二面和三缘。肺尖:上端的圆锥形部分。肺底:位于膈肌上面,向上凹陷。肋面:邻接肋及胸骨部分。内侧面亦称纵隔面,对向纵隔,其中央的凹陷称肺门,肺门内有支气管、血管、神经和淋巴管等出入,这些结构被结缔组织包裹起来称肺根(观察肺根结构左、右排列有何不同)。肺的前缘为肋面与纵隔面前部移行处,左肺的前缘下部有心切迹。下缘为围绕肺底的边缘。后缘为内侧面与肋面后部移行处,不明显。

四、胸膜和纵隔

胸膜根据所在部位的不同分两部分。紧贴在肺表面的一层叫脏胸膜,它与肺组织贴得很紧,不易撕开。贴在胸壁内面的叫壁胸膜,壁胸膜因所在部位的不同又分为四部分:贴在肋骨与肋间肌内面的部分叫肋胸膜;贴在膈上面的叫膈胸膜;贴在纵隔上的叫纵隔胸膜;壁胸膜的最高部分,超过锁骨上方 2.5cm 达到颈根部,叫胸膜顶。壁胸膜与脏胸膜是相互连续的。推开肺的前缘,可以看到脏胸膜与纵隔胸膜在肺根处直接连续。在壁胸膜与脏胸膜之间的空腔就是胸膜腔,且在壁胸膜相互移行处留有一定的间隙,肺缘不能深入其间,称胸膜隐窝。其中肋胸膜和膈胸膜转折处叫肋膈隐窝。

胸膜腔是封闭的浆膜囊,左右互不相通,在它们之间有纵隔。纵隔为两侧纵隔胸膜间的脏器与结缔组织的总称,主要包括心脏、心包、大血管、气管、支气管、食管等。

【临床联系】

一、鼻窦炎与上颌窦引流术

急性化脓性鼻窦炎多继发于急性鼻炎,以鼻塞、多脓涕、头痛为主要特征;慢性化脓性鼻窦炎常由急性化脓性鼻窦炎转变而来,以多脓涕为主要表现,可伴有轻重不一的鼻塞、头痛及嗅觉障碍。

上颌窦的窦腔最大,其自然开口比较小,而且又在鼻侧壁的上方,开口位置高于窦底,因而窦内分泌物排除引流存在一定困难。此外,上颌窦发炎化脓时,鼻腔、鼻窦的黏膜肿胀增厚,可使窦口变狭窄,如果再加上鼻甲肥厚或息肉的阻塞,窦内的脓液就更难排出。脓液长期存留在上颌窦内,需要采取穿刺的办法,抽出脓液。上颌窦穿刺冲洗:用一特制穿刺针从下鼻道刺入上颌窦,抽出脓液后,以生理盐水进行冲洗至脓液排净,然后再注入抗生素药液。此法仅适合于上颌窦炎。

二、气胸

正常胸膜腔是密闭的,含少量浆液,呈负压。如果空气经胸壁创口或肺表面破口进入胸膜腔,称之为气胸。胸膜腔内少量气体可经自行吸收而消失,不至于影响肺的功能。大量气体积聚在胸膜腔内,引起胸膜腔压力增高,压迫肺,会引起肺不张,导致严重的呼吸困难。如胸壁和肺的受伤组织形成活瓣,吸气时,空气可以经过裂口进入胸膜腔,而呼气时活瓣闭合,空气只进不出,造成胸膜腔内压力不断增高,称为张力性气胸,是气胸中最严重的一种。急救时迅速在患侧锁骨中线第二肋间进行胸腔穿刺排气。

【病例分析】

第一幕

55 岁的张先生因为反复"咯血"伴发热、咳嗽、气急一周,来到某医院门诊就诊。

张先生叙述,这一周来他每天约咯血十口,颜色为鲜红,有时为痰中带有血丝,在来院前一天咯血明显增多,一天约四十到五十口,鲜红色,带有血块,痰量也比平时增多,以黄痰为主,同时出现发热,体温最高 38.5℃左右。自发病以来,稍有气急,无胸痛,体重无明显减轻。平时吸烟,烟龄 20 年,每天约 20 支。自二十余年前开始经常有咳嗽,咳痰,无季节性。平时痰较多,为黄色,最多时每天有一小杯,且多见于早晨起床后。幼时曾有麻疹病史。

学习目标：

1. 胸部解剖学分区。

2. 呼吸系统解剖学。

3. 胸膜和胸膜腔解剖学。

参考问题：

1. 请问上述病历包含哪些重要的信息？

2. 可能是哪些疾病导致了病人的这些症状？

3. 如何鉴别咯血与呕血？

4. 如果要做出进一步的判断，你还需要了解病人的哪些信息？做哪些检查？

第二幕

体检发现，张先生身高 1.75m，体重 60kg，脸色略显苍白，T 38.5℃，BP 120/80mmHg。全身浅表淋巴结未及肿大，全身未见出血点和淤斑，胸廓外形正常，胸壁无压痛，未触及肿块，HR 85 次/min，律齐，各瓣膜区未及杂音。两肺呼吸音粗，两下肺闻及湿啰音。双下肢无水肿，无杵状指。

三小时后张先生来复诊，检查结果如下：WBC 12.5×10^9/L，Hb 9g/dL，BPC 15×10^9/L，出凝血系列正常。

胸片：两下肺纹理增多，右中下肺见斑片状渗出影。

胸部高分辨率 CT：两下肺见多发囊状支气管扩张伴渗出。

动脉血气（未吸氧）报告：pH 7.37，PO_2 55mmHg，PCO_2 65mmHg，BE-3，HCO_3^- 33mmol/L。

学习目标：

胸部器官位置及体表投影。

参考问题：

1. 结合以上信息，对你现在的推断有哪些帮助？

2. 以下检查有何意义和目的？

A. 血常规，出凝血系列

B. 痰液检查（痰涂片，痰液病理，痰培养）

C. 动脉血气分析

D. 胸片（后前位）

F. 胸部高分辨率 CT

G. 支气管镜检查

3. 张先生咯血的病因是什么？

4. 你将为张先生做哪些治疗？

【问题思考】

一、试从解剖学角度分析以下问题：

用本章所学内容思考上颌窦穿刺、心内穿刺、胸膜腔穿刺的进针部位及应采取的体位。

二、根据图片写出箭头所指结构的中英文名称。

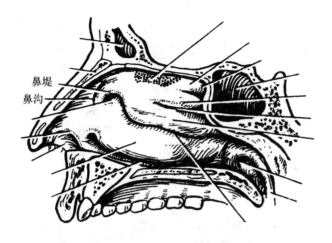

鼻堤

鼻沟

图 5-1 鼻腔外侧壁(右侧)

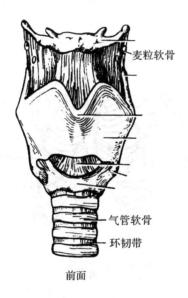

麦粒软骨

气管软骨

环韧带

前面

图 5-2 喉软骨连接(前面)

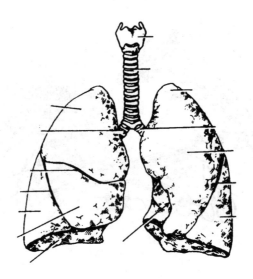

图 5-3　肺的形态

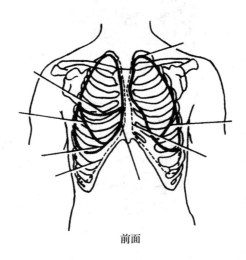

前面

图 5-4　胸膜和肺的体表投影

（张海英　郭　宇）

实验项目六　泌尿器官的观察

【学习目标】

1. 掌握泌尿系统的组成。
2. 掌握肾的形态、位置、被膜、体表投影和肾冠状切面上的结构。
3. 掌握输尿管的分部和狭窄。
4. 掌握膀胱的形态、位置、分部,膀胱三角的位置和黏膜特点。
5. 掌握女性尿道的形态、位置和开口部位。
6. 熟悉肾、输尿管、膀胱和尿道的毗邻和主要血管供应。
7. 了解肾段概念。

【重点】

泌尿系统各器官的位置、形态及结构特点。

【难点】

肾的被膜。

【实验准备】

1. **影像资料**　泌尿生殖系统 VCD。
2. **标本**　完整泌尿系统标本;肾脏分离标本;肾及肾的冠状剖面标本;猪肾标本;显示肾、输尿管及膀胱三角的标本;膀胱分离标本;男、女性盆腔矢状切面标本。
3. **模型**　泌尿系系统模型;肾及肾的冠状切面模型;显示膀胱及膀胱三角的模型;男、女盆腔正中矢状切面(示男、女性尿道)模型。

【实验内容】

一、肾

1. **形态**　肾为蚕豆形的成对实质性器官,左肾一般比右肾稍大而重。肾的形态分上、下两端,前、后两面,内、外侧两缘。内侧缘中部凹陷称肾门,有肾的血管、神经、淋巴管和肾盂出入,这些结构被结缔组织包裹在一起合称肾蒂。注意肾蒂的结构排列关系。

2. **位置、毗邻**　肾位于脊柱两侧,贴靠于腹后壁的上部,前面覆盖腹膜。左肾的上端平第 11 胸椎下缘,下端平第 2～3 腰椎间盘之间;右肾上端平第 12 胸椎上缘,下端平第 3 腰椎上缘。第 12 肋分别斜过左肾后方的中部和右肾后方的上部。两肾上端均与肾上腺相连;肾后面上 1/3 借膈与肋膈隐窝相邻;肾后下 2/3 与腰大肌、腰方肌和腹横肌相邻。左肾前面毗邻胃、胰、空肠、脾和结肠左曲;右肾前面毗邻十二指肠、肝右叶和结肠右曲。

肾门的体表投影在腰背部,位于竖脊肌的外侧缘与第 12 肋所形成的夹角处。这个区域也称为肾区(脊肋角)。

3. 结构　观察肾冠状切面,肾门向肾内续于一个较大的腔称为肾窦,它由周围的肾实质围成。肾实质可分为外周的皮质和内侧的髓质两部分。肾髓质由 15～20 个圆锥形的肾锥体构成,肾锥体的底部朝向肾皮质,尖端朝向肾窦,2～3 个肾锥体的尖端合并成一个肾乳头。肾皮质嵌入相邻肾锥体之间的部分称为肾柱。在肾窦内,容纳肾乳头的盘口形结构叫肾小盏,2～3 个肾小盏汇合成一个肾大盏,肾大盏有 2～3 个,最终汇合成肾盂,肾盂出肾门,在第 2 腰椎体上缘水平线接输尿管。

4. 被膜　肾的表面有三层被膜,自内向外依次为纤维囊、脂肪囊和肾筋膜。纤维囊为紧贴于肾实质表面的一层由致密结缔组织构成的薄膜,标本上不易分离;脂肪囊位于纤维囊外面,为包绕于肾及肾上腺周围的脂肪组织;肾筋膜位于脂肪囊的外周,分前、后两层包裹在肾、肾上腺及其脂肪囊的周围。肾筋膜的前、后层在外侧和上方相互融合,下方两层分开,其间有输尿管通过,两侧肾筋膜前层相互连接,后层与腰大肌筋膜移行。

二、输尿管

为一对扁而细长的肌性管道,前面覆有腹膜,上接肾盂,下终于膀胱输尿管口。输尿管全程分为腹段、盆段和壁内段三部分。

腹段:自起始至小骨盆入口处,左、右输尿管分别越过左髂总动脉末端和右髂外动脉起始部的前面。盆段:自小骨盆入口处,经骶髂关节前方下行至膀胱底。输尿管盆段在女性经过子宫颈的两侧,距子宫颈外侧约 2.5cm 处,有子宫动脉越过其前上方;在男性有输精管越过输尿管下端的前方。壁内段:为斜穿膀胱壁的部分。

输尿管全长有三处狭窄:上狭窄位于肾盂与输尿管移行处;中狭窄位于小骨盆入口与髂血管交叉处;下狭窄位于斜穿膀胱壁处。这些狭窄处常是输尿管结石滞留的部位。

三、膀胱

膀胱空虚时呈三棱锥体形,可分为尖、体、底和颈四部,各部之间没有明显的界线。膀胱尖朝向前上方,膀胱底朝向后下方,尖与底之间的部分称膀胱体。膀胱的最下部有尿道内口,围绕尿道内口部分称膀胱颈。

在膀胱内面两输尿管口之间的黏膜皱襞为输尿管间襞,它与尿道内口之间的三角形区域称为膀胱三角,此处缺少黏膜下层,无皱襞。在男性尿道内口后方的膀胱三角处有一纵形小隆起称膀胱垂。

尸体上观察膀胱,前方邻耻骨联合,膀胱底的后方在男性邻精囊腺、输精管壶腹和直肠;在女性后方邻子宫和阴道。膀胱颈在男性下方接前列腺,在女性下方邻接尿生殖膈。膀胱上面有腹膜覆盖,隔腹膜与乙状结肠和回肠相邻。腹膜在男性向后延续为直肠膀胱陷凹,与小肠相邻;在女性向后延续为膀胱子宫陷凹。

四、尿道

女性尿道起于膀胱颈部的尿道内口,经阴道前方行向前下方,穿经尿生殖膈,开口于阴道前庭的尿道外口,特点是短、宽、直。

【临床联系】

一、尿路结石

尿液内某些成分析出、沉淀形成结石,可出现在肾盂、输尿管、膀胱、尿道各处,称之为尿路结石。最多见为输尿管结石。输尿管结石绝大多数来源于肾结石降落所致。由于尿盐晶体较易随尿液排入膀胱,故原发性输尿管结石极少见。有输尿管狭窄、憩室、异物等诱发因素时,尿液滞留和感染会促使发生输尿管结石。输尿管结石大多为单个,左、右侧发病大致相似,双侧输尿管结石约占 2%～6%。临床多见于青壮年,20～40 岁发病率最高,男与女之比为 4.5:1。结石位于输尿管下段最多,约占 50%～60%。输尿管结石之上尿流梗阻,会引起输尿管扩张积水,并危及肾脏,严重时可使肾功能逐渐丧失。

二、肾移植

当双肾功能严重衰竭时,体内代谢废物无法排出,最好的根治办法是肾移植。肾移植术是将异体的肾脏移植到病人的体内,使其恢复血液供应和产生尿液排出废物的功能。移植的肾多移植在受者的腹股沟部、髂窝、大腿等处,也有移植到肾窝(原位)的。手术主要步骤包括肾动脉和静脉与受体血管的接通,输尿管和输尿管或输尿管和膀胱的接通。

【病例分析】

第一幕

患者刘某,男性,40 岁,因间断性左侧腰腹部疼痛伴肉眼血尿 4 小时,门诊以有左侧输尿管结石入院。

病史及入院查体:患者 4 小时前无诱因出现左侧腰腹部疼痛,疼痛为绞痛,阵发加重,伴恶心、呕吐,呕吐物为胃内容物,向下腹部、会阴部放射,伴肉眼血尿,无血块,无发热,无尿频、尿急、尿痛,急来我院。

学习目标:

泌尿系统的解剖结构。

参考问题:

1. 输尿管的分段及狭窄。

2. 尿急、尿痛症状的解剖学分析。

3. 患者是什么病? 诊断依据是什么? 还需要哪些辅助检查?

4. 请描述此病的易感病因和发病机制。

第二幕

门诊查 B 超示:左侧肾盂集合系统轻度分离,左侧输尿管上段轻度扩张,下段可见 0.5cm×0.4cm 强回声团伴声影,右肾、右侧输尿管、膀胱未见占位病变。尿常规:潜血(+++),蛋白(+),镜检红细胞满视野。为进一步治疗,门诊以"左侧输尿管结石"收入院。既往左肾结石病史。入院查体:T 36.8℃, P 90 次/min,R 22 次/min,BP 140/85mmHg,发育正常,营养中等,痛苦面容,查体合作,心肺无明显异常,腹平坦,无胃肠型及蠕动波,无静脉曲张,腹软,左侧腹部轻压痛,无反跳痛及肌紧张,肝脾未触及,叩鼓音,移动性浊音阴性,肠鸣音正常存在,不亢进。专科查体:双侧肋脊角对称无隆起,左侧肋脊角轻度叩击痛,右侧正常,左侧输尿管走行区轻压痛,耻骨上膀胱区无隆起及压痛,阴茎成人型,尿道开口无畸形,外口无红肿及狭窄,双侧阴囊、睾丸、附睾、精索、输精管未见明显异常。

诊断依据:①泌尿系结石病史。②查体:双侧肋脊角对称无隆起,左侧肋脊角轻叩击痛,右侧正常,左侧输尿管走行区轻压痛,耻骨上膀胱区无隆起及压痛,阴茎成人型,尿道开口无畸形,外口无红肿及狭窄。③辅助检查:双肾、输尿管、膀胱 B 超:左侧肾盂集合系统轻度分离,左侧输尿管上段轻度扩张,下段可见 0.5cm×0.4cm 强回声团伴声影,右肾、右侧输尿管、膀胱未见占位病变。尿常规:潜血(＋＋＋),蛋白(＋),镜检红细胞满视野。

初步诊断:左侧输尿管结石。

入院后随即给予肌注阿托品针 0.5mg、盐酸哌替啶针 100mg、盐酸异丙嗪针 25mg 等解痉、止痛、镇静等对症治疗,后腰痛缓解,并给予左氧氟沙星注射液 0.2 iv bid,黄体酮 40mg im qd,排石颗粒 20g Po tid,同时要求患者下床多活动多饮水,2 日后患者排出结石康复出院。

学习目标:

泌尿系统器官位置及体表投影。

参考问题:

泌尿系统组成及各器官位置。

2. 分析治疗方式的解剖学基础。是否还有其他治疗方法?

【问题思考】

一、试从解剖学角度分析以下问题:

某成年男性爬树时不慎下坠,骑跨在一粗树枝上,阴囊处肿胀,小便不出,到第三天才到医院就诊,检查发现耻骨联合上方腹壁膨隆,叩诊浊音界靠近脐部,导尿因会阴肿胀而失败。请问应该在何处穿刺放尿? 穿刺时应该注意什么? 为什么?

二、根据图片写出箭头所指结构的中英文名称。

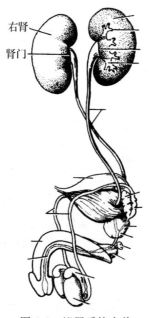

图 6-1　泌尿系统全貌

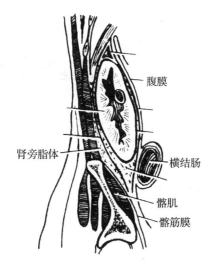

图 6-2　肾的被膜（矢状切面）

腹膜

肾旁脂体

横结肠

髂肌

髂筋膜

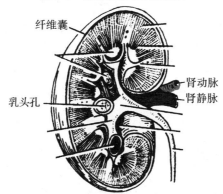

图 6-3　肾的结构

纤维囊

肾动脉

肾静脉

乳头孔

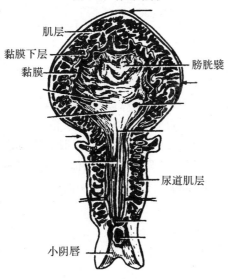

图 6-4　女性尿道

肌层

黏膜下层

黏膜

膀胱襞

尿道肌层

小阴唇

（赵　丹　郭　宇）

实验项目七　生殖器官的观察

【学习目标】

1．掌握男、女性生殖系统的组成和差异。

2．掌握睾丸和附睾的形态、位置，掌握输精管的行程，了解射精管的合成及开口，掌握前列腺的形态、位置、毗邻及分叶。

3．掌握男性尿道的分部及各部的结构特点，以及三个狭窄、两个弯曲的临床意义，掌握阴茎的分部和构成，了解海绵体的构造，掌握精索的组成、位置，了解男性结扎术的解剖基础及临床应用。

4．掌握卵巢的形态、位置及固定装置，掌握输卵管的位置、分部和形态结构特点，掌握子宫的形态、位置和固定装置，熟悉阴道、外生殖器的位置和形态。

5．掌握乳房的位置、构造，熟悉乳腺小叶的结构。

6．了解男、女性会阴的境界、分区、层次结构及临床意义。

【重点】

生殖系统的构成及各部形态特征。

【难点】

1．输精管行程。
2．卵巢的位置和固定装置。

【实验准备】

1．**影像资料**　生殖系统 VCD。

2．**标本**　男性和女性泌尿、生殖系统原位器官的标本；女性完整骨盆；男性和女性盆腔正中矢状切面标本；离体子宫及其固定装置标本；阴囊及精索层次标本。

3．**模型**　男、女性泌尿生殖系统概貌模型；男性腹股沟管浅层结构模型；男性和女性泌尿、生殖系统原位器官的模型；女性完整骨盆模型；离体子宫及其固定装置的模型；女性骨盆及盆底肌模型；子宫放大模型；男性和女性盆腔矢状切面模型。

【实验内容】

一、男性生殖系统

（一）男性生殖器概况

观察男性泌尿生殖系统及男性盆腔正中矢状切面的标本、模型。

先整体观察，睾丸位于阴囊内，每侧各有一个，扁椭圆形，呈矢状位，分前后缘、上下端、内外侧面,紧贴其后上端的是附睾,附睾尾部有一条细长的管,穿经腹股沟管进入盆腔,连至膀胱底的后面,这就是输精管。输精管的末端膨大为输精管壶腹。在其外侧,有一表面凹凸不平的精囊,其外形比输精管壶腹稍大。在膀胱颈的下方,有一栗子状的腺体,即前列腺,有尿道穿过其中。在盆腔正中矢状切面上,可见一斜穿前列腺的细小射精管,开口于尿道的前列腺部。前列腺的后面紧邻直肠,临床上可通过直肠指检,触及前列腺。尿道球腺呈豌豆样大小,左右各一,位于尿生殖膈内,其排泄管开口于尿道球。

(二)男性生殖器

1. **阴囊**　位于阴茎的后下方。在切开阴囊壁的标本上观察,可见阴囊的皮肤很薄,成人生有少量阴毛。皮肤的深面为肉膜,是阴囊的浅筋膜,缺乏脂肪组织,含有平滑肌纤维,故在活体时,能随外界温度的变化而舒缩。肉膜在正中线向深部发出阴囊中隔,将阴囊腔分隔为左右两部,分别容纳两侧的睾丸与附睾。观察阴囊壁层次,肉膜的深面各层由包被精索的各层被膜依次延续而来,由浅到深为:精索外筋膜,由腹外斜肌腱膜延续而来;提睾肌,来自腹内斜肌和腹横肌;精索内筋膜,是腹横筋膜的延续;睾丸鞘膜,两层,紧贴精索内筋膜的一层为壁层,包被睾丸和附睾表面的是脏层,两层在睾丸后缘处反折移行成一密闭腔隙称鞘膜腔。

2. **睾丸**　在分离的标本上观察睾丸的形态,可见其表面光滑,肉眼观察纵行切开的睾丸,可见表层较厚的为睾丸白膜。白膜在睾丸后缘增厚并凸入睾丸内,形成睾丸纵隔,可观察到结缔组织将睾丸实质分隔为许多锥体形的睾丸小叶。睾丸小叶里容纳的是精曲小管。

3. **附睾**　上端膨大为附睾头,贴附于睾丸上端。中部扁圆为附睾体,连于睾丸后缘。下端变细为附睾尾,附睾尾向内上弯曲移行为输精管。

4. **输精管与射精管**　输精管是附睾尾的直接延续,其管壁厚,肌层发达,用手触摸时呈圆索状,有一定的坚实感。其按行程可分为4部:睾丸部,自附睾尾端,沿附睾内侧上行至睾丸上端;精索部,介于睾丸上端至腹股沟管浅环之间,此部位置表浅,在活体易于触知,是输精管结扎的良好部位;腹股沟管部,位于腹股沟管的精索内;盆部,是输精管最长的一段,自腹股沟管深环出来后,向下沿盆侧壁行至膀胱底的后面,在此两侧输精管接近并扩大成输精管壶腹。壶腹的末端又变细,与精囊腺的排泄管汇合成射精管。射精管长2cm,细小不易观察,它向前下方斜穿前列腺实质,开口于尿道的前列腺部。

5. **精索**　为一对柔软的圆索状结构,自腹股沟管的腹环延至睾丸的上端。当切开精索表面的被膜后,细心找出输精管,它位于精索的后内侧。除输精管外,精索内还有动脉、静脉丛、神经和淋巴管等结构。

6. **前列腺、精囊腺与尿道球腺**　在男性盆腔正中矢状切面模型上,可见前列腺位于膀胱颈与尿生殖膈之间,尿道穿过前列腺,形成尿道的前列腺部。在离体的男性生殖器标本上,前列腺像栗子样大小,质地坚实,其上端宽大为前列腺底,下端细小为前列腺尖,底与尖之间为前列腺体。体的后面正中有一纵行的浅沟,为前列腺沟。在膀胱底的后面,输精管壶腹的外侧,有一表面凹凸不平的囊状器官,这就是精囊腺。其排泄管向下与同侧的输精管末端汇合成射精管。

尿道球腺呈豌豆样大小,左右各一,埋藏于尿生殖膈的组织内,可在男性生殖泌尿系统模型上了解。其排泄管细长,开口于尿道球部。

7. **阴茎**　观察尸体上的阴茎,前端为阴茎头,也叫龟头,其尖端处有一矢状位的尿道外口,头后端缩细的部分叫冠状沟,包在冠状沟和龟头外面的皮肤皱襞叫包皮,在腹侧连于包皮与尿道外口之间的皮肤皱襞叫包皮系带。临床进行包皮环切术时,应注意避免损伤包皮系带。阴茎中部呈圆柱状的为阴茎体。

在阴茎横切标本上,可见阴茎由三个海绵体构成。上方两个叫阴茎海绵体,下方一个叫尿道海绵体,尿道海绵体中央有尿道穿过。每个海绵体的外面都被有一层白膜,三个海绵体的外面又共同包有阴茎深、浅筋膜和皮肤。剖开阴茎腹侧和阴囊皮肤及皮下各层结构,顺海绵体向后观察,可见尿道海绵体后端膨大称球海绵体,两侧阴茎海绵体附着在耻骨下支和坐骨支上。

8. 男性尿道　　在男性盆腔正中矢状切面标本及模型上观察,男性尿道全长约 16～22cm,起自膀胱的尿道内口,向下穿经前列腺、尿生殖膈和阴茎海绵体,终于尿道外口。因此,男性尿道由内向外分为前列腺部、膜部(即穿尿生殖膈段)和海绵体部。

观察男性尿道全长有三处狭窄:尿道内口、膜部和尿道外口;三处扩大:尿道前列腺部、尿道球部和尿道舟状窝;两个弯曲:一个为耻骨下弯,位于耻骨联合后下方,形成凹向上的弯曲,此弯曲固定,另一个为耻骨前弯,位于耻骨联合的前下方,凹向下方,此弯曲当将阴茎上提时可变直。

二、女性生殖系统

(一) 女性内生殖器

1. 卵巢　　尸体上观察女性内生殖器。首先在盆腔侧壁髂内、外动脉起始部的夹角内(卵巢窝)可见扁椭圆形质地较坚韧的卵巢,表面凹凸不平有瘢痕(未排卵者表面光滑)。卵巢成矢状位,内侧面朝向盆腔,外侧面与盆腔侧壁相贴。上端称为输卵管端,和输卵管相接触;下端称为子宫端,借卵巢固有韧带与子宫相连。前缘称为卵巢系膜缘,借卵巢系膜与子宫阔韧带相连,其中部为卵巢门,是卵巢动、静脉,淋巴管和神经等出入之处;后缘称为游离缘。牵拉输卵管带动卵巢,可见卵巢系膜是连在卵巢前缘与子宫阔韧带之间的腹膜皱襞,内有出入卵巢门的结构;自骨盆入口、髂总动脉分叉处向下连于卵巢上端之间有一腹膜皱襞称卵巢悬韧带,内含卵巢血管、淋巴管、神经丛、结缔组织和平滑肌等;自卵巢下端,经子宫阔韧带两层之间连至子宫角的后下方的条索状韧带为卵巢固有韧带。

2. 输卵管　　继续在尸体标本上观察女性内生殖器。在子宫阔韧带的上缘、子宫与卵巢之间可见一管状器官即为输卵管,其内侧端的开口在子宫角内面,称输卵管子宫口,外侧端的开口在腹腔,称输卵管腹腔口。输卵管由内侧向外侧分为四部:由输卵管子宫口向外穿行子宫壁至子宫角的一段为输卵管子宫部;向外延续较短而细的一段为输卵管峡部;自卵巢下端经卵巢系膜缘向外上行至卵巢上端的管径较粗的一段为输卵管壶腹部;输卵管外侧端呈漏斗状为输卵管漏斗部,其末端周缘的指状突起称为输卵管伞。

3. 子宫　　在尸体标本及游离的完整子宫、女性盆腔正中矢状切面标本、模型上观察,位于盆腔中央、膀胱与直肠之间的肌性管状器官为子宫。成年人子宫呈前后略扁的倒置梨形,子宫上端向上突出的宽而圆隆的部分是子宫底,子宫底的外侧端与输卵管结合处称子宫角,子宫下端狭细呈圆柱形的部分为子宫颈,子宫底与子宫颈之间的大部分呈上宽下窄形称子宫体,子宫颈与子宫体相互移行的部分较细,称子宫峡(标本上不明显),子宫颈的下段突入阴道内的部分称子宫颈阴道部,其上段位于阴道以上,称子宫颈阴道上部。

成人子宫的正常姿势呈前倾前屈位。子宫前倾是指子宫颈长轴与阴道长轴之间向前开放的角,稍大于 $90°$;子宫前屈是指子宫体的长轴与子宫颈的长轴之间形成的一个向前开放的夹角约为 $170°$。子宫底位于骨盆入口平面以下,朝向前上方;子宫颈朝向后下方,其下端在坐骨棘平面的稍上方续接阴道。

在子宫冠状切面标本或模型上观察子宫内腔。子宫内腔可分为上、下两部分,子宫体内的腔称子宫腔,呈底朝上的扁三角形,底的两侧借输卵管子宫口与输卵管相通,尖向下延续为子宫颈管。子宫颈管是子宫颈内空腔,呈梭形,其下口称子宫口,通阴道。

在腹膜完整的女性盆腔标本或模型上观察子宫与腹膜的关系及子宫的韧带。子宫属于腹膜间位器官,除子宫两侧壁、子宫颈阴道上部的前壁和子宫颈阴道部无腹膜覆盖外,其余部分均被腹膜覆盖。膀胱上面的腹膜向后约在子宫峡水平转折到子宫体的前面,两者间形成膀胱子宫陷凹。子宫体后面的腹膜向下延伸至子宫颈阴道上部,在阴道穹后部上面转折至直肠中段前面,形成直肠子宫陷凹,它是女性腹膜腔的最低处,与阴道穹后部仅隔阴道壁和腹膜壁层。

在离体的女性内生殖器标本和女性盆腔标本或模型上观察子宫的韧带。子宫阔韧带:是覆盖子宫前后面的腹膜自子宫侧缘向两侧延伸的双层腹膜皱襞,向外、向下分别至盆腔侧壁和盆底,与盆壁腹膜相续。子宫阔韧带可分为三部分:位于输卵管与卵巢系膜、卵巢固有韧带之间的双层腹膜皱襞称输卵管系膜部,内含至输卵管的血管、神经和淋巴管等;从卵巢前缘至子宫阔韧带之间的双层腹膜皱襞称卵巢系膜部,内含至卵巢的血管、神经和淋巴管等;子宫阔韧带的其余部分则称子宫系膜部,内含至子宫的血管、神经、淋巴管以及子宫圆韧带、子宫主韧带等;子宫圆韧带:呈圆索状,起于子宫角的前下方,在子宫阔韧带前层的覆盖下弓形行向前外侧,穿过腹股沟管,终止于阴阜和大阴唇前端的皮下,由结缔组织和平滑肌构成。子宫主韧带:位于子宫阔韧带的基底部、子宫颈阴道上部及阴道穹侧部壁与盆腔侧壁之间,由结缔组织和平滑肌构成。骶子宫韧带:从子宫颈后面的上外侧,向后绕过直肠两侧,附于第 2、3 骶椎前筋膜,由结缔组织和平滑肌构成,其表面覆盖的腹膜形成弧形的直肠子宫襞。

4. **阴道**　在盆腔中央、子宫下方、尿道与肛管之间找到一扁的肌性管道即是阴道。阴道壁由黏膜、肌层和外膜组成,其前壁较短,后壁较长,平时前、后壁相贴,呈塌陷状态。阴道下部穿尿生殖膈,以阴道口开口于阴道前庭的后部。处女的阴道口周围的黏膜皱襞,称为处女膜。处女膜破裂后所残留的黏膜痕迹称处女膜痕。阴道上端宽阔,包绕子宫颈阴道部,两者之间形成的环形间隙称为阴道穹,可分为前、后部和左、右侧部。其中阴道后穹窿位置最深,并与直肠子宫陷凹相邻。

(二)女性外生殖器

在完整女性会阴部和会阴肌肉标本和模型上观察女性外阴。

1. **阴阜**　阴阜为耻骨联合前面的皮肤隆起,呈三角形,富有皮下脂肪。性成熟期后皮肤生有阴毛。

2. **大阴唇**　为一对纵长隆起的皮肤皱襞。左、右大阴唇的前端互相连合,称为唇前连合;后端连合称唇后连合。

3. **小阴唇**　小阴唇是位于大阴唇内侧的一对纵行的皮肤皱襞,较薄,表面光滑无毛。左、右小阴唇后端互相连接,称为阴唇系带;每侧小阴唇的前端各形成内、外侧襞。左、右外侧襞在阴蒂背面相连成为阴蒂包皮;左、右内侧襞附于阴蒂头下面,称为阴蒂系带。

4. **阴道前庭**　阴道前庭为左、右小阴唇之间的裂隙,主要有四个开口:

尿道外口:位于阴道前庭的前部;

阴道口:位于阴道前庭的后部;

左、右前庭大腺管的开口:位于阴道口的后外侧。

5. **阴蒂**　阴蒂由两个阴蒂海绵体组成,分为三部:

阴蒂脚:附于耻骨下支和坐骨支;

阴蒂体:由阴蒂脚在中线与对侧结合而成,背面有阴蒂包皮覆盖;

阴蒂头:为阴蒂体的游离末端。

6. **前庭球**　前庭球由海绵体构成,分为三部:

左、右外侧部:分别位于左、右大阴唇的皮下,较大;

中间部:位于尿道外口与阴蒂体之间的皮下,较小。

7. **前庭大腺**　前庭大腺(又称巴氏腺)位于阴道口的两侧、前庭球的后端,似豌豆大小。其导管开口于阴道前庭后部、阴道口的后外侧。

三、女性乳房

在女性乳房、乳腺的标本和模型上观察,乳房位于胸前壁的浅筋膜内。成年乳房上至第2～3肋,下至第6～7肋,内侧至胸骨旁线,外侧可达腋中线,乳头平第4肋间隙或第5肋。

成年女性未产妇的乳房为半球形。乳房中央有乳头,其顶端有输乳孔。乳头周围的色素皮肤区称为乳晕,其表面的小隆起深面有乳晕腺。

乳房由皮肤、纤维组织、脂肪组织和乳腺等构成。乳腺由15～20个乳腺叶构成,每个乳腺叶又可分为若干个乳腺小叶,各乳腺小叶的排泄管在乳腺叶内汇成一条总排泄管,称为输乳管,行向乳头,在近乳头处扩大成为输乳管窦,其末端变细,开口于输乳孔。乳腺叶及乳腺小叶之间被脂肪组织和致密结缔组织分隔。乳腺周围的纤维束连于深面的胸筋膜或浅面的皮肤,此纤维束称为乳房悬韧带。

四、会阴

在男性和女性盆腔正中矢状切面标本和女性骨盆及盆底肌模型上观察,封闭小骨盆下口的全部软组织即为会阴。以两侧坐骨结节连线为界可将会阴分为前方的尿生殖三角、后方的肛门三角。在肛门前方有由纤维性和肌性组织构成的会阴中心腱,为会阴部部分肌肉的止点。

1. **肛门三角**　由肛门外括约肌和肛提肌封闭:肛门外括约肌位于皮下,起自尾骨尖,围绕肛管下段止于会阴中心腱,分为3部,即皮下部、浅部、深部。肛提肌附于骨盆内面。

坐骨直肠窝:为一楔形间隙,内侧壁为肛门外括约肌和肛提肌;外侧壁为坐骨结节,闭孔内肌;前界为会阴浅横肌;后界为臀大肌下缘。

2. **尿生殖三角**　分为浅、深两层。会阴浅隙:为会阴浅筋膜的深层(柯勒氏筋膜)和尿生殖膈下筋之间的间隙。在男性,其内有会阴浅横肌、球海绵体肌、坐骨海绵体肌、会阴动脉和神经。在女性,其内有前庭球、前庭大腺、会阴深隙:为尿生殖膈上、下筋膜间的间隙。其内有会阴深横肌、尿道(膜部)括约肌。

【临床联系】

一、男性输精管结扎术

有人把男性结扎比作在输精管上"扎个蝴蝶结",这多少有点形象。具体说来,就是在双侧阴囊上方皮肤局部麻醉后,切开 0.5cm 的切口,找出输精管,并在输精管上相距 0.5cm 处各绑一个结,再将中间的输精管剪断,止血后将伤口缝合。术后休息一小时即可回家,两天后即可照常工作。输精管结扎只阻止了精子的排出,并不影响性激素的分泌,因而达到节育而又不会影响男性性征和夫妻生活。

二、女性输卵管结扎术

将输卵管切断或夹闭,阻止精子与卵子相遇而阻止授精。比较新的是采用"女性子宫角封闭法结扎术"的手术,是采用内窥镜,从阴道进入子宫,用电烧、激光等方式将子宫左右两边与输卵管连接的子宫角内膜切除,使子宫与输卵管间的通道纤维化。手术过程仅需 20 分钟。同输精管结扎术一样,输卵管结扎术不会影响性激素的分泌,不影响女性性征和正常夫妻生活。

三、导尿术

各种原因引起的排尿障碍(如前列腺肥大)可能需要导尿,有的手术要求导尿。导尿术就是人工从尿道外口插入导管进入膀胱,导出尿液。女性因尿道短直,导尿较容易。男性尿道长而弯曲,导尿难度较大。男性导尿时,需要将阴茎向上拉直,消除耻骨前弯曲,当导尿管插入到耻骨下水平时,再将阴茎拉向前,以减小耻骨下弯度,导尿管顺耻骨下弯进入。

【病例分析】

第一幕

李女士,40 岁,是某公司的一位高级主管,平时工作繁忙,压力也比较大,但都能应付得很好。只是一直和丈夫的关系不和睦,因经常不能照顾小孩和家庭,其丈夫对她颇有意见。李女士回到家中心情就会很郁闷,有时还会影响工作情绪。由于工作忙碌,又经常出差,李女士很少顾及身体健康。6 个月前,发现左侧乳房有一个无痛性肿块,偶有乳头溢液,以为是乳腺增生就没太在意。近期发现乳房肿块,且增大明显,边界不清,活动度差,乳头溢液频繁;乳房皮肤呈橘皮样改变,乳头回缩,同侧腋窝淋巴结肿大。开始紧张、害怕,随即到医院进行了检查。

学习目标:

1. 乳房的位置及内部结构。

2. 乳腺癌的解剖学定位。

参考问题:

1. 乳房的位置及结构特点。

2. 患者可能患的是什么疾病?诊断依据是什么?

3. 乳腺癌的发病原因有哪些?并结合患者的情况分析可能导致其患病的原因。

4. 为何会引起乳房皮肤呈橘皮样改变?乳头回缩的症状有哪些?

第二幕

医生对李女士进行了体格检查,建议其做 B 超检查、肿瘤标志物检查和活体组织检查。李女士很紧张,问医生自己得的是什么病。医生安慰她说不要担心,等待结果出来后再安排。但是李女士很害怕自己得了很严重的病,一直追问医生,使医生很为难,怕告诉她之后她无法接受。医生再三鼓励李女士,告诉她即便是最坏的结果,现在的医疗技术和方法比较成熟,最主要的是自己要乐观面对,要有战胜病魔的勇气。当李女士拖着沉重的脚步回到家,看到丈夫,就大哭起来,并诉说了自己的病情,使其丈夫放下之前与妻子的隔阂,开始安慰她,并支持她进行进一步检查,以得到及时的治疗。

学习目标:

1. 医患关系。

2. 对患者的关怀和支持。

参考问题:

1. 要确诊是否是乳腺癌需要做哪些检查? 如何诊断是否有转移?

2. 对于患有重大疾病的患者,我们医生应给予什么样正面的引导和支持,以帮助患者建立起恢复健康的信心?

3. 家人的支持对患者有直接的帮助,患者的家庭在面对癌症的情况下,给予支持是很重要的,请思考并讨论一下家庭的责任。

第三幕

经过检查,确诊为 3A 期乳腺癌,需要进行手术和放疗、化疗。在丈夫的鼓励下,李女士决定勇敢面对,并接受医生的建议进行治疗。手术很成功,并且在治疗过程中,李女士得到丈夫的悉心照顾,病情有了好转,之后出院。

学习目标:

乳腺手术的解剖学基础。

参考问题:

1. 试从解剖学角度分析乳腺癌手术的方式。

2. 乳腺癌的分期是如何划分的?

3. 乳腺癌愈后需要注意些什么?

【问题思考】

一、试从解剖学角度分析以下问题:

1. 男性导尿操作时要注意哪些问题?

2. 某男,65 岁,诉说 2 年来排尿是要等一会才可排出,尿流逐渐变细,近几个月小便时尿流时有间断,且夜尿次数增加。医生诊断为前列腺肥大。问:前列腺肥大为什么会影响排尿? 前列腺可以从何处触诊? 触及何征象可判断其肥大? 前列腺切除时你认为要不要打开腹膜腔?

二、根据图片写出箭头所指结构的中英文名称。

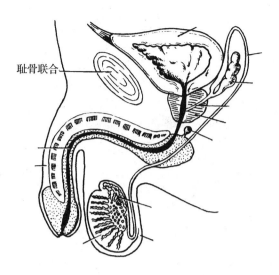

耻骨联合

图 7-1　男性生殖系统模式图

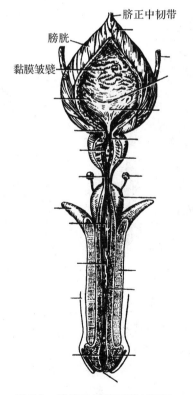

脐正中韧带

膀胱

黏膜皱襞

图 7-2　膀胱和男性尿道(前面)

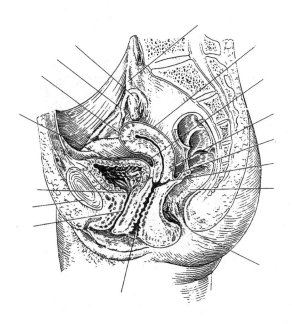

图 7-3　女性盆腔(正中矢状切面)

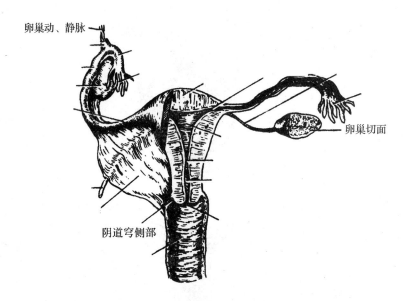

图 7-4　女性内生殖器(前面)

（赵　丹　郭　宇）

实验项目八　腹膜与腹膜腔的观察

【学习目标】

1. 掌握腹膜和腹膜腔的概念,了解腹膜与腹、盆腔脏器的关系。
2. 掌握小网膜的位置与分部,大网膜的位置与构成,网膜囊和网膜孔的位置。
3. 了解各系膜的名称、位置和附着,了解肝、脾和胃的韧带名称和位置。
4. 掌握腹膜陷凹的名称和位置,了解腹膜皱襞和隐窝。

【重点】

1. 腹膜和腹膜腔的概念。
2. 腹膜陷凹的名称和位置。

【难点】

网膜囊和网膜孔的位置、毗邻。

【实验准备】

1. **影像资料**　消化系统解剖 VCD——腹膜。
2. **标本**　显示腹、盆腔脏器及腹膜的标本。
3. **模型**　腹部(显示腹膜构成及与脏器的关系)、躯干矢状切面和水平切面的模型;腹膜与内脏器官模型。

【实验内容】

一、腹膜

在模型上观察腹膜的构成。腹膜分壁层腹膜和脏层腹膜。壁层腹膜贴覆在腹、盆壁的内层。由壁层腹膜返折并覆盖腹盆腔脏器形成脏层腹膜。在打开腹前壁的标本上,辨认壁层腹膜和脏层腹膜,可见壁层腹膜薄而光滑,呈半透明状。在正中矢状位的模型上观察壁、脏两层的移行情况。

二、腹膜形成的结构

1. **大网膜**　首先在正中矢状面示腹膜移行的模型上观察,大网膜由胃的前、后两壁的脏层腹膜在骨大弯处合并下行,贴于横结肠前壁,此部分称为胃结肠韧带,继续下行,垂于空、回肠前面,返折后包绕横结肠。在示腹膜的模型上,见大网膜形似围裙覆盖于空、回肠和横结肠前方,其左缘与胃脾韧带相连续,右缘游离。

2. **小网膜**　是自肝门向下移行至胃小弯和十二指肠上部的双层腹膜结构。其左侧部从肝门至胃小弯部分称肝胃韧带,其右侧连接肝门与十二指肠上部间的部分称肝十二指肠韧带。在打开腹前壁的标本上观察,肝十二指肠韧带右侧缘内走行有出入肝的重要管道,即右前方的胆总管、左前方的肝固有动脉和两者后方的门静脉。小网膜右侧为游离缘,其后方为网膜孔。

网膜囊:在正中矢状切面示腹膜移行的模型上观察,在小网膜和胃后方的扁窄间隙即为网膜囊,又称小腹膜腔。其上壁为肝尾状叶及膈;其前壁由上向下依次为小网膜、胃后壁腹膜和大网膜前叶;下壁为大网膜的前、后叶返折部;后壁由下向上依次为大网膜后叶,横结肠及其系膜,以及覆盖胰、左肾、左肾上腺等处的腹膜。在打开腹前壁的标本上,将手伸入胃的后壁,探查其侧壁为脾胃韧带和脾肾韧带;网膜囊右侧借网膜孔与腹膜腔其余部分相通。

网膜孔:在打开腹前壁的标本上,将左手食指从右向左伸入肝十二指肠韧带之后方,探查网膜孔,辨识其边界:食指指背触及的即为下腔静脉,为网膜孔后界,食指和拇指所夹住的结构为肝十二指肠韧带,食指指腹触及的结构为门静脉;上界为肝尾叶,下界为十二指肠上部。

3. **系膜**　在打开腹前壁的标本上观察。

小肠系膜:是将空、回肠连于腹后壁的双层腹膜结构,呈扇形,较长,其附着于腹后壁的部分称为肠系膜根。肠系膜根长约15cm,自第2腰椎左侧起,斜向右下跨过脊柱及其前方结构,止于右骶髂关节前方。

阑尾系膜:呈三角形,将阑尾连于肠系膜下方,阑尾的血管、淋巴管、神经走行于系膜的游离缘内。

横结肠系膜:是将横结肠连于腹后壁的横位腹膜结构,其根部自结肠右曲起始,向左跨右肾中部、十二指肠降部、胰头等器官前方,直至结肠左曲。

乙状结肠系膜:是将乙状结肠固定于左下腹部的双层腹膜结构,较长,其根部附着于左髂窝和骨盆左后壁。

4. **韧带**　在打开腹前壁的标本上观察。

镰状韧带:在打开腹前壁的标本上,拉肝脏向下,见膈面和膈之间的双层腹膜结构呈镰刀状,在前正线右侧,其前部沿腹前壁上份向下连于脐,游离缘的下缘肥厚,内含肝圆韧带。

冠状韧带:手伸入肝和膈之间可探查到冠状韧带,呈前、后两层,由膈下及肝上的腹膜移行而成,前层向前与镰状韧带相续,前、后两层间相隔较远处的肝表面未被腹膜覆盖的区域称为肝裸区。冠状韧带左、右两端,前、后两层彼此粘合增厚,形成左、右三角韧带。

脾的韧带:胃脾韧带连于胃底和脾门之间,为双层腹膜结构,向下与大网膜左侧部连续,韧带内含有胃短血管、胃网膜左血管起始段及脾和胰的淋巴管、淋巴结等。脾肾韧带是自脾门至左肾前面的双层腹膜结构,韧带内含胰尾及脾血管、淋巴管、神经丛等。膈脾韧带是脾肾韧带向上连于膈下面的结构,由膈与脾之间的腹膜构成。

三、腹膜腔

为脏层腹膜与壁层腹膜互相延续、移行,共同围成不规则的潜在性腔隙。男性腹膜腔为一封闭的腔隙;女性腹膜腔则通过输卵管腹腔口经输卵管、子宫、阴道与外界相通。在脏器与腹壁之间、脏器与脏器之间形成间隙、沟、窦、陷凹等结构。

在打开腹前壁的标本上,将手伸入肝与膈之间,探查肝上间隙;将肝脏向上翻,胃拉向下,观察肝与胃、小网膜之间的间隙,为左肝下前间隙;将手伸向右肝脏面和结肠右曲之间,探查右肝下间隙；将空、回肠翻向左侧，暴露小肠系膜根部和升结肠，观察肠系膜右窦和右结肠旁沟；将空、回肠翻向右侧，暴露小肠系膜根部和降结肠，观察肠系膜左窦和左结肠旁沟；将手伸入膀胱和直肠之间（男），探查膀胱直肠陷凹，陷凹底距肛门约 7.5cm；将手伸入膀胱子宫之间，子宫和直肠之间，探查膀胱子宫陷凹和直肠子宫陷凹（女），直肠子宫陷凹也称 Douglas 腔，较深，与阴道后穹间仅隔以薄的阴道壁，凹底距肛门约 3.5cm。

四、腹膜皱襞、隐窝和陷凹

腹前壁内面正中为脐正中襞，位于脐与膀胱尖之间，内含脐尿管闭锁后形成的脐正中韧带。脐内侧襞：一对，位于脐正中襞两侧，内含脐动脉闭锁后形成的脐内侧韧带。脐外侧襞：一对，分别位于左、右脐内侧襞的外侧，内含腹壁下动脉。在腹股沟韧带上方，上述皱襞之间形成三对浅凹，由中线向外侧依次为膀胱上窝、腹股沟内侧窝和腹股沟外侧窝，后两窝分别与腹股沟管皮下环及腹股沟管腹环位置相对应。

五、腹膜与腹盆腔脏器的关系

在打开腹前壁的标本上会发现胃、十二指肠上部、空肠、回肠、盲肠、阑尾、横结肠、乙状结肠、脾、卵巢、输卵管等器官表面光滑，均有较长的系膜或韧带连于腹后壁，活动度大，为腹膜内位器官。

肝、胆囊、升结肠、降结肠、直肠上段、子宫、膀胱等器官部分或大部分表面光滑，活动度小，但不需破坏腹膜亦可见到，为腹膜间位器官。

肾、肾上腺、输尿管、胰、十二指肠降部和下部、直肠中下部均位于腹后壁的腹膜后，需要推开壁层腹膜才可将其暴露，此类器官为腹膜后（外）位器官。

【临床联系】

一、急性腹膜炎

多为继发性腹膜炎。最常见的是消化道穿孔，若整个腹腔被累及，则疼痛呈弥漫性，全腹压痛、反跳痛和肌紧张，并伴有呕吐及高热、肠蠕动消失等体征。腹膜炎的临床表现取决于感染的致病力和程度，在以往身体状况良好的患者中，若病变被内脏或网膜所限制，突然发作的腹痛是局限性的。腹膜本身能抵御感染，治疗后可痊愈。

二、腹膜腔积液

正常状态下腹膜腔仅含少量浆液（仅可湿润腹膜），起润滑作用。如果腹膜腔出现过多液体，则为腹膜腔积液。少量积液仅积聚在膀胱直肠陷凹或直肠子宫陷凹（女），大量积液会漫及全腹。积液可随体位改变而流动至体位较低的部位，因而在腹部叩诊时形成移动性浊音。积液可以是炎性的，多为继发性感染所致，如胃肠穿孔；也可以是渗出性的，如肝硬化、门静脉高压引起的腹水。腹膜腔穿刺抽液检查可鉴别积液的性质。穿刺时多采用半坐侧卧体位，从右下腹壁进针，女性病人可采用阴道后穹穿刺。

【病例分析】

第一幕

患者女，39 岁，和朋友一起吃饭后突然出现上腹部撕裂性疼痛，恶心、呕吐，上腹部绞痛并向腰部放射，疼痛阵发性加重，弯腰或前倾位时可使腹痛减轻。逐渐出现右下腹疼痛，来诊。

学习目标：

1. 腹膜和腹膜腔解剖。

2. 腹部器官定位解剖。

参考问题：

1. 腹部有哪些主要器官？

2. 这些症状出现的可能原因有哪些？

3. 提出每种原因引起症状的解剖学理论根据是什么？

第二幕

体格检查：T 36.8℃，P 98 次/min，BP 130/90mmHg。

患者有右下腹压痛、反跳痛，腹肌硬，呈板状腹。肝脾未扪及，胆囊区无压痛，墨菲氏症（一）。

参考问题：

1. 为什么会出现板状腹？

2. 腹膜和腹膜腔是什么？

3. 接下来要做哪些检查？

4. 腹膜腔穿刺术在什么部位进行？理论根据是什么？

第三幕

化验白细胞增高，腹部透视膈下可见游离气体，腹膜腔穿刺抽液为食物的残渣。临床诊断为胃穿孔，行手术治疗后康复出院。

参考问题：

1. 诊断为胃穿孔的依据是什么？

2. 举例说明腹膜与脏器的包被关系。

3. 胃穿孔后，胃内容物除了流进腹膜腔外，还可能流进什么结构？那时患者会出现什么症状？怎样进行检查？

【问题思考】

一、试从解剖学角度分析以下问题：

1. 试述女性盆腔内腹膜形成的陷凹及其临床意义。

2. 查查资料，归纳大网膜的生理作用及临床应用。

二、根据图片写出箭头所指结构的中英文名称。

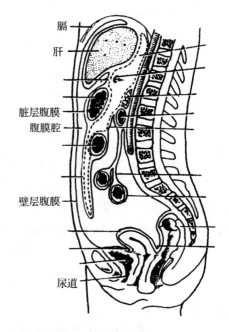

图 8-1　腹膜腔（矢状切面）

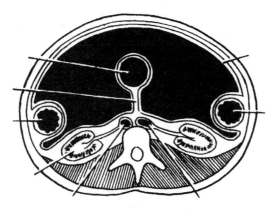

图 8-2 腹膜与脏器关系示意图（水平切面）

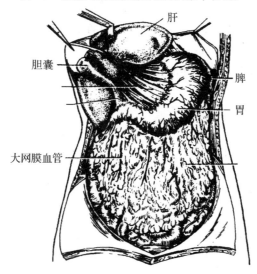

图 8-3 网膜

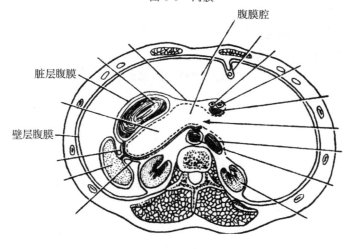

图 8-4 网膜囊与网膜孔

（赵久红 郭 宇）

实验项目九　心的观察

【学习目标】

1. 掌握脉管系统的组成,体循环、肺循环的概念、路径和功能。
2. 掌握心的位置、外形,各心腔的形态结构,心瓣膜的临床意义;熟悉心壁的构造。
3. 了解心的纤维支架,掌握房、室间隔的结构特点和临床意义。
4. 掌握心传导系统的构成和功能,各结构的位置。
5. 掌握左、右冠状动脉的起始、重要分支、分布,熟悉冠状窦的位置及主要属支。
6. 掌握心包的构成,心包腔各部的位置及临床意义。
7. 了解心的神经支配。

【重点】

1. 心脏位置、外形及内部结构。
2. 心的纤维支架。

【难点】

心传导系统及心的纤维支架。

【实验准备】

1. **影像资料**　心血管系统解剖。
2. **标本**　打开胸前壁的完整尸体;离体心(包括完整的和显露各腔的);标记有传导系的牛心瓶装标本;离体肺、心脏;新鲜猪心。
3. **模型**　示心血管组成模型;心脏及塑料心脏瓣膜模型;心脏传导系统模型;心血管供给的模型;全身骨骼伴神经血管模型(示大血管干的行程及其一级、二级、三级分支)。

【实验内容】

一、总论

在示心血管组成模型上观察,脉管系统由心血管系统和淋巴系统组成,心血管系统由心、动脉、毛细血管和静脉组成。

二、心脏

(一)心脏的位置、毗邻和外形

1. **位置**　在打开胸前壁的完整尸体标本及模型上观察,可见外面裹以心包,心斜向位于中纵隔内,居两肺之间,膈之上,约2/3位于身体正中线的左侧,1/3位于正中线的右侧。

2. 毗邻　　在胸腔解剖标本和纵隔模型上观察，心脏前方邻胸骨体和第 2～6 肋软骨，后方平对第 5～8 胸椎，两侧是肺和胸膜，上方连出入心的大血管，下贴膈。掀开心包的前份，可见心似倒置的圆锥体，心尖朝向左前下方，心底朝向右后上方，心的长轴自右上方斜向左下方，约与正中矢状面成 45°角。

3. 外形　　在离体心脏标本及心脏模型上观察，辨认心的一尖一底两面三缘四沟。

心尖：由左心室构成，圆钝，游离，朝左前下方，与左胸前壁接近，在左锁骨中线与左侧第 5 肋间隙交点内侧 1～2cm 处为心尖体表投影，活体在此处可见或扪及心尖搏动。

心底：由左心房和部分右心房构成，较宽，朝向右后上方，有出入心的大血管相连。

胸肋面（前面）：由右心房、室和左心耳及部分左心室构成，朝向前上方，在胸骨体和肋软骨的后方。在打开胸前壁的完整尸体标本及模型上，该面隔心包大部分被肺和胸膜覆盖，小部分与胸骨体下部和左侧第 4～6 肋软骨相贴，心内注射常在左胸骨旁第 4 肋间隙进针。

膈面（下面）：贴附在膈上，几呈水平位，2/3 由左心室，1/3 由右心室构成。

右缘：圆钝而近垂直，由右心房构成。左缘：钝，斜向左下，大部分由左心室，小部分由左心耳构成。下缘：近水平，由右心室和心尖构成。左缘和下缘在心尖处相接。

冠状沟（房室沟）：几乎绕心一周，几呈冠状位，为右上心房和左下心室在表面的分界标志，在心的胸肋面被肺动脉基部中断。肺动脉基部右份可见一沟，向右下方追踪至下缘，再将心掀起，可见此沟行于心底与膈面交界处，然后向左上行，绕到左缘的上端，向上向前到前面肺动脉基部左份。

前室间沟：在胸肋面自肺动脉基部左份由冠状沟向下达心尖右侧，为左、右心室在胸肋面上的分界标志。

后室间沟：在膈面，自冠状沟向下达心尖右侧，为左、右心室在膈面上的分界标志。前、后室间沟在心尖右侧汇合处稍凹陷称心尖切迹。上述三沟在心外膜完整的标本上，有心的营养血管和脂肪组织填充；在剥去心外膜和清除脂肪组织的心脏标本上，心血管行走之处有浅沟。

房间沟：心底部，右心房与右肺上、下静脉之间的浅沟，为左、右心房表面分界标志。

房室交点：房间沟、后室间沟与冠状沟的交界处。

心被心间隔分为右心房、右心室、左心房、左心室四部分。右心房在胸肋面冠状沟的右上方与右缘之间，其向左前方突出的部分形如耳状叫右心耳。在右心房的左侧占胸肋面大部分的区域即为右心室，几乎构成下缘的全部，其上部呈圆锥形名动脉圆锥，由此向左后上延伸的大血管叫肺动脉干。肺动脉干右侧有发自左心室的主动脉。冠状沟以前、后室间沟与左缘之间及左缘与前室间沟左侧之间的区域为左心室，它占膈面大部分和胸肋面小部分，构成心尖和几乎左缘的全部。在离体心的右后上方观察，可见左心房近似四边形，左、右两侧各有两个肺静脉开口，左心房向前突出的部分形如耳状叫左心耳。心底的大部分由左心房构成。右心房上方连上腔静脉，下方连下腔静脉，从上腔静脉前方至下腔静脉的一条不甚明显的纵行浅沟，为界沟。

（二）心腔

在新鲜猪心前壁沿冠状沟下方和前室间沟两侧切开心前壁，向两侧翻开，显示心室内腔，在心房两侧剪开心壁，显示心房内结构，在已切开的离体心标本和塑料心脏瓣膜模型上观察各心腔内的结构。

1. **右心房**　壁薄,在与外面的界沟相对处,有纵行的嵴状隆起称界嵴,分右心房为前、后两部,右心房前部称固有心房,为右心耳内腔,由界嵴向前发出许多平行的形如梳齿的肌隆起,叫梳状肌。右心房后部叫腔静脉窦,壁的内表面光滑,有三个入口:后上方为上腔静脉口;后下为下腔静脉口,前缘有下腔静脉瓣;下腔静脉口与右房室口之间为冠状窦口,下缘有一半月形的冠状窦瓣。右心房前下方是右房室口,此口通入右心室。房间隔右侧面中下部有一卵圆形凹陷为卵圆窝,此处薄弱,是房间隔缺损的好发部位。卵圆窝缘前上方由于主动脉窦推顶右心房后内侧壁而形成一隆起,称主动脉隆凸。

2. **右心室**　掀起右心室前壁,可见室壁较薄,3～5mm,仅及左心室的1/3。入口为右房室口,出口为肺动脉口,两口之间有一弓形肌隆起,称室上嵴,将右心室分为后下方的窦部(流入道)和漏斗部(流出道)。窦部(流入道):也叫固有心腔,从入口,即右房室口,延伸至右室心尖,室壁内面有交错排列的肌隆起称肉柱。肉柱间可见纤细的条索状连接称假腱索。室壁上的圆锥形肌隆起,尖端突向室腔称乳头肌。乳头肌分前、后、隔侧三群,各群数目不定。自乳头肌尖端有几条纤细索状结构连于右房室口周围的瓣膜游离缘上,这些细索状结构叫腱索,而这些瓣膜数目一般与乳头肌一致,即右房室口周围有前、后、隔三瓣。在去掉心房的标本上观察右房室口,可见此口由致密结缔组织构成的三尖瓣环围绕,环上附有三个近似三角形的质软而薄的瓣膜,称三尖瓣,一瓣在隔侧,靠近室间隔,两瓣在外侧,一前一后,按其位置分别叫前尖、后尖和隔侧尖。由前乳头肌根部至室间隔下部连有一柱状的肌束名节制索,有防止心脏过度扩张的作用,有心传导系的右束支和营养心脏的动脉分支通过,故心脏手术时勿伤此结构。在右心室流入道中,三尖瓣环、三尖瓣、腱索、乳头肌结构与功能密切相关,称三尖瓣复合体。它们正常工作保证心内血液单向流动,其中任何一部分损伤,将会导致血流动力学的改变。漏斗部(流出道):又称动脉圆锥,位于窦部左上方,为右心室室腔向左上延续的部分,室壁光滑无肉柱。出口,即肺动脉口,有三个半月形的肺动脉瓣,其游离缘中央有半月瓣小结。

3. **左心房**　将心翻转,在心底处找到左心房,掀开其后壁,可见其前部,即左心耳突向左前方,内面有梳状肌,为心外科最常见手术入路之一。后部又称左心房窦,壁光滑,后壁上有两对肺静脉口,通左、右肺上、下静脉,此处无瓣膜;前下方有出口,即左房室口,通向左心室。

4. **左心室**　掀开左心室前壁可见室壁较厚,8～12mm,为右室的三倍。室腔较长,呈圆锥形,尖向心尖,底有二口,位于左后方的为入口,即左房室口,位置较低;位于右前方的为出口,即主动脉口,较左房室口稍高。找到左房室口,可见其周围有由致密结缔组织构成的二尖瓣环,环上附有两个近似三角形的质软而薄的瓣膜,称二尖瓣,其中较大的一个在前,称为前瓣,较小的一个在后,称为后瓣。二尖瓣前瓣将左心室分为窦部(流入道)、主动脉前庭(流出道)两部分。窦部(流入道)其内表面也有肉柱和乳头肌,肉柱较右心室的细小,乳头肌借腱索与二尖瓣的尖端相连。二尖瓣环、二尖瓣、腱索、乳头肌结构与功能密切相关,称二尖瓣复合体,也是保证血液单向流动的装置。顺左心室后方往上追寻,可见主动脉前庭内壁光滑无肉柱,以主动脉口与升主动脉相通。主动脉口周围也有三个半月形的瓣膜,叫主动脉瓣,游离缘也有半月瓣小结。从升主动脉腔内观察,可见每个半月瓣与其相对的动脉壁之间有一小空隙,名主动脉窦,有冠状动脉开口。

（三）心脏的构造

在去掉心房的标本上观察。

心纤维性支架:位于左、右房室口的二尖瓣环和三尖瓣环,位于主动脉口和肺动脉口的主动脉瓣环和肺动脉环,二尖瓣环、三尖瓣环和主动脉后瓣环之间的右纤维三角,以及主动脉左瓣环与二尖瓣环之间的左纤维三角。

心壁:在离体心标本上观察位于心房与心室内面的心内膜,见其与大血管内膜相延续,可形成心瓣膜。心外膜,即浆膜性心包。在剥离心外膜的标本上观察,见心肌(心室肌)外层斜行、中层环行、内层纵行(形成肉柱、乳头肌)。

心间隔:在心脏的冠状切面标本上观察。

房间隔:两层心内膜间夹结缔组织和少量心肌组成,分隔左、右心房。房间隔是倾斜的,右心房在隔的右前方,左心房在隔的左后方。在右心房,下腔静脉入口左上方的房间隔,可见一椭圆形的浅凹,名卵圆窝,为房间隔最薄处。

室间隔:分隔左、右心室。室间隔的方向由左前斜向右后,且稍向右心室室腔突出。室间隔上方中部较薄,称为室间隔膜部,为间隔缺损的好发部位;下方由厚的肌肉构成,称为室间隔肌部。注意观察室间隔膜部左、右两侧的心腔。

（四）心脏的传导系

在标记有传导系的牛心瓶装标本和标记有传导系的心脏模型上观察,位于上腔静脉与右心房交界处心外膜深面的窦房结,位于房间隔冠状窦口的前上方(右心房 koch 三角)心内膜深面的房室结;由房室结发出,沿室间隔膜部后下缘前行,在室间隔肌部上方分出左、右束支的房室束;行于左、右侧心内膜深面的左、右束支;在心内膜下交织成网进入心肌的蒲肯野(Purkinje)氏纤维。

（五）心脏的血管

营养心的动脉为左、右冠状动脉,心壁的静脉血绝大部分经冠状窦回流入右心房。

在离体心脏标本和心血管供给模型上观察。

1. 右冠状动脉　在心的胸肋面、冠状沟的右侧,可见右冠状动脉起自主动脉右窦,经右心耳与肺动脉根部间入冠状沟右行,绕右缘转向膈面,至房室交点形成倒"U"字形弯曲分为两支。①后室间支循后室间沟前下行,走向心尖,分布两室后壁及室间隔后 1/3。②左室后支向左行,分布至左室隔壁。沿途还发出:③动脉圆锥支,左、右冠状动脉发出侧支通路形成 Vieussen 环。④右缘支,沿心下缘走行。⑤窦房结支,沿右心耳内面上行。⑥房室结支,90%自房室交点倒"U"字形顶端分出。右冠状动脉的分布范围:右半心、室间隔后 1/3、部分左室后壁、窦房结、房室结。

2. 左冠状动脉　发自主动脉左窦,经左心耳与肺动脉根部之间入冠状沟左行分支。出左心耳下方分为前室间支和旋支。前室间支循前室间沟前下行绕心尖切迹至后室间沟与右冠状动脉后室间支吻合,分布于左心室前壁、右心室部分前壁、室间隔前 2/3。旋支循冠状沟绕心的左缘向后行,分布心的膈面,仍可有以下分支:窦房结支(40%起于旋支,沿心耳内面上行)、圆锥支(由左、右冠状动脉发出并形成吻合)、左缘支(沿左缘下部走向心尖)、房室结支(仅占 8.41%)。左冠状动脉的分布范围:左半心、窦房结、房室结、室间隔前 2/3、部分右室前壁。

3. 静脉　心的静脉多与动脉伴行,经冠状窦汇入右心房。

心大静脉：在胸肋面起于心尖，在前室间沟内伴左冠状动脉的前室间支上行，斜向左上进入冠状沟，又伴左冠状动脉的旋支转向心的膈面，注入冠状窦。

心中静脉：在心的膈面，起于心尖，在后室间沟内伴右冠状动脉的后室间支上行，汇入冠状窦近右端处。

心小静脉：起于心的右缘，在冠状沟与右冠状动脉伴行，后行汇入冠状窦的右端。

冠状窦：在心的膈面，冠状沟与后室间沟相交处的冠状沟内，有一条粗短的静脉，即冠状窦。它汇集心大、心中、心小静脉的血液，开口于右心房。可于右心房的下腔静脉入口与右房室口之间，找到冠状窦口（试用探针插入验证通向冠状窦）。

心前静脉：起于右室前壁的三，四条小静脉，跨过冠状沟，直接注入右心房（不必细找）。

（六）心包

在未切开心包的心脏标本上观察，可见心的周围有一个纤维浆膜囊包裹，此纤维浆膜囊即是心包。它的外层由致密的纤维结缔组织构成，为纤维心包，向上续于出入心脏大血管的外膜。掀开已切开的心包，可见纤维心包的内表面和心的外表面很光滑，此即浆膜心包。衬在纤维心包内表面者，为浆膜心包壁层；构成心外膜者，称浆膜心包脏层。浆膜心包的壁层和脏层在血管根部移行，两者之间的腔隙叫心包腔。心包腔在升主动脉、肺动脉干的后方与上腔静脉、左心房前壁之间的间隙，称为心包横窦；在左心房后壁、左右肺静脉、下腔静脉与心包后壁之间的腔隙、称为心包斜窦；在心包腔前下部，心包前壁与膈之间的交角处，称为心包前下窦，人体直立时此处为心包腔最低，是心包穿刺的进针部位。

（七）心脏的体表投影

在模型和活体胸前壁上作出以下连线：自右侧第 3 肋软骨上缘，距胸骨右缘约 1.0cm 处至右侧第 6 胸肋关节处作略向右凸的连线，为心的右缘；自左侧第 2 肋软骨下缘，距胸骨左缘约 1.2cm 至左侧第 5 肋间隙，锁骨中线内侧 1～2cm 处作略向左凸的连线，为心的左缘；左右缘上端微向上凸的连线，为心的上缘；左右缘下端微向下凸的连线，为心的下缘。

【临床联系】

一、冠心病的解剖学基础

冠心病是冠状动脉粥样硬化性心脏病的简称，是冠状动脉功能性改变或器质性病变而引起的冠脉血流减少而导致的心肌缺血性损害。大多是因供应心脏的血管——冠状动脉发生粥样硬化使冠状动脉狭窄或阻塞，或冠状动脉痉挛（功能性改变），致心肌缺血缺氧坏死的一种心脏病，亦称缺血性心脏病。冠心病是动脉粥样硬化导致器官病变的最常见类型，也是严重危害中老年人健康的常见病。本病多发生在 40 岁以后，男性多于女性，脑力劳动者多于体力劳动者，城市多于农村。

心绞痛是在冠状动脉粥样硬化的基础上，心肌负荷增加引起心肌急剧的暂时的缺血缺氧的临床综合征。不同人的心绞痛发作表现不一。大多数人描述为"胸部压迫感"、"闷胀感"、"憋闷感"或"紧缩感"，也可有"烧灼感"，主要在胸骨体中段或上段之后，手掌大小范围，可波及心前区甚至横贯前胸，也有感觉向双侧肩部、背部、颈部、咽喉部放射，偶伴濒死的恐惧感。休息或者含服硝酸甘油能缓解。心肌梗死由冠状动脉阻塞导致心肌缺血性坏死所致。在冠状动脉粥样硬化的基础上，一支或数支冠状动脉管腔狭窄，使心肌供血不足，而侧支循环未充分建立，当供血急剧减少，导致相应的心肌严重而持久地急性缺血 1 小时以上，即可发生心肌坏死,为心肌梗死。发病前数日会有胸部不适,乏力,活动时心悸、气促、烦躁、心绞痛等先兆。发病时表现为胸骨后有剧烈而持久的疼痛,病人常烦躁不安,出汗,恐惧或有濒死的恐惧感,可伴有恶心、呕吐和上腹胀痛、心律失常、低血压、休克及心力衰竭。根据典型的临床表现和特征性心电图改变、超声心动图及实验室检查不难诊断。

二、风湿性心瓣膜病的解剖学基础

心瓣膜病是因炎症、先天性畸形、黏液样变、退行性变、缺血坏死或创伤等各种原因引起单个或多个瓣膜复合体的功能或结构异常,导致瓣膜口狭窄及(或)关闭不全。心室和大动脉根部的严重扩张也可导致相应房室瓣和动脉瓣相对性关闭不全。

风湿性心瓣膜病亦称风湿性心脏病或风心病,是指风湿性心肌炎所遗留的以心瓣膜病变为主的心脏病。风湿热是一种全身性变态反应的结缔组织疾病,亦称急性风湿病或活动性风湿病,主要侵犯心脏、关节,也可累及皮肤、脑组织、血管和浆膜等。当风湿性心肌炎被控制后,心包仅留有少许黏连,心肌有局限性纤维化,多无临床意义。但风湿热反复发作,使心瓣膜受到严重损害,瓣膜增厚、结疤,以致钙化,造成瓣膜口狭窄及(或)关闭不全,导致血流动力学改变,出现心脏杂音、心脏扩大、心慌、气短、咳嗽、咯血、水肿、青紫、不能平卧、心律失常、心功能不全和心力衰竭等临床表现,患者不仅因此丧失劳动能力,甚至生命也会受到威胁。瓣膜狭窄可使瓣膜口后方的心腔负担加重;而瓣膜关闭不全时,瓣膜口前后的心腔负荷均增加。风湿性心脏病可分为下列几类:二尖瓣狭窄;二尖瓣关闭不全;二尖瓣狭窄合并关闭不全;主动脉瓣关闭不全;主动脉瓣狭窄;主动脉瓣关闭不全合并狭窄;联合瓣膜病变。

三、各种常见的心律失常(窦缓、传导阻滞等)的解剖学基础

心肌有普通心肌和特殊心肌:前者构成心壁,有收缩功能;后者有产生和传导节律性冲动的电生理性能,从而维持心脏的节律性搏动。冲动从窦房结发起,沿传导束以一定速度传导到心房及心室,称为正常窦性心律。在正常情况下,心搏的节律基本规则,频率 60～100 次/min;凡偏离这种正常心律的心脏活动都属心律失常。它可由心脏内冲动的形成异常或传导异常或两者同时异常而引起,导致整个或部分心脏活动过快、过缓或不规则,或使心脏各部分活动顺序紊乱。心律失常可分为冲动起源不正常的心律失常(如窦性心律失常、期前收缩、阵发性心动过速、心房纤维性颤动、心室纤维性颤动等)和冲动传导不正常引起的心律失常(如窦房、房室及心室内传导阻滞和预激综合征等)两大类。

1. 窦性心律失常

窦性心动过速:窦性心律,心率超过 100 次/min,其范围 100～150 次/min,主要由于交感神经兴奋性增高或迷走神经张力降低导致。多为生理性原因所致,如情绪激动,体力活动,进食,饮酒,茶或咖啡,沐浴等;也可见于病理原因,如发热,心脏神经官能症,心肌炎,甲亢、贫血、休克及缺氧等;药物,如肾上腺素类、阿托品类也能引起窦性心动过速。

窦性心动过缓:窦性心律,心率少于 60 次/min,主要是迷走神经张力过高或交感神经兴奋性降低所致。

窦性心律不齐:窦房结发出节律不规则的冲动,使心律快慢不等、交替出现。引起窦性心律不齐的常见原因和治疗方法均与窦性心动过缓相同。

病态窦房结综合征:主要是窦房结的器质性损害,引起其相应功能障碍而出现的心律失常。常见原因为器质性心脏病,尤其是冠心病。

2. 房室传导阻滞

房室传导阻滞是指冲动在房室传导过程中受到阻滞。分为不完全性和完全性两类：前者包括一度和二度房室传导阻滞，后者又称三度房室传导阻滞，阻滞部位可在心房、房室结、希氏束及双束支。各种原因的心肌炎症最常见，如风湿性、病毒性心肌炎和其他感染，特发性的传导系统纤维化、退行性变，外伤，心脏外科手术时误伤等均可引起。

四、先天性心脏病（房缺、室缺、法洛氏四联症、动脉导管未闭等）

先天性心脏病是指胎儿时期心脏血管发育异常而致的心血管畸形，是小儿最常见的心脏病。有资料报道，在活产婴儿中，本病发生率约 4.05‰～12.3‰。未经治疗者约 34% 可因病情严重和复杂畸形在 1 个月内死亡，50% 在 1 岁内死亡。各类先心病中以室间隔缺损最多，其次是动脉导管未闭、法洛氏四联症和房间隔缺损。

先天性心脏病目前病因尚不清楚，一般认为可能是胎儿周围环境因素与遗传因素相互作用的结果，即外因和内因。外因中：母亲妊娠早期患病毒性感染（如风疹、流感、流行性腮腺炎、柯萨奇病毒感染），患糖尿病、高钙血症，妊娠初期接受大量放射性照射，严重营养不良（缺乏叶酸），妊娠期服用某些药物（如四环素、镇静药、奎宁等）可导致小儿发生先天性心脏病。

先天性心脏病的种类很多，根据心脏左、右两侧及大血管（大动脉与大静脉）之间有无分流，或根据有无青紫表现，分为：①左向右分流型（潜伏青紫型）：如房间隔缺损、室间隔缺损、动脉导管未闭。正常情况下因体循环压力高于肺循环，左、右心腔之间有异常通道，平时血液由左流向右分流而不出现青紫。当患儿哭闹、屏气或其他病理情况致使肺动脉或右心室压力升高并超过左心室时，血液将自右向左分流而出现暂时性青紫。②右向左分流型（青紫型）：如法洛氏四联症、大血管错位等。使右心压力升高并超过左心，血液即由右向左分流，或大量静脉血流入体循环，出现青紫。③无分流型（无青紫型）：如肺动脉狭窄、主动脉缩窄等。无左、右心或动、静脉间分流。

1. 室间隔缺损

心脏有四个心腔，右心房、右心室之间通道有三尖瓣；左心房、左心室之间通道有二尖瓣；左、右心室之间有一厚的间隔称室间隔，这个隔有先天缺损即称为室间隔缺损。此病占先天性心脏病的 20%～25%。根据缺损存在部位的不同，可分为膜部缺损、肌部缺损，前者常见，后者罕见。

2. 动脉导管未闭

动脉导管原本系胎儿时期肺动脉与主动脉间的正常血流通道。由于胎儿时肺不司呼吸功能，来自右心室的肺动脉血经导管进入降主动脉，而左心室的血液则进入升主动脉，故动脉导管为胚胎时期特殊循环方式所必需。出生后，肺膨胀并承担气体交换功能，肺循环和体循环各司其职，不久导管因废用而自行闭合。如持续不闭合，则构成病态，称为动脉导管未闭（症）。应施行手术，中断其血流。

3. 法洛氏四联症

法洛氏四联症又称先天性发绀四联症，由肺动脉狭窄、室间隔缺损、主动脉骑跨及右心室肥厚四种畸形并存。约占先天性心脏病的 10% 左右。

4. 房间隔缺损

房间隔缺损是左、右心房之间的间隔发育不全，遗留缺损，造成血流可相通的先天性畸形。房间隔缺损根据胚胎发育的不同可分为继发孔型及原发孔型缺损两大类,前者居多数。继发孔型房间隔缺损是由于正常左、右心房之间存在着压力阶差,左房的氧合血经缺损分流至右房,体循环血流量减少,可引起患儿发育迟缓,体力活动受到一定限制,部分患者亦可无明显症状。氧合血进入肺循环后可引起肺小血管内膜增生及中层肥厚等病变,导致肺动脉压及肺血管阻力升高,但其进程较缓慢,多出现在成人患者。原发孔型房间隔缺损又称部分心内膜垫缺损或房室管畸形,是在胚胎发育过程中,心内膜垫发育缺陷所致。形成一个半月形的大型房间隔缺损,位于冠状静脉窦的前下方,缺损下缘邻近二尖瓣环,常伴有二尖瓣裂。

【病例分析】

第一幕

男性,58 岁,因为反复呼吸困难 2 年,加重 3 个月,体重增加 8kg 入院。入院前 2 年,他在上一层楼后出现呼吸困难,有端坐呼吸,踝部水肿。此后症状逐渐加重。因阵发性夜间呼吸困难于半年前住院治疗 3 周。近 3 个月他只能是端坐入睡。夜尿(2～3 次/夜),有重度水肿。

学习目标:

1. 心脏的位置、外形。

2. 心脏的内部结构。

参考问题:

1. 患者可能是什么病? 依据是什么?

2. 什么是心衰? 症状表现有哪些? 如何分类?

第二幕

既往史:有胃溃疡病史 4 年。高血压史 10 年,用普萘洛尔和氢氯噻嗪(利尿剂)治疗效果欠佳。有慢性关节炎史。有糖尿病家族史。患者未控制饮食。查体:呼吸困难,发绀,心动过速。BP 160/100mmHg,P 100 次/min,R 28 次/min。颈静脉怒张。胸部检查可闻及吸气相湿啰音和双侧干啰音。心脏检查可闻及舒张早期奔马律;最强搏动点位于第六肋间,距胸骨正中线 12cm。肝大,可触及;肝经静脉回流征阳性。四肢 3＋凹陷性水肿。

实验室检查:血常规正常;Na 132mmol/L(136～145);K 3.2mmol/L(3.5～5.3);Cl 98mmol/L;二氧化碳 30mmol/L(25.2);Mg 1.5mmol/L(0.7～1.1);快速血糖(FBS) 6.2mmol/L;尿酸 420μmol/L(89～357);BUN 24mmol/L(2.86～8.2);血肌酐 116μmol/L (62～106);谷丙转氨酶 100U/L(10～40);N 端-脑钠素前体 5600 pg/ml。辅助检查:胸片提示双侧少量胸腔积液,心脏扩大。心电图左室面高电压,未见 ST-T 缺血样改变。超声心动图测量左室舒张末期内径 59mm,射血分数为 30%～40%。目前用药:氢氯噻嗪片 50mg qd;美托洛尔片 25mg bid;法莫替丁片 20mg bid;双氯芬酸钠缓释片 75mg qd。

参考问题:

1. 该患者有哪些伴随症状? 请描述产生这些症状的机制。

2. 实验室检查说明什么? 对治疗有什么指导意义?

3. 目前的治疗方案合理吗? 你认为该如何治疗?

【问题思考】

一、试从解剖学角度分析以下问题:

1. 试述保证心内血液定向流动的结构装置。

2．用简图表示法洛氏四联症时正常和异常血流的方向。

3．心脏复苏术的重要方法之一是心外按压。对成人的按压方法是：病人仰卧，施术者双掌叠压于其胸骨前面，将胸骨向深面压入 3～5cm 后立即放开，以 60～100 次/min 的频率进行。同时进行口对口人工呼吸。按压有效时在下肢股动脉能触到搏动。请解释是哪些解剖学条件让按压胸骨能奏效？

二、根据图片写出箭头所指结构的中英文名称。

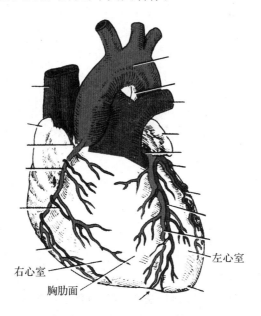

右心室　　左心室

胸肋面

图 9-1　心的外形和血管（前面）

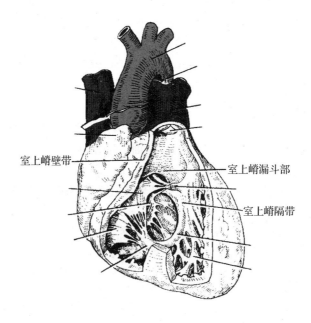

室上嵴壁带　　室上嵴漏斗部

室上嵴隔带

图 9-2　右心室

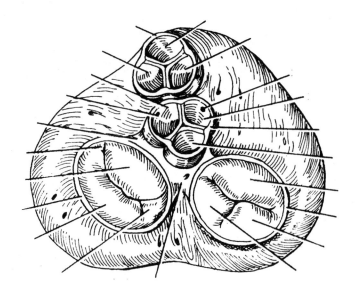

图 9-3　纤维环和纤维三角

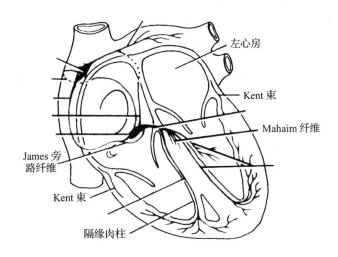

图 9-4　心传导系统模式图

（张显芳　罗　刚）

实验项目十　动脉的观察

【学习目标】

1. 了解肺动脉干及左、右肺动脉的行径,掌握动脉韧带的位置及其来源。
2. 掌握主动脉的起止、行程、分部及主要分支。
3. 掌握颈总动脉的起始、行程,颈外动脉的主要分支,脑膜中动脉、面动脉的行程。
4. 掌握锁骨下动脉、腋动脉、肱动脉、桡动脉、尺动脉的行程及其主要分支,熟悉掌浅弓和掌深弓的组成、分布和体表投影。
5. 掌握胸主动脉的起始、行程、位置、主要分支。
6. 掌握腹主动脉及其主要不成对脏支,腹腔干,肠系膜上、下动脉的行程及分支分布。
7. 掌握髂总动脉及髂内、外动脉的起止,掌握子宫动脉的行程及其与输尿管的关系。
8. 掌握股动脉、腘动脉、胫后动脉、胫前动脉、足背动脉的起止、行径和分布。
9. 了解头、颈、四肢的动脉搏动点及常用止血点(颞浅、面、颈总、锁骨下、肱、桡、股和足背动脉)。

【重点】

1. 主动脉的起止、行程、分部、主要分支。
2. 颈总动脉和上、下肢动脉的起止行程、分支。
3. 腹腔不成对脏支的分支分布。

【难点】

1. 腹腔干的分支分布。
2. 上、下肢动脉的分布。

【实验准备】

1. **影像资料**　心血管系统解剖 VCD。
2. **标本**　全身血管标本(示全身大血管干的行程及其一、二级分支的行走和分布);示头颈部动脉分支、上肢动脉分支、腹腔动脉分支、髂内动脉分支的瓶装标本;盆腔血管、神经(成人男、女)的瓶装标本;示掌深弓、掌浅弓、足底、足背血管标本。
3. **模型**　全身骨骼伴神经血管模型(示大血管的行程及其一级、二级和三级分支);示腹腔动脉配布的模型;示头颈部动脉分支的模型;心、肺、肝、胃、脾、子宫、卵巢、膀胱、阑尾等脏器血管供给的模型;手血管放大(示掌浅弓和掌深弓)模型;男、女性盆腔矢状切面模型。

【实验内容】

一、动脉和静脉的区分

动脉是将血液从心运送到全身各器官的血管。静脉是将血液输送回心的血管。体循环的动脉内流经的是动脉血，静脉内流经的是静脉血；与之相反的是，在肺循环的肺静脉里流经的是动脉血，在肺动脉流经的是动脉血。

四肢的动脉具有对称性，多位于身体的屈侧与静脉、神经伴行等。躯干部动脉有壁支和脏支之分。

静脉有浅、深两类：浅静脉位于浅筋膜内，不与动脉伴行，吻合成网；深静脉在深筋膜里，与同名的动脉伴行，可以吻合成丛。多数静脉具有静脉瓣，以防止血液逆流。

标本上动脉和静脉的区别如下表所示：

表 10-1　动脉和静脉主要特点一览表

血管	位置	管腔	管壁
动脉	身体屈侧、深部	小，圆，无瓣膜	厚，光滑，有弹性
静脉	浅静脉在浅筋膜；深静脉常与动脉伴行	大，不规则，有瓣膜，有淤血	薄，有结节，弹性差，易撕裂

二、肺循环的动脉

在开胸纵隔标本上观察，肺动脉以一短干起于右心室的动脉圆锥，其起始处位于主动脉升部的前方，向左后上行于主动脉弓的下方，平第四胸椎体下缘水平处分为左、右肺动脉。右肺动脉较长而粗，经升主动脉升部及上腔静脉的后方，经肺门进入肺。左肺动脉较短，横行越过胸主动脉及左支管的前方，经肺门进入肺。在左肺动脉起始处与主动脉弓下壁之间有一条索状结构，名动脉韧带，为胚胎时期动脉导管闭索后的遗迹。

三、体循环的动脉

（一）主动脉

在打开胸前壁和腹前壁的胸腹腔深面的标本上观察，主动脉根据其行程可分为四段：起自左心室，斜向右上前方，至右侧第 2 胸肋关节处为升主动脉；呈弓形弯向左后至第 4 胸椎下缘为主动脉弓；从第 4 胸椎体下缘到膈主动脉裂孔处为胸主动脉；在腹腔内沿脊柱左前方下行至第 4 腰椎下缘分叉为腹主动脉。主动脉弓的分支有：凸侧，由右向左分别为头臂干、左颈总动脉；左锁骨下动脉；凹侧，发出细小分支有气管支、支气管支，但太细小，难以保留。主动脉小球亦位于凹侧。

（二）头颈部动脉

在头颈部动脉分支的瓶装标本和颈部动脉分支模型上观察颈总动脉、颈内动脉、颈外动脉及其分支。

1. **颈总动脉**　左颈总动脉起于主动脉弓。右颈总动脉起于头臂干。两侧颈总动脉在胸锁关节的后方，沿食管、气管和喉的外侧上行，至甲状软骨的高度分为颈内动脉和颈外动脉。

2. **颈内动脉**　颈内动脉在颈部没有分支，上行经颈动脉管直接进入颅腔。

3. 颈外动脉　　分支主要分布在头颈面部。颈外动脉的主要分支有:甲状腺动脉:自起始部向前下至甲状腺侧叶上端分支至甲状腺与喉。舌动脉:平舌骨大角发出,经舌骨舌肌深面入舌至口底及腭扁桃体。面动脉:在舌动脉起点稍上方发自颈外动脉,向前达下颌角越二腹肌后腹深面,在咬肌前缘处绕下颌骨下缘,转向前上行入面部,最后达眼内眦部,分支入下颌下腺、腭扁桃体及面部。颞浅动脉:是颈外动脉的终支之一,在耳廓前方上行,分布于颞部皮肤。上颌动脉:在除去下颌骨支的标本上观察,是颈外动脉另一终支,可见其向前行入颞下窝,分支有脑膜中动脉。脑膜中动脉在下颌颈深面由上颌动脉发出,上行经棘孔入颅,在颅内发出分支供应颅骨及硬脑膜。

此外,颈外动脉的分支还有枕动脉、耳后动脉、咽升动脉,不必细观察。

颈动脉窦是颈总动脉末端和颈内动脉起始部膨大部分,窦壁有压力感受器(普通标本难以显示,不作观察)。

(三)锁骨下动脉

在示头颈部血管的模型上观察,锁骨下动脉左、右起始不同:右锁骨下动脉起自头臂干;左锁骨下动脉直接起自主动脉弓。锁骨下动脉的主要分支有:

1. 椎动脉　　在上肢血管标本上观察,锁骨下动脉最内侧一个分支,沿前斜角肌内缘垂直上行穿上六个颈椎横突孔,经枕骨大孔入颅,分支营养脑和脊髓。

2. 胸廓内动脉　　在胸前壁内面的标本上观察,在椎动脉起点相对面起于锁骨下动脉下面,胸廓内动脉下行经胸廓上口入胸腔,沿胸骨两旁胸前壁内面下行,分支分布于胸前壁、心包、膈和乳房等处。其较大的终支称为腹壁上动脉,穿膈入腹直肌分支与腹壁下动脉吻合营养腹直肌。

3. 甲状颈干　　在颈部血管的标本上观察,在前斜角肌内缘处以一短干起自锁骨下动脉上面。此干又立即分为数支,其中重要者有甲状腺下动脉,其向内上行至甲状腺下极的后方,分数支进入腺体。

(四)上肢的动脉

1. 腋动脉　　在上肢血管标本上观察,于第一肋外侧缘续于锁骨下动脉,行于腋腔中,至大圆肌和背阔肌下缘移行为肱动脉。在全身动脉铸型标本可观察到其主要分支:胸上动脉、胸肩峰动脉、胸外侧动脉、肩胛下动脉、旋肱后动脉和旋肱前动脉。

2. 肱动脉　　在大圆肌下缘处续腋动脉,沿肱二头肌内侧下行至肘窝,平桡骨颈平面分为桡动脉和尺动脉。其主要分支有肱深动脉,它发出后绕经桡神经沟至肱骨远端的桡侧,分布于肱三头肌和肱骨。

3. 桡动脉　　为肱动脉终支之一,先经肱桡肌和旋前圆肌之间,继而在肱桡肌腱和桡侧腕屈肌腱之间下行,绕桡骨茎突至手背,穿第1掌骨间隙至手掌。其主要分支有:终支,与尺动脉掌深支吻合形成掌深弓;掌浅支:在桡腕关节处发出,下行至手掌与尺动脉吻合形成掌浅弓;拇主要动脉,在掌侧深部发出3分支至食指和拇指。主干在上肢的标本上观察,主要分支在手的血管模型或者标本上观察。

4. 尺动脉　　在尺侧腕屈肌与指浅屈肌之间下行,经豌豆骨桡侧至手掌。主要分支有:骨间总动脉,又分为骨间前和骨间后动脉分布于前臂肌和尺、桡骨;终支,与桡动脉掌浅支吻合形成掌浅弓;掌深支,与桡动脉掌终支吻合形成掌深弓。在上肢血管标本上观察尺动脉的主干,终支和掌深支在手的血管模型或者标本上观察。

5. 掌浅弓　在掌浅弓的标本和手血管放大的模型上观察,在掌腱膜深面(已除去),指浅屈肌腱的表面,可见由尺动脉终支与桡动脉的掌浅支相吻合成弓(注意桡动脉之掌浅支很小,有时在鱼际肌内)。体表投影在屈指时中指所在手掌位置。

6. 掌深弓　在掌深弓的标本和手血管放大的模型上观察,在骨间肌之浅面,指深屈肌腱(已除去)的深面,由桡动脉之终支与尺动脉之掌深支吻合而成。自掌浅、深弓上发出分支吻合后分布于指。体表投影在掌浅弓的投影近端一横指处。

掌浅弓和掌深弓的组成可以用"桡深尺浅"来概括:"桡"与"尺"指相应动脉的末端,"深"指掌深弓和掌深支,"浅"指掌浅弓和掌浅支。区分掌浅弓和掌深弓可以根据指深屈肌腱,在其浅面的是掌浅弓,在其深面的是掌深弓。

(五)胸主动脉

1. 壁支　在开胸的胸后壁的肋间隙观察肋间后动脉。主要有:肋间后动脉(9 对),起自第 3~11 肋间隙内,该动脉初行于肋胸膜与肋间内肌之间,在肋角附近发出一较小的下支,沿下位肋骨上缘前行;肋下动脉(1 对),位于第 12 肋以下;膈上动脉(不作辨认)。

2. 脏支　细小,发出分支至支气管、食管、心包等脏器,有支气管支、食管支、心包支。

(六)腹主动脉

1. 壁支　有膈下动脉、腰动脉、骶正中动脉,分布于腹后壁、脊髓、膈和盆后壁等。不必细观察。

2. 脏支

肾动脉:在打开腹前壁的腹腔血管标本上观察,翻开小肠,可以看到肾门附近,左、右肾动脉在第 2 腰椎水平,发自腹主动脉两侧,横行向外,分别经肾门入肾,并分出肾上腺下动脉至肾上腺。

睾丸动脉/卵巢动脉:在男性尸体上观察,细而长,在肾动脉发出处稍下方发自主动脉腹部的前壁向下外,行经腹股沟管参与构成精索,进入阴囊,分布于睾丸和附睾。在女性尸体标本观察,可见卵巢动脉,亦起自主动脉腹部的前壁,行至小骨盆上缘处进入卵巢悬韧带内,分布于卵巢、输卵管、子宫等。

腹腔干:打开腹前壁的腹腔,切除肝左叶的标本上观察,腹腔干在膈肌主动脉裂孔稍下方处起自腹主动脉、本干粗而短,分为三支:胃左动脉,向左上行至胃的贲门处再沿胃小弯右下行,分布于食管腹腔段、贲门和胃小弯;肝总动脉,向右前行至十二指肠上部的上方,分为肝固有动脉和胃十二指肠动脉,肝固有动脉分肝左、右支入肝,胃右动脉到胃小弯右侧,胃十二指肠动脉分出胰十二指肠上动脉和胃网膜右动脉,分布于肝、胆囊、胃、大网膜、十二指肠、胰头等;脾动脉,轻轻把胃向上翻起,可见脾动脉起自腹腔干沿胰的上缘,左行经脾肾韧带达脾门,分数支入脾,沿途分支有胰支、胃网膜左动脉、胃短动脉、胃后动脉、脾支,分布于胰、胃、大网膜、脾等。

肠系膜上动脉:在打开腹前壁的腹腔血管标本上观察,约在第 1 腰椎水平,发自腹主动脉,从胰头后面穿出向前经十二指肠水平部前方进入小肠系膜根,将小肠翻向左下方,可见肠系膜上动脉斜向右下,沿途分支有胰十二指肠下动脉、空肠动脉、回肠动脉、回结肠动脉、右结肠动脉、中结肠动脉,分布于胰、小肠、盲肠、阑尾、升结肠、横结肠右半。

肠系膜下动脉:在打开腹前壁的腹腔血管标本上观察,先将小肠翻向右上方,可见肠系膜下动脉。约在第 3 腰椎水平,发自腹主动脉,行向左下方,至左髂窝并降入小骨盆。肠系膜下动脉的分支有左结肠动脉、乙状结肠动脉、直肠上动脉,分布于横结肠左半、降结肠、乙状结肠、直肠上部。

肾上腺中动脉、肾动脉、睾丸动脉(卵巢动脉)是腹主动脉成对的脏支。腹腔干及肠系膜上、下动脉是腹主动脉不成对的脏支。注意总结其分布的范围:腹腔干分布到胃、十二指肠、胰、脾、肝脏、胆囊;肠系膜上动脉分布到胰、十二指肠到结肠左曲的消化管;肠系膜下动脉分布到结肠左曲到直肠的上部。

(七)髂总动脉

在打开腹前壁的腹腔血管标本上观察,髂总动脉左右各一,在第4腰椎起自主动脉的左前方,向下外侧行至骶髂关节处分为髂外动脉和髂内动脉。

1. 髂内动脉　在髂血管的标本或者模型上观察,髂内动脉为一短干,下行进入盆腔,发出分支营养盆壁及盆内脏器。在女性的髂内动脉的瓶装标本上观察其重要分支之一——子宫动脉。子宫动脉自髂内动脉发出后向下内行,在子宫颈外侧跨过输尿管前方,分布于子宫、阴道及输卵管,且与卵巢动脉吻合。

2. 髂外动脉　在髂血管的标本或者模型上观察,在骶髂关节的前方自髂总动脉分出后行向外下,经腹股沟韧带深面进入股前部改名为股动脉。其主要分支有腹壁下动脉,由髂外动脉在腹股沟韧带上方发出,行向上内进入腹直肌鞘分布于腹直肌,与腹壁上动脉吻合。

(八)下肢的动脉

1. 股动脉　在下肢的动脉标本上观察,在腹股沟韧带中点深面续于髂外动脉,通过股三角,穿收肌腱裂孔至腘窝,移行为腘动脉。其较大之分支有股深动脉,它在腹股沟韧带下方2~5cm处发自股动脉,先位于股动脉之外侧下行,继位于长收肌深面,其分支分布于股前、内、后群肌。自腹股沟中点至收肌结节连线的上2/3,为股动脉的体表投影。

2. 腘动脉　在收肌腱裂孔处,续自股动脉,下行至腘肌下缘分为胫前、后动脉,该动脉在腘窝发出关节支和肌支至膝关节和邻近肌。

3. 胫后动脉　为腘动脉终支之一,平腘窝下缘处分出,沿小腿后面浅、深屈肌之间下行,经内踝后方转入足底,分为足底内、外侧动脉,分支分布于小腿后群肌和足底。

4. 胫前动脉　为腘动脉另一终支,平腘窝下缘处分出,向前穿小腿骨间膜,在小腿前群肌之间下行至踝关节前方,移行为足背动脉,其分支分布于小腿前群肌。

5. 足背动脉　为胫前动脉之延续,在踝关节前方循足背向前下行穿第1跖骨间隙,与足底外侧动脉吻合形成足底弓。

在全身动脉铸型标本或全身骨骼伴神经血管模型上观察上述动脉的行程。

四、头、颈、四肢的动脉搏动点及常用止血点

部分动脉位置表浅,可在体表触及,请同学相互触膜这些动脉的搏动点(表10-2)。

表10-2　全身动脉搏动点一览表

部位	动脉名称	经过要点	压迫点	止血范围
头颈部	颞浅动脉	紧靠外耳道前上方	耳前颧弓根部	颅顶部、颞部和额部
	面动脉	经咬肌前缘转向内上方	下颌角前约2.5cm	眼以下面部
	颈总动脉	在第6颈椎颈动脉结节前方上升	环状软骨平面,向后压迫至颈动脉结节	头颈部(可能引起脑缺血,少用)

续表

部位	动脉名称	经过要点	压迫点	止血范围
上肢	锁骨下动脉	在锁骨的后方,从斜角肌间隙经第1肋进入腋窝	在锁骨上方压向第1肋	上肢
	肱动脉	沿肱二头肌内侧缘,初居肱骨内侧,下转至肱骨前面	在臂上部向内侧压迫,或在肘窝上方,肱二头肌内侧缘处向后压迫	前臂,手
	尺动脉和桡动脉	在腕关节上方,紧靠尺骨和桡骨前面	在腕关节上方向骨面同时压迫二动脉	手
下肢	股动脉	自腹股沟韧带中点的后方至股前部	在腹股沟韧带中点向后压迫	下肢
	腘动脉	位于膝关节后面	腘窝处加垫包扎	小腿,足
	胫后动脉	经过内踝后方至足底	内踝后方向骨面压迫	足底
	胫前动脉	沿跗骨背面下降	内、外踝连线中点处向骨面压迫	足背

【临床联系】

一、动脉瘤

动脉瘤是动脉管壁由于先天性结构异常或后天性病理变化,致使局部动脉管壁脆弱,在血流不断地冲击下,造成局部动脉管壁向外异常扩张或膨出。多见于大龄儿童和年轻人,但自婴儿至 40 岁均可发病,高峰年龄组为 11～30 岁。主要表现是疼痛、肿胀。常有外伤史,痛可剧烈,并比肿胀早期出现。

动脉瘤常见的病因有下列几种:①动脉粥样硬化性:由于粥样硬化斑块的形成,同时,动脉壁层中的滋养血管被压迫,致动脉壁营养障碍,使中层肌纤维和弹力纤维遭破坏,发生退行性变和断裂,使动脉壁脆弱而形成动脉瘤。②外源性创伤:由于直接或间接暴力,如刀刺伤、爆炸伤等,造成动脉挫伤或管壁撕裂,可发展形成动脉瘤。近年来医源性创伤动脉所引起动脉瘤的发生率有不断增加的趋势,如人造血管移植后的吻合口动脉瘤,以及各种经动脉穿刺及插管检查后因动脉管壁受损、薄弱而产生动脉瘤。③感染性动脉瘤:由于动脉内感染性栓塞或动脉壁的滋养血管栓塞,继发小脓肿而造成中层薄弱、膨出而形成动脉瘤。④先天性:由于先天性因素使动脉壁层薄弱而产生动脉瘤,这类动脉瘤易导致破裂。⑤其他:梅毒性动脉瘤、多发性大动脉炎、Behcet 病、结节性动脉周围炎等。

二、股动脉插管

因为股动脉位置表浅,容易穿刺,与髂外、髂总、主动脉之间所成夹角较大,容易导入,所以临床上常选用此动脉进行插管。在显影的机器的监视下,经股动脉导入一定型号的导管(不透 X 线的)进入血管腔内,使其到达心、脑、肺、肾等器官的血管,进行血管造影或者注射一定的药物对疾病进行治疗。

三、动脉梗死

异物或血凝块阻塞动脉管腔,引起血流受阻或中断称动脉梗死。动脉粥样硬化斑块使管腔内膜粗糙,管腔狭窄,是最多见的动脉梗死原因。在某些条件下,如血压降低,血流缓慢,血液黏稠度增高,血小板等凝血因子,在血管内凝聚成块,形成血栓,也可引起动脉梗死;

身体其他部位的血栓脱落，随血流堵塞血管远端，形成动脉梗死称栓塞。动脉梗死以后，梗死的远端供血不足，引起局部组织缺血性坏死。常见的是脑动脉梗死和冠状动脉梗死。

【病例分析】

第一幕

刘 XX，男，38 岁，左足肿痛 2 月余。患者于 2 月前无明显诱因出现左足拇趾红肿疼痛，经 B 超检查为"双下肢腘动脉中远段栓塞"，口服西洛他唑、拜阿司匹林片治疗，症状渐渐加重，至左足红肿、发凉、疼痛剧烈，经院外口服药、静脉输液等治疗效果不佳，渐渐出现左足拇趾发黑，左足肿痛，夜间加重，不能入睡，纳食可，二便正常，无畏寒发热。吸烟 10 余年，工作环境寒冷潮湿。

学习目标：

1. 动脉的特点。

2. 下肢动脉的分布。

参考问题：

1. 肢端肿痛的疾病有哪些？

2. 下肢的动脉主干是什么？

3. 动脉栓塞好发于哪些人群？有什么流行病学特征？

4. 解释肢体红肿、发凉、疼痛的原因。

第二幕

查体：T 36.2℃，P 72 次/min，R 22 次/min，BP 122/78mmHg，痛苦面容，行走困难。左踝关节以下，皮肤颜色潮红，触压痛，发凉，左足背动脉搏动摸不到。左足拇趾末节暗黑，外侧干性坏死。

辅助检查：双下肢血管 B 超：双腘动脉远心端血管内充满弱回声，未见明显血流，双腘动脉以下动脉血流充盈不良，双胫后、左足背动脉变细。

参考问题：

1. 足背动脉的位置在哪里？

2. 怎么判断肢端坏死？

3. 为什么肢端率先坏死？

4. B 超是不是本病例最好的辅助检查？

5. 动脉栓塞好发于全身哪些血管？

第三幕

入院诊断：中医诊断：脱疽；西医诊断：血栓闭塞性脉管炎。入院后予以通络中药治疗、干细胞移植治疗，11 天后疼痛减轻，左足红肿消退，局限于左足拇趾端内侧发黑，1 月后出院左足无疼痛，左足拇趾内侧端黑痂，行走如常。

参考问题：

1. 血栓闭塞性脉管炎典型的症状是什么？

2. 血栓闭塞性脉管炎、动脉硬化闭塞性脉管炎、急性动脉栓塞、动脉炎有何区别？

3. 干细胞移植治疗本病的进展如何？

【问题思考】

一、试从解剖学角度分析以下问题：

肝癌需灌注化疗药物治疗，试述自股动脉插管到肝固有动脉的途径。

二、根据图片写出箭头所指结构的中英文名称。

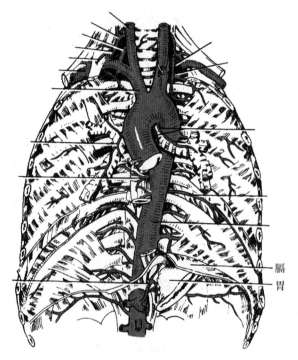

膈

胃

图 10-1　胸主动脉及其分支

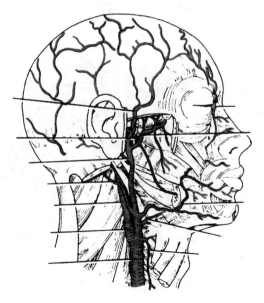

图 10-2　头颈部的动脉

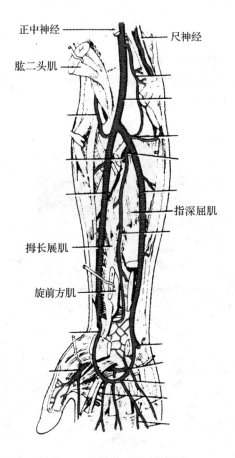

正中神经

肱二头肌

尺神经

指深屈肌

拇长展肌

旋前方肌

图 10-3　前臂的动脉（掌侧面）

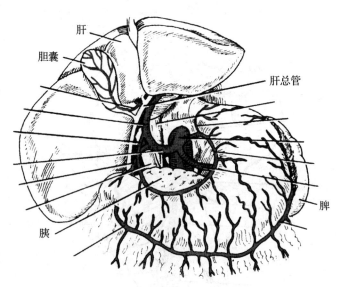

肝

胆囊

肝总管

脾

胰

图 10-4　腹腔干及其分支（胃前面）

（劳梅丽　张雨生）

实验项目十一　静脉的观察

【学习目标】

1. 掌握肺静脉的起始、行程、功能。

2. 掌握体循环的静脉组成：上腔静脉系、下腔静脉系和心静脉系。

3. 掌握四肢浅静脉（头静脉、贵要静脉、肘正中静脉、大隐静脉、小隐静脉）的行程、注入部位及临床意义。

4. 掌握上腔静脉的组成、行程，头臂静脉、颈内静脉、锁骨下静脉的起止、行程。

5. 掌握下腔静脉的组成、行程，髂总静脉及髂内、外静脉的起止、行程。

6. 掌握肝门静脉的组成、行径和属支，掌握肝门静脉系的结构特点，以及肝门静脉与上、下腔静脉系间的吻合及其临床意义。

7. 了解胃、肝、胰、脾、肾、子宫等主要器官的静脉回流。

【重点】

1. 上、下腔静脉的组成及其重要属支。

2. 四肢浅静脉的分布及走行。

3. 肝门静脉的组成、属支及收集范围。

【难点】

肝门静脉与上、下腔静脉的吻合途径。

【实验准备】

1. **影像资料**　心血管系统解剖 VCD；下肢静脉曲张手术录像。

2. **标本**　示全身大血管的标本；头颈部静脉标本；肝门静脉系标本；上肢和下肢浅静脉标本；示上、下肢静脉标本；髂内静脉的瓶装标本；盆腔血管、神经（成人男、女）的瓶装标本。

3. **模型**　全身静脉模型；上、下肢浅静脉模型；男性和女性盆腔矢状切面模型（示髂总、髂内和髂外静脉）；门静脉组成及其侧支循环模型（示肝门静脉的组成及其与上、下腔静脉的吻合）。

【实验内容】

一、概述

静脉可分深、浅两组：浅静脉在浅筋膜内行走，无动脉伴行；深组多有伴行动脉，少数与动脉行程不一致，且不与动脉同名。故观察静脉时主要观察较大的浅静脉以及深静脉中不与动脉同名的静脉，与动脉同名的静脉在标本中大都已切除，可参照其伴行动脉的行程分布,注意静脉的变异很多。

二、肺循环的静脉

在纵隔标本上观察,肺静脉位于左心房的后部,分别为右上、下肺静脉,左上、下静脉,分别开口于左心房的两侧壁。肺静脉里是含氧气丰富的动脉血。

三、体循环的静脉

组成:上腔静脉系、下腔静脉系(含肝门静脉系)和心静脉系。

上腔静脉系:由上腔静脉及其属支组成,收集头颈部、上肢、胸部(心除外)回流的静脉血液。

下腔静脉系:由下腔静脉及其属支组成,收集下肢、盆部、腹部等处的血液。

心静脉系:由冠状窦及其属支(主要有心大静脉、心中静脉、心小静脉)组成,收集心脏本身的血液。

(一)上腔静脉

在纵隔标本上观察,左、右头臂静脉在右侧第1肋软骨与胸骨结合处的后方汇合而成,垂直下降,在平对第3胸肋关节的下缘注入右心房。在上腔静脉入心之前其右后方有奇静脉注入。

1. 头臂静脉 在头颈部的静脉标本上观察,头臂静脉由同侧的颈内静脉和锁骨下静脉在胸锁关节后方汇合而成,汇合处所成的夹角称为静脉角。左静脉角有胸导管注入,右静脉角有右淋巴导管注入。

颈内静脉:在颈静脉孔处续于乙状窦,颈内静脉的颅外属支主要有面静脉、下颌后静脉、舌静脉和甲状腺静脉等。在标本上能观察到面静脉,面静脉起自内眦静脉,与面动脉伴行,在下颌角下方与下颌后静脉的前支汇合。锁骨下静脉为腋静脉的延续,有颈外静脉注入。

上肢深静脉:以一支或两支与同名动脉伴行,不必再作观察。

2. 奇静脉 在右膈脚处起自右腰升静脉,沿食管的后方和胸主动脉右侧上行,至第4胸椎体的高度向前勾绕右肺根上方,注入上腔静脉。奇静脉沿途收集右侧肋间后静脉、食管静脉、支气管静脉和半奇静脉的血液。奇静脉上连上腔静脉,下借右腰升静脉连于下腔静脉,是沟通上、下腔静脉系的重要通道之一。

半奇静脉:在左膈脚处起自左腰升静脉,沿椎体左侧上行,约达第8胸椎的高度经胸主动脉和食管的后方向右跨越脊柱,注入奇静脉。半奇静脉收集左侧下部肋间后动脉、食管静脉和副半奇静脉的血液。

副半奇静脉:沿胸椎左侧下行,注入半奇静脉或向右跨脊柱前面注入奇静脉。副半奇静脉收集左侧上部肋间后静脉的血液。

在全身的静脉模型上或者开胸的胸后壁标本上观察奇静脉、半奇静脉和副半奇静脉的行程和注入部位。

(二)下腔静脉

在打开腹前壁的腹腔静脉的标本上观察,下腔静脉于第4~5腰椎间的右前方由左、右髂总静脉合成,沿腹主动脉的右侧上行,经肝的腔静脉沟,穿膈肌的腔静脉孔进入心包,注入右心房。

1. 髂总静脉 在小骨盆的上口观察,髂总静脉由髂内和髂外静脉合成。髂内静脉收集盆腔的血液;髂外静脉是股静脉的直接延续。

2. 肾静脉 在肾动脉的前面与其伴行,成直角注入下腔静脉。

3. 睾丸静脉(女性为卵巢静脉)　起自睾丸和附睾的小静脉,在精索内形成蔓状静脉丛(此丛常由 8～10 条静脉组成),经腹股沟管腹环处合成 2 条睾丸静脉,左侧汇入肾静脉,右侧汇入下腔静脉。

4. 肝静脉　在肝脏显示肝静脉的专用标本或模型上观察,此静脉有 2～3 条主干,斜行入下腔静脉,收集由肝动脉和门静脉输入的血液(门静脉的血管不直接汇入下腔静脉,故另列一节专题观察)。

在盆腔血管、神经(成人男、女)的瓶装标本观察下腔静脉的重要属支。

下肢深静脉:以一支或两支与同名动脉伴行,不必再作观察。

(三)四肢浅静脉

在身体各部皮下均存在浅静脉,主要观察:

1. 上肢浅静脉　相互间用压脉带压近臂中部,反复做握拳动作,观察手背静脉网。手指的静脉起于围绕甲根及指腹的皮下丛,在各指背面形成两条互相吻合的指背静脉,至掌背又形成手背静脉网,向心回流途中,继续汇成下列主要静脉:

头静脉:起于手背静脉网的桡侧,在腕关节上方转至前臂前面,沿前臂桡侧皮下上行,过肘窝处通过肘正中静脉与贵要静脉吻合。头静脉主干则沿肱二头肌外侧上行,经三角肌胸大肌肌间沟,穿过深筋膜,注入锁骨下静脉或腋静脉。

贵要静脉:起于手背静脉网的尺侧,逐渐转至前臂的屈面,过肘窝时接受肘正中静脉,再沿肱二头肌内侧上行,至臂中点稍下方处穿深筋膜注入肱静脉,或伴肱静脉上行至腋腔与肱静脉汇合成腋静脉。

肘正中静脉:一般为粗短的静脉干,于肘窝处连接头静脉与贵要静脉(此型国人约占 50%)。

2. 下肢浅静脉　在下肢浅静脉标本上观察。

大隐静脉:由足的内侧缘起于足背静脉网,经内踝前方、小腿内侧、膝关节内后方,再沿股部内侧上行,经隐静脉裂孔汇入股静脉,在入股静脉之前收集股内侧浅静脉、股外侧浅静脉、腹壁浅静脉、旋髂浅静脉和阴部外静脉 5 条属支。

小隐静脉:自足的外侧缘处起自足背静脉网,经外踝后方、小腿后面上行到腘窝,穿腘深筋膜汇入腘静脉。

在上、下肢浅静脉的标本和模型上观察它们的行程。学生互相观察浅静脉走行。

(四)肝门静脉的组成、行程和属支

在示门静脉的模型和标本上观察。

肝门静脉长 3～6cm,由肠系膜上静脉和脾静脉在胰头与胰颈交界的后方汇合而成,向上经十二指肠上部后方,进入肝十二指肠韧带,在肝固有动脉与胆总管的后方,经肝门入肝。

肝门静脉的属支有:肠系膜上静脉,在胰颈后方与脾静脉汇合;脾静脉,与脾动脉伴行于胰后方,收集肠系膜下静脉;肠系膜下静脉,起自乙状结肠系膜,向上经胰体之后方汇入脾静脉;胃左静脉,与胃左动脉伴行,汇入门静脉主干(它与食管下段静脉丛相交通);附脐静脉,此静脉为行于肝圆韧带内的两三支小静脉,起自脐周静脉网,终于肝门静脉的左支;胆囊静脉和胃右静脉均为小静脉,注入肝门静脉主干。可以用"上、下、左、右、脾、胆、脐"来总结肝门静脉的属支。

肝门静脉收集脾、胰、胆囊及自食管下段至直肠上部消化管的静脉血。

（五）肝门静脉与上、下腔静脉系间的吻合途径

在门静脉的组成及侧支循环的模型上观察。

（1）肝门静脉，胃左静脉，食管静脉丛，奇静脉，上腔静脉。

（2）肝门静脉，附脐静脉，腹壁上静脉，胸廓内静脉，头臂静脉，上腔静脉。

（3）肝门静脉，附脐静脉，胸腹壁静脉，腋静脉，锁骨下静脉，头臂静脉，上腔静脉。

（4）肝门静脉，附脐静脉，腹壁下静脉，髂外静脉，髂总静脉，下腔静脉。

（5）肝门静脉，附脐静脉，腹壁浅静脉，大隐静脉，股总静脉，髂外静脉，髂总静脉，下腔静脉。

（6）肝门静脉，脾静脉，肠系膜下静脉，直肠上静脉，直肠静脉丛，直肠下静脉，髂内静脉，髂总静脉，下腔静脉。

（7）肝门静脉，腹后壁的小静脉，椎内、外静脉丛，肋间后静脉，上腔静脉。

（8）肝门静脉，腹后壁的小静脉，椎内、外静脉丛，腰静脉，下腔静脉。

【临床联系】

一、锁骨下静脉穿刺

锁骨下静脉位于锁骨后下方，此静脉粗大、表浅，成人粗如拇指，血流快，经常处于充盈的状态，故容易穿刺。穿刺的部位：胸锁乳突肌外侧缘与锁骨所形成的夹角的平分线上距顶点 0.5～1.0cm 处。锁骨下静脉穿刺适用于：①对长期不能进食或丢失大量液体者，如食道手术后或食道严重烧伤病人、危重病人等，用以补充大量高热量、高营养液体及电解质。②各种原因所致大出血时，迅速输入大量液体，纠正血容量不足，以提高血压。③进行较长时间化疗时，如注入刺激性较强的抗癌药物。④测定中心静脉压。⑤紧急置入心内起搏导管。

二、门-体静脉分流术

对门静脉高压的病人，采用门静脉或其主要属支与下腔静脉或其主要属支吻合的方法，使门静脉血流全部或部分地不经过肝脏，直接流入下腔静脉，从而达到降低门静脉压力的目的，称为门-体静脉分流术，或简称分流术。适用门静脉高压症有食管下端或胃底静脉曲张，有出血史，肝功能代偿较好的病人。有以下几种手术方式：①脾-肾静脉分流术，以脾静脉的根部与肾静脉吻合，门静脉系统的血液可以通过肾静脉回流到下腔静脉。②门-腔静脉分流术，包括端侧及侧侧门-腔静脉分流术。端侧门-腔静脉分流术是把门静脉的近段结扎，远端与下腔静脉吻合，门静脉血完全引流到下腔静脉；侧侧门-腔静脉分流术是仍保留部分的静脉血流到肝脏，并可根据门静脉压力的高低，适当调节吻合口的大小。③肠-腔静脉分流术，是肠系膜上静脉、下腔静脉侧侧吻合术。④脾-腔静脉分流术，此手术的目的是将引流食管下端、胃贲门、脾脏的血液与门静脉循环隔离，使该部分的血流经脾静脉的远端流入肾静脉，起到区域性分流减压的作用。⑤冠-腔静脉分流术，用胃冠状静脉（胃短静脉）经自身静脉移植到下腔静脉吻合，选择性地引流胃底、食管下端的血液。

三、大隐静脉曲张

受累的大隐静脉隆起、扩张、迂曲，类似蚯蚓状，主要表现有下肢沉重、酸胀、乏力、小腿肌痉挛、踝部水肿、色素沉着、皮炎等。多在久立或午后感觉加重，而在平躺、肢体抬高时，则明显减轻。

大隐静脉位于皮下深筋膜之上,缺乏肌肉的支持,其血液回流,除了主干入股静脉以外,还经过交通支进入深静脉(股、腘静脉),这些静脉的腔内都有静脉瓣,正常时能阻止血液逆流,保障血液由浅入深、自下而上向心流动。在下肢运动时,肌肉收缩挤压深静脉能帮助血液回流。大隐静脉曲张的原因有先天性的静脉壁软弱、静脉瓣异常(如瓣膜缺损),后天性的炎症以及外伤所致的静脉壁和瓣膜损伤。病人常有家族史和伴发腹股沟斜疝等异常,说明病人全身结缔组织软弱。由于瓣膜功能不全,可使血流倒流,静脉壁软弱,弹性减低,位于皮下缺乏肌肉支持,使静脉处于扩张的状态,两者互相影响,加强瓣膜相对性关闭不全,静脉内倒流更加严重。从事厨师、交通警察和理发师等职业的人因为持久站立而又缺乏运动,下肢静脉长期充满血液,静脉压力升高。或者腹腔的肿瘤、妊娠压迫髂外静脉,也可引起下肢静脉压升高,导致大隐静脉回流障碍,静脉壁扩张,损伤时易破裂出血,血管壁因周围其他组织增生变厚,产生不均匀的结节。因静脉曲张引起下肢血液回流变慢和逆流,造成下肢血液淤滞,血液含氧量降低,毛细血管壁通透性增加,红细胞渗至血管外,血红蛋白的代谢产物含铁血黄素沉积于皮下,常致足靴区皮肤呈现棕黑色斑状色素沉着。局部组织因缺氧发生营养不良,抵抗力降低,易并发湿疹、淋巴管炎和溃疡等,部分人并发血栓性静脉炎等。

【病例分析】

第一幕

患者,男,61岁,退休工人。突然呕血1小时入院。乙肝病史多年。1小时前进食晚餐后出现恶心,呕出鲜红色血液,量约300ml,无血凝块,伴头晕、心悸、口干。入院后又呕鲜血约500ml,头昏、乏力,次晨共解柏油样便2次,每次约150g。

学习目标:

1. 静脉的解剖学特点。

2. 肝门静脉系。

参考问题:

1. 呕血是哪一系统的疾病?

2. 呕血的常见病因有哪些?怎样判断出血来源?

第二幕

入院体检:T 36.9℃,P 80/min,R 22/min,BP 105/70mmHg,慢性病容,颈侧见2处蜘蛛痣,巩膜清,有肝掌,腹膨软,肝肋下未及,脾肋下3cm,腹部移动性浊音阳性。

辅助检查:

肝肾功能:总蛋白 48.1g/L,白蛋白 27.6g/L,球蛋白 20.5g/L,A/G 1.3,总胆红素 27.9μmol/L,直接胆红素 8.5μmol/L,谷丙转氨酶 120U/L,尿素氮 9.10mmol/L,肌酐 120μmol/L,葡萄糖 7.60mmol/L。

乙肝标志物测定:HBsAg(+),HBeAg(+),抗 HBc(+)。

胃镜:食管中下段静脉中-重度曲张。

B超:提示肝硬化,门静脉高压,脾肿大,中等量腹水。腹水常规为漏出液。

腹水病理:未见癌细胞。

参考问题:

1. 肝掌和蜘蛛痣常见于哪些疾病?

2. 正常肝、脾的位置在哪?

3. 什么是腹部移动性浊音阳性? 此体征提示什么?

4. 门静脉的位置在哪? 有哪些属支?

5. 食管中下段静脉中-重度曲张、肝硬化、门静脉高压、脾肿大、中等量腹水之间的关系如何?

6. 腹水病理:未见癌细胞能不能排除肝癌的诊断?

第三幕

住院后因再次大出血抢救无效死亡。

参考问题:

1. 此病预后不良,目前有哪些治疗措施?

2. 本病的发生、发展过程如何?

解剖学解析

本例属于晚期的肝硬化,而死因就是肝硬化引起的上消化道大出血造成休克。

男性,61 岁,慢性病容。乙肝病史多年,乙肝标志物测定:HBsAg(+)、HBeAg(+)、抗HBc(+)显示为乙型肝炎的"大三阳"。由于乙肝病毒长期或反复作用,引起肝脏弥漫性损害。在病理组织学上有广泛的肝细胞变性、坏死、再生及再生结节形成,结缔组织增生及纤维隔形成,导致肝小叶结构破坏和假小叶形成,肝脏逐渐变形、变硬而发展成为肝硬化。本例肝功能检查显示 CB(结合型胆红素)为 $8.5\mu mol/L$,升高,但 UCB(非结合型胆红素)正常,CB/TB 大于 30%,ALT 明显升高,判断为肝细胞性黄疸。

门静脉高压:肝硬化导致肝脏的结构异常,门静脉的回流受阻,脾静脉血回流障碍,脾脏淤血,导致脾肿大。门静脉高压,肠胃壁静脉血回流障碍而淤血;肝硬化导致肝代谢功能障碍,白蛋白的合成减少,血管液体漏出,导致腹水生成。腹部移动性浊音阳性和 B 超下发现腹水相符。门静脉高压时,侧支循环建立,食管下静脉丛曲张,其破裂引起血液经食管往上而呕血,血液经胃到下消化道,经肛门而出则便血。

肝代谢功能障碍导致激素代谢异常,雌激素过多,出现肝掌和蜘蛛痣;绝大多数凝血因子合成障碍也是上消化道大出血的原因之一。

肝功能代偿期症状较轻,常缺乏特异性,以疲倦乏力、食欲减退及消化不良为主。可有恶心、厌油、腹部胀气、上腹不适、隐痛及腹泻。这些症状多因胃肠道淤血、分泌及吸收功能障碍所致。症状多间歇出现,因劳累或伴发病而加重,经休息或适当治疗后可缓解。脾脏呈轻度或中度肿大,肝功能检查结果可正常或轻度异常。部分病例呈隐匿性经过,只是在体格检查、因其他疾病进行手术,甚至在尸检时才被发现。

肝功能失代偿期症状显著,主要为肝功能减退和门静脉高压所致的两大类临床表现,并可有全身多系统症状。(本例明显为此期)

【问题思考】

一、试从解剖学角度分析以下问题:

1. 医生用口服药物治疗尿路感染,试述药物从入口至尿液排出体外所经过的解剖途径。若从手背静脉输液治疗,那么药物运行至尿液排出体外的解剖途径如何?

2. 试述肝脓肿病人细菌经血行播散至右肺产生脓肿的途径。

3. 试述前列腺癌经过血液转移至脑的途径。

二、根据图片写出箭头所指结构的中英文名称。

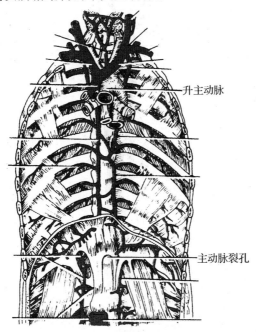

图 11-1　上腔静脉及其属支

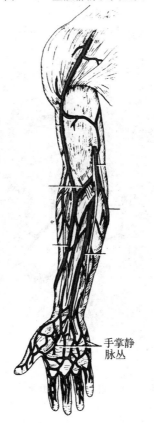

图 11-2　上肢浅静脉

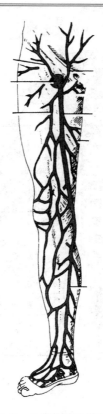

图 11-3　大隐静脉及其属支

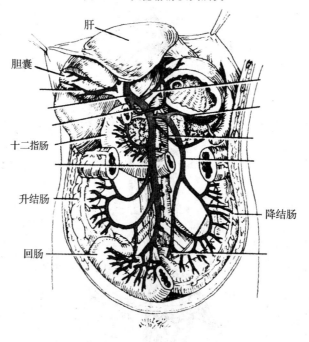

图 11-4　肝门静脉及其属支

（劳梅丽　张雨生）

实验项目十二　淋巴系统的观察

【学习目标】

1. 掌握淋巴系统的构成。
2. 掌握胸导管、右淋巴导管的行程及其收集范围。
3. 掌握头颈部、上肢的主要淋巴结群的位置、引流概况。
4. 熟悉胸部(胸壁、胸腔)主要淋巴结群的位置、引流概况。
5. 熟悉腹腔淋巴结、胃周围淋巴结的位置、引流概况。
6. 熟悉髂内、髂外淋巴结群的位置、引流概况。
7. 掌握腹股沟浅、深淋巴结群的位置、引流概况。
8. 掌握胸腺、脾、淋巴结的形态、位置、功能。

【重点】

胸导管、右淋巴导管的行程及其收集范围。

【难点】

全身各部淋巴结群的位置、引流概况。

【实验准备】

1. **影像资料**　淋巴系统解剖 VCD。
2. **标本**　全身浅淋巴结的标本;胸导管及右淋巴导管解剖标本;胸、腹、盆腔的淋巴结标本;小儿胸腔解剖标本(示胸腺);示淋巴管、淋巴结、胸导管的瓶装标本。
3. **模型**　淋巴系统模型(示淋巴导管的行走及收集范围,表浅淋巴结群的位置、回流及收集范围);示胸导管的起初及行程的模型;脾脏的模型。

【实验内容】

在多媒体课件上演示和在全身浅淋巴结的模型上说明:淋巴系统是脉管系的重要组成部分,由各级淋巴管道、淋巴器官和散在的淋巴组织构成。

在示淋巴管、淋巴结、胸导管的瓶装标本上示教淋巴管、淋巴结和胸导管。

一、淋巴导管

(一)胸导管

在胸、腹后壁标本或胸导管及右淋巴导管解剖标本,淋巴系统模型上观察,可见第 1 腰椎前方有膨大的乳糜池,由左、右腰干和肠干汇合而成,为胸导管起始处。胸导管自乳糜池上行,经膈的主动脉裂孔入胸腔,在食管右后方,沿脊柱前方,胸主动脉与奇静脉之间上行,至第 5 胸椎高度逐渐偏向左侧,沿脊柱左侧缘继续上行,出胸廓上口达颈根部,弯向前内下方注入左静脉角。在注入静脉角前,胸导管还收集左颈干、左锁骨下干和左支气管纵隔干的淋巴。若在全身整尸标本上观察,则需轻轻拉起食管胸段,即可在胸主动脉和奇静脉之间见到胸导管,再向下向上追索观察其位置及行程。在观察胸导管时,注意在乳糜池处寻找肠干和左、右腰干,在左静脉角处寻找左颈干、左锁骨下干和左支气管纵隔干。

收集范围:胸导管通过左颈干,左锁骨下干,左支气管纵隔干,左、右腰干和肠干六条淋巴干和某些散在的淋巴管,收集下半身和上半身左侧半(全身 3/4 部位)的淋巴。

(二)右淋巴导管

为一短干,长仅 1cm,在右静脉角处寻找右淋巴导管,仔细辨别右颈干、右锁骨下干和右支气管纵隔干。收集范围:收集右颈淋巴干、右锁骨下淋巴干及右支气管纵隔干,即上半身右侧半(约占全身 1/4 部位)的淋巴。

二、全身各部主要淋巴结群

(一)头颈部淋巴结

在颈部解剖标本和头颈部淋巴对模型上观察。

1. 枕淋巴结 位于枕部皮下,斜方肌起点的表面,收集枕部和项部的淋巴。

2. 耳后淋巴结(乳突淋巴结) 位于胸锁乳突肌止点表面,又称乳突淋巴结,收集颅顶、颞区和耳廓后面的淋巴。

3. 腮腺淋巴结 在腮腺表面及实质内分浅、深两组,收集额、颞区、耳廓和外耳道及腮腺等处的淋巴。

4. 下颌下淋巴结 位于下颌下腺附近,收集面部及口腔器官的淋巴。

5. 颏下淋巴结 位于颏下三角内,引流颏部、下唇中部及舌尖的淋巴。

以上各组淋巴结的输出管汇入颈外侧淋巴结。

(二)颈部淋巴结

1. 颈前淋巴结 颈前浅淋巴结沿颈前静脉排列,引流颈前部浅层结构的淋巴。颈前深淋巴结分布于颈前部内脏器官周围,有喉前淋巴结、甲状腺淋巴结、气管前淋巴结、气管旁淋巴结,引流相应器官的淋巴回流。颈前浅、深淋巴结输出管汇入颈外侧深淋巴结。

2. 颈外侧浅淋巴结 位于胸锁乳突肌表面,沿颈外静脉排列,收集颈部浅层及头部淋巴结的输出管,其输出管注入颈外侧深淋巴结。

3. 颈外侧深淋巴结 位于颈内静脉附近,沿颈内静脉排列,收集头颈部、胸壁上部及乳房上部的淋巴,其输出管汇合成左、右颈干。此群淋巴结以肩胛舌骨肌为界分为颈外侧上深淋巴结和颈外侧下深淋巴结。

(三)腋淋巴结

位于腋腔内,腋静脉及其属支附近,按其位置可分为 5 群,其输出管组成锁骨下干。

(四)支气管肺淋巴结

位于肺门处,肺血管和支气管之间。它接受肺淋巴结的输出管,它本身的输出管注入气管支气管上、下淋巴结。后者的输出管入气管旁淋巴结,气管旁淋巴结的输出管与纵隔前淋巴结的输出管合成左、右支气管纵隔干。

(五)腹股沟淋巴结

分深、浅两群:腹股沟浅淋巴结位于腹股沟韧带下方,卵圆窝和大隐静脉周围;腹股沟深淋巴结位于股静脉内侧。腹股沟淋巴结的输出管入髂外淋巴结。

（六）腹盆腔淋巴结

髂外淋巴结位于髂外血管周围，髂内淋巴结位于髂内血管周围，髂总淋巴结位于髂总血管周围。腰淋巴结位于腹主动脉和下腔静脉两侧，其输出管合成一对腰干，注入乳糜池。髂内、髂外、髂总淋巴结，肠系膜上、下淋巴结，腹腔淋巴结，上述淋巴结群均位于同名动脉的根部或周围，收集同名动脉分布区的淋巴。

三、胸腺

在小儿胸腔解剖标本（示胸腺）、纵隔模型上观察，可见胸腺位于胸骨柄后方，上纵隔前部，心包前上方，有时可向上突入到颈根部。呈扁条形，分不对称的左、右两叶，两叶以结缔组织相连。胸腺的主要功能是产生 T 淋巴细胞并参与机体免疫反应，分泌胸腺素。胸腺有明显的年龄变化，新生儿及幼儿的胸腺相对较大，青春期后逐渐萎缩退化，被结缔组织代替。

四、脾

在腹腔解剖标本和腹腔脏器模型上观察，可见脾位于左季肋部，胃底与膈之间，在第 9 至第 11 肋之间，其长轴与第 10 肋一致，前端可达腋中线。因其位置较深，正常在肋弓下不应触及。其位置可随呼吸及体位的不同而有变化。在脾脏标本和脾脏模型上观察，脾可分为膈、脏两面，前、后两端，上、下两缘。注意其上缘锐利，常有 2～3 个切迹，是触诊辨认脾的特征性标志；膈面光滑隆凸，向外上与膈相贴，脏面凹陷，对向前内方，与胃、左肾、胰尾、结肠左曲相毗邻。脏面中部有血管和神经出入的呈裂隙状纵行陷凹叫脾门。脾前端较宽阔，朝向前外下方，后端钝圆，朝向内上后方。脾是最大的淋巴器官，具有储血、造血、清除衰老红细胞和进行免疫应答的功能。

【临床联系】

一、淋巴水肿

淋巴水肿是由于淋巴循环障碍及富含蛋白质的组织液持续积聚而导致的一种慢性进展性疾病。好发于四肢，下肢尤其多见。

淋巴系统是脉管系的重要组成部分，是心血管系统的辅助装置，由各级淋巴管道、淋巴器官和散在的淋巴组织构成。淋巴管道可分为毛细淋巴管、淋巴管、淋巴干和淋巴导管四级。毛细淋巴管是淋巴管道的起始段，位于组织间隙内，以膨大的盲端起始，彼此吻合成网。管壁非常薄，仅由单层内皮细胞构成，没有基膜和周细胞，相邻的内皮细胞之间的连接间隙较大，因此毛细淋巴管比毛细血管通透性大，蛋白质、异物和细菌等大分子物质容易进入毛细淋巴管。淋巴管由毛细淋巴管汇集而成，在全身各处分布广泛，根据走行位置可分为浅淋巴管和深淋巴管。浅淋巴管行于皮下浅筋膜内，多与浅静脉伴行。深淋巴管行于深筋膜深面，常与深部的血管神经束伴行。浅、深淋巴管之间有丰富的吻合。淋巴管在向心回流途中经过淋巴结，淋巴结过滤并将过滤后的淋巴运出淋巴结，逐渐汇合形成较粗大的九条淋巴干，全身九条淋巴干最终分别汇合成两条淋巴导管，即胸导管和右淋巴导管，淋巴导管最后注入静脉。若因各种原因导致淋巴管和淋巴结损伤，如淋巴结摘除术，放疗后某些肿瘤的侵袭导致淋巴管浸润或阻塞，丝虫病、继发感染或结核病等，可引起淋巴回流障碍，淋巴滞留于组织间隙中而出现水肿。也有部分是原发性淋巴水肿，有先天性、早发性和迟发性三种，原因不明。

表现为自肢体远端向近端扩展的慢性进展性无痛性水肿。因体表淋巴管阻塞,长期水肿,可引起皮下纤维组织大量增生,使皮肤、浅筋膜逐渐肥厚,皮肤过度角化,质硬如橡皮,称"橡皮病"。常可继发感染,少数可恶变。

二、淋巴瘤

淋巴瘤是原发于淋巴结和淋巴组织的恶性肿瘤,与免疫应答过程中淋巴细胞增殖分化产生的某种免疫细胞恶变有关,是免疫系统的恶性肿瘤,其恶性程度不一,其病因和发病机制尚不明了,但病毒学说颇受重视。根据病理学特征,可分为霍奇金淋巴瘤和非霍奇金淋巴瘤。

淋巴结和淋巴组织存在于全身各部,且与单核-巨噬细胞系统、血液系统相互交通,淋巴液和血液循环于周身,故淋巴瘤除发生于淋巴结、扁桃体、脾和骨髓外,还可发生于人身体的各个部位,如鼻咽部、胃肠道、膀胱、骨骼和皮肤等处。临床上以进行性无痛性淋巴结肿大和局部肿块为特征性表现,可伴有相应器官受压迫的症状。如病变累及淋巴结以外的淋巴组织,则呈现出受损器官病变的症状。当淋巴瘤侵犯胃肠道时,可有食欲减退、腹痛、腹泻、腹部肿块、肠梗阻和肠出血。而淋巴瘤侵犯肝脾时,可引起肝脾肿大,肝区疼痛和压痛。淋巴瘤侵犯呼吸道时,可引起咳嗽、咯血、胸闷、气促和胸水。淋巴瘤侵犯骨髓和血液时可导致淋巴细胞性白血病。淋巴瘤侵犯皮肤时,症状表现可多样化,红皮病、溃疡、丘疹、斑疹、皮下肿块等。治疗以化疗为主,放疗为辅。近年有生物治疗,如单克隆抗体、干扰素等,还有骨髓或造血干细胞移植和手术治疗。

【病例分析】

第一幕

患儿,男,8岁,左颈部淋巴结肿大20天,发热8天,来院就诊。

经查:患儿20天前无明显诱因出现左颈部淋巴结肿大,大约3cm×2cm,无触痛,伴阵咳,有白色痰,8天前出现发热,37.5～39℃,肿大淋巴结出现触痛,局部皮肤无红肿,咳嗽,无咽痛,无皮疹,无盗汗,无明显消瘦,食欲差,大小便正常,在家静滴抗生素(具体不详)病情无好转,转上级医院治疗。既往身体健康,否认结核接触史。

学习目标:

1. 淋巴系统构成。

2. 颈部淋巴结群。

参考问题:

1. 颈部有哪些淋巴结群?

2. 淋巴结肿大的原因有哪些?

3. 发热与淋巴结肿大有什么关系?

4. 为什么使用抗生素?

第二幕

查体:一般可,全身皮肤无皮疹,无出血点,左颈部淋巴结肿大,压痛,咽红,扁桃体无肿大,肝肋下4.5cm,心肺听诊无异常。

辅助检查:白细胞数$3.9×10^9$/L,中性粒细胞百分数0.35,淋巴细胞百分数0.62,异形淋巴细胞百分数0.07,血红蛋白、血小板正常,血沉22mm/h,尿常规正常,血清谷丙转氨酶

101U/L,谷草转氨酶 225U/L,乳酸脱氢酶 965U/L,肌酸激酶同工酶 37U/L,羟丁酸脱氢酶 406U/L,其他检查正常,骨髓穿刺未见明显异常。

参考问题:

1. 试述颈部左、右侧淋巴结群收集的差别。

2. 试述骨髓穿刺的临床意义。

3. 为明确诊断需要做哪些检查、诊断?

【问题思考】

一、试从解剖学角度分析以下问题:

1. 解释左季肋区受暴力打击时脾破裂大出血的机制。

2. 某人不慎刮破右足底皮肤,数天后其右腹股沟淋巴肿大,试分析原因。

3. 某女,50 岁,一月前洗澡时发现右侧乳房上部有一生姜状肿块,因工作忙未及时就医。后发现逐渐肿大,与乳房皮肤粘连,不痛。医生检查时发现同侧腋窝内有两个肿大之淋巴结。问:(1)腋窝内淋巴结为何会肿大?(2)如不及时治疗,估计还有哪些部位的淋巴结也会肿大?(3)可能的诊断是什么?(4)如果需要手术,要不要清除腋窝内的淋巴结?为什么?

二、根据图片写出箭头所指结构的中英文名称。

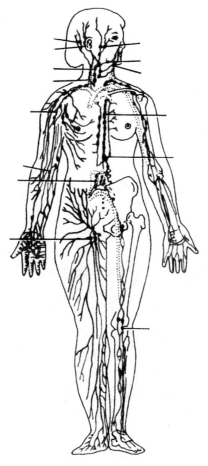

图 12-1　淋巴系统模式图

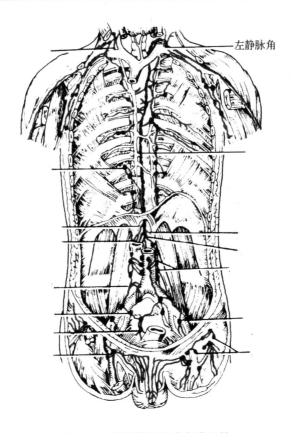

左静脉角

图 12-2　胸导管和腹盆部淋巴结

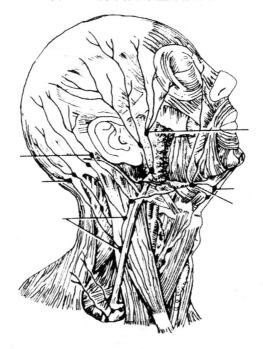

图 12-3　头颈部的浅层淋巴结

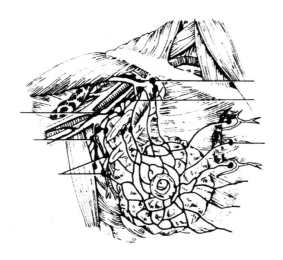

图 12-4　腋淋巴结和乳房淋巴管

（罗　刚）

实验项目十三　感觉器官的观察

【学习目标】

1. 掌握眼球壁的角膜、巩膜、虹膜、睫状体、脉络膜及视网膜的形态结构与功能。

2. 掌握眼球折光装置各部的形态机构及特点,了解眼的折光成像及屈光异常。

3. 掌握眼房的结构、房水循环,熟悉眼睑、结膜的形态结构,了解泪器的组成、泪道的形态结构,掌握眼外肌的名称、起止及作用,了解眼动脉的来源和分布。

4. 掌握耳的构成,熟悉外耳道的分部及新生儿外耳道的特点。

5. 掌握中耳的分部、鼓室的位置,熟悉鼓室六个壁主要结构与毗邻及临床意义,了解听小骨的形态、连结及运动。

6. 掌握鼓膜及咽鼓管的位置、分部、作用,掌握幼儿咽鼓管的形态特点及临床意义。

7. 掌握骨迷路三个部分的形态、膜迷路的分部及其与骨迷路的关系,了解其形态与功能。

8. 掌握声波的传导途径,了解内耳的基本工作原理。

【重点】

1. 眼球壁的组成。

2. 中耳鼓室的构成。

【难点】

1. 眼外肌的运动。

2. 内耳的构成。

【实验准备】

1. **影像资料**　感觉器(眼、耳)解剖 VCD。

2. **标本**　猪眼数个;眼肌标本;眼的血管标本;眼睑标本;泪器标本;去顶颅骨标本;颞骨岩部示鼓室六壁标本;示外耳道、鼓膜、骨迷路标本;咽鼓管标本;示骨半规管、外耳道、鼓膜的标本。

3. **模型**　眼球解剖放大模型;眼外肌和眼球构造的模型;示外耳、中耳、内耳的分部和形态及鼓室位置、结构和毗邻的模型;骨和膜半规管的模型;听小骨模型。

【实验内容】

一、感觉器总论

感觉器:由感受器和附属结构构成。

感受器为机体接受内、外环境刺激的结构。分为：外感受器，分布于皮肤、黏膜、视器和听器等处；内感受器，分布于内脏和心血管等处；本体感受器，分布于肌、肌腱、关节和内耳等处。

二、视器

视器由眼球和眼副器（眼睑、结膜、泪器、眼球外肌、眶脂体和眶脂肪等）、血管、神经构成，现分别加以观察。

（一）眼球

在眶解剖标本上观察，眼球位于眶内，它近似球形，前、后径略小于横径，后方连有一粗大的神经即视神经，经视神经管进入颅腔，周围有眼球外肌及神经血管，眶内充满脂肪组织。眼球由眼球壁及其内容物组成。

在眼的模型上，将猪眼分别沿眼球赤道切开和矢状切开后观察。

1. **眼球壁**　由外而内，可分三层：

（1）外膜：为眼球纤维膜，前为角膜，后为巩膜。

角膜：为眼球纤维膜前 1/6 之透明部分，无血管，约呈圆形，其曲度较大，所以角膜较向前突出，有屈光作用。

巩膜：为眼球纤维膜后 5/6，厚而坚韧，乳白色不透明，前接角膜，在眼球后极稍内侧有视神经从巩膜穿出，前方角膜缘处有环形的巩膜静脉窦，为房水回流的通道。

（2）中膜：为眼球血管膜，也叫葡萄膜，呈棕黑色。由前向后可分为虹膜、睫状体和脉络膜三部分。

虹膜：呈冠状位，是中膜最前部的环形的薄膜，位于角膜后方、晶状体前方，虹膜中央有圆形的孔称瞳孔。角膜与晶状体、睫状小带之间的腔隙叫眼房，虹膜把眼房分成较大的眼前房和较小的眼后房，两者借瞳孔相通。在前房内，虹膜和角膜交界处构成的环形区域称虹膜角膜角（前房角），角的前外侧壁有小梁网，连于巩膜与虹膜之间，有滤网作用，为房水回流必经之路。

睫状体：是血管膜中部最肥厚的部分，位于巩膜与角膜移行处的内面，前接虹膜根部，后续于脉络膜。在眼的矢状切面上，睫状体呈三角形。结合眼球冠状切面后面观，可见睫状体后部 2/3 较平坦，称睫状环，前 1/3 较肥厚，内表面有 70～80 个向内突出的皱襞，叫睫状突。睫状体内的平滑肌为睫状肌，有调节晶状体和分泌房水的功能。

脉络膜：占血管膜的后 2/3，前接睫状体，后方有视神经穿过，外与巩膜疏松结合，内面紧贴视网膜色素层。富含血管和色素，有营养、吸收分散光线的作用。

（3）内膜：称视网膜，为眼球感觉膜。附于中膜内面，分两层：外层紧密贴在中膜内面，为色素上皮层；内层易于剥脱，叫神经层。

视网膜自后向前分为三部分：视部、睫状体部和虹膜部。在标本上观察视网膜后部有略凹之视神经盘，其后方连于视神经。在眼球模型上观察视网膜上的结构，在视网膜后部有血管穿出的凹陷为视神经盘，在视神经盘外（颞）侧有黄色小区为黄斑，内有中央凹。

在沿眼球赤道切开和矢状切开的猪眼上观察，眼球壁可分为三层：内层为白色，是视网膜的神经层，与视神经相对应处内面为中心略凹的视神经盘；乳白色这层较易剥离，该层深面一层呈蓝黑色为视网膜色素上皮层，在外面呈棕黑色为脉络膜，两者紧贴在一起；最外层为厚而致密坚韧、乳白色的巩膜，在眼球后极偏内侧有视神经穿出巩膜，其外包有视神经鞘。

2. 眼球的内容物　包括房水、晶状体和玻璃体。

房水:是充满眼房的澄清的液体,有营养角膜和晶状体、维持眼内压、折光功能。

晶状体:位于虹膜与玻璃体之间,呈双凸透镜状,后面曲度较大,前面曲度较小,无色透明,具有弹性。借睫状小带系于睫状体。

玻璃体:为无色透明的胶状物质,充满于晶状体、睫状小带与视网膜之间,约占眼球内腔的 4/5。

在沿眼球赤道切开的猪眼上观察,眼球内部后半充满冻胶状的玻璃体,若不是新鲜眼球,则有的玻璃体会液化呈水样。除去冻胶状的玻璃体,从后方往前看视网膜、脉络膜、虹膜等。用镊子夹起晶状体,仔细观察连于晶状体与睫状体之间的睫状小带,此带为透明、菲薄的膜样结构,若晶状体已游离,则难以观察到睫状小带。将晶状体取出观察其形态结构。观察睫状体的睫状环与睫状突及其前方的虹膜与瞳孔。观察最前方的角膜,如不是新鲜眼球,则因防腐液的作用而不甚透明。最后将眼球壁前部沿矢状方向剪开,观察眼前房、眼后房及虹膜角膜角等结构。

在活体上相互观察眼球前方的角膜、后方乳白色的巩膜,透过角膜观察虹膜、瞳孔及眼球前房等结构。

(二)眼副器

在活体上观察以下结构:

1. 眼睑　俗称"眼皮",位于眼球前方,分上睑和下睑。上、下睑之边缘称睑缘,睑缘的前缘生有睫毛。上、下睑缘之间的缝隙名睑裂。上、下睑在两端连合处分别名内眦及外眦。内眦与眼球之间的空隙为泪湖。泪湖底有一微红小突起,称为泪阜。

在眼睑标本上观察,眼睑的结构由浅至深可分为皮肤、皮下组织、肌层、睑板和睑结膜五层。

在活体上,眼睑皮肤较其他处皮肤细薄,皮下组织薄而疏松,故睑部皮肤移动性好,水肿最早在睑部出现肿胀。肌层主要为眼轮匝肌和上睑提肌:眼轮匝肌环绕睑裂,收缩可关闭睑裂;上睑提肌收缩,提上睑,开大睑裂。睑板呈半月形,致密较硬,上、下各一,分别位于上、下睑中。衬覆睑板内表面透明的黏膜为睑结膜。

2. 结膜　在标本与活体上观察,结膜为一层薄而透明的黏膜,覆盖在眼睑的后面与巩膜前部的前面。依其所处的部位可分为三部分:眼睑最内层为睑结膜。覆盖巩膜前部,其深面为白色的巩膜为球结膜。睑结膜与球结膜互相移行,其反折处形成的隐窝,称结膜穹窿,有上穹与下穹。观察结膜上穹时需翻起上睑,眼球往下转;观察结膜下穹时需外翻下睑,眼球往上转。当闭眼时,三部分结膜之间所形成的囊状空隙称为结膜囊,结膜囊通过睑裂与外界相通。

3. 泪器　由泪腺和泪道组成。泪道包括泪点、泪小管、泪囊和鼻泪管。

在泪器标本和模型上观察,于眼眶前外上方的泪腺窝内有泪腺,有若干排泄小管开口于结膜上穹的外侧部。

在活体上观察,在上、下睑缘内侧端各有一小突起为泪乳头,其顶端有一小孔,对向泪湖,分别称为上、下泪点,是泪小管的开口。

在标本或模型上观察,分别起自上、下泪点的上、下泪小管先与睑缘成垂直方向走行,旋即几乎成直角转向内侧行,上、下泪小管汇合后开口于泪囊。泪囊为位于泪囊窝内的膜性囊,其上端为盲端,在内眦水平以上,其下端移行于鼻泪管。

在模型和颅骨标本上观察,泪囊下端之膜性管为鼻泪管,大部分行经骨性鼻泪管中,向下开口于下鼻道前份的外侧壁。

4. **眼球外肌** 眼球外肌有七块:其中运动眼睑的是上睑提肌;其余六块均止于眼球,运动眼球,包括四条直肌、两条斜肌。

在眼肌标本和眼外肌和眼球构造的模型上逐一观察。

上睑提肌:在上直肌上方可认出,起自视神经管周围的总腱环,前行处为腱膜,止于上睑睑板。

四块直肌(即上直肌、下直肌、内直肌、外直肌):均起于视神经管周围和眶上裂内侧的总腱环,四肌自起点发出后,分别沿眶的上、下、内侧、外侧壁前行,在眼球的上、下、内、外方,至眼球赤道(中纬线)的前方,止于巩膜上、下、内侧、外侧各部。内、外直肌的功能分别是使瞳孔转向内侧和外侧;上、下直肌可使瞳孔转向上内方和下内方。

上斜肌:起自总腱环,在上直肌和内直肌之间,沿眼眶顶壁之内侧缘前行,至眼眶顶壁内侧缘前端处,穿过一滑车,再转向后外,经上直肌与外直肌之间走向后外方,止于眼球赤道(中纬线)后方。其功能是使瞳孔转向外下方。

下斜肌:起自眼眶底壁的前内侧,经下直肌下方,斜向后外,止于眼球下面赤道(中纬线)的后方。其功能是使瞳孔转向外上方。

(三)眼球和眼眶的血管和神经

在眼的血管标本和模型上观察。

1. **眼动脉** 起自颈内动脉颅内段,与视神经伴行经视神经管入眶,先在视神经外侧,后经上直肌与视神经之间眼眶内侧壁,再经上斜肌与内直肌之间前行,最后出眼眶成为终支,沿途发出主要分支如下:

视网膜中央动脉:由眼动脉发出后,在视神经下方前行,于眼球后方约 $1\sim1.5\text{cm}$ 处穿入视神经内,在视神经中前行至眼球内,分支分布于视网膜内层。

泪腺动脉:较大,沿外直肌上缘前行到泪腺。

睫状后长、短动脉:穿巩膜分布于巩膜、脉络膜、虹膜、睫状体及视网膜外层。

2. **神经** 在脑神经实习时观察。

(四)实习小结

1. **眼球折光装置** 角膜、房水、晶状体、玻璃体:无色透明,具有屈光作用。

光线→角膜→眼前房房水→瞳孔→眼后房房水→晶状体→玻璃体→视网膜

2. **眼的折光成像** 眼的视物成像原理同物理学上的凸透镜成像原理。5m 以外的物体的光线近似平行光线,经过正常眼的折光装置,无需调节,物体影像正好聚焦成像于视网膜,成一倒置的图形,此为正视眼。

3. **眼的调节** 对于来自近处的散开光线,眼球具有自动改变折光率,使近处的散开光线好聚焦在视网膜上形成清晰影像的能力,眼球的这种调节焦点距离的能力即为眼的调节作用。眼的调节包括晶状体凸度的改变、瞳孔的变化以及双眼球的汇聚。

(1)晶状体的调节

视近物时→睫状肌收缩,睫状小带松弛→晶状体弹性回缩变凸→屈光力增强→视网膜

（2）瞳孔的调节

视近物或强光时→瞳孔缩小

视远物或弱光时→瞳孔散大

（3）眼球会聚

视近物时→双眼球同时向鼻侧汇聚→利于形成清晰物像

4. 房水产生及循环途径

睫状体产生→眼后房→瞳孔→眼前房→虹膜角膜角隙→巩膜静脉窦→睫状前静脉→眼静脉

5. 泪液的产生及排出途径

泪腺产生→泪腺排泄小管→结膜囊→泪湖→泪点→泪小管→泪囊→鼻泪管→下鼻道

6. 眼外肌的功能

$$
眼外肌
\begin{cases}
上直肌——内上视 \\
下直肌——内下视 \\
内直肌——内　视 \\
外直肌——外　视 \\
上斜肌——外下视 \\
下斜肌——外上视
\end{cases}
$$

三、前庭蜗器

在示外耳、中耳、内耳的分部和形态及鼓室位置、结构和毗邻的模型上可见前庭蜗器包括前庭器和蜗器，按部位可分为外耳、中耳、内耳三部。外耳又分三部：位于头部两侧的为耳廓，俗称耳朵；管道部分为外耳道；外耳和中耳之间为鼓膜。中耳为一系列空腔，位于外耳与内耳之间。内耳或称迷路，包括耳蜗、前庭、三个半规管，前者为听觉器，后两者为平衡器官。

（一）外耳

包括耳廓、外耳道、鼓膜。

在耳（示外耳道、鼓膜、骨迷路）标本和示外耳、中耳、内耳的分部和形态及鼓室位置、结构和毗邻的模型上观察，连于外耳门至鼓膜间的弯曲管道为外耳道，外侧 1/3 为软骨部，与耳廓软骨相延续，内侧 2/3 为骨性部。由外向内其方向为先向前上，继而稍向后，最后弯向前下，故活体上检查成人鼓膜时，需将耳廓拉向后上方，使外耳道呈近似于一直线后才能窥见。婴儿外耳道短而直，鼓膜近于水平位。

在鼓膜的标本和模型上观察，可见在外耳道与鼓室之间有一椭圆形半透明薄膜即鼓膜。向前、下、外倾斜，与头部的矢状面及水平面各成45°角。鼓膜上 1/4 呈三角形，薄而松弛，名松弛部；下部 3/4 坚实紧张，名紧张部，为鼓膜振动之主要部分。鼓膜整体呈漏斗状，凸面向内，与锤骨柄末端相对处为鼓膜脐。锤骨柄紧贴鼓膜内面。锤骨柄的上部内侧可见一细小的神经横跨而过，为鼓索。鼓索是面神经出茎乳孔之前的分支，向上向前穿过骨质，在黏膜深面跨过锤骨柄内侧，向前穿岩鼓裂与舌神经连系。

（二）中耳

包括鼓室、咽鼓管、乳突窦及乳突小房。为一含气的不规则腔道，大部分在颞骨岩部内。

在示外耳、中耳、内耳的分部和形态及鼓室位置、结构和毗邻的模型及锯开的颞骨标本上对照观察,注意确定各结构的解剖位置。

1. **鼓室**　是颞骨岩部内含气的一个形状不规则的腔隙,上、下径和前、后径长,内、外侧径短。鼓室各壁覆有黏膜,此黏膜与咽鼓管及乳突窦、乳突小房内的黏膜相延续。鼓室可分为六壁,分别观察各壁的结构和毗邻。

上壁:又称鼓室盖,为一薄骨板,分隔鼓室与颅中窝。

下壁:又称颈静脉壁,亦为一薄骨板,分隔鼓室和颈静脉窝内的颈内静脉。

前壁:又称颈动脉壁,即颈动脉管的后壁,此壁上部有肌咽鼓管开口。肌咽鼓管可分为上、下二部:上部为鼓膜张肌半管,内容鼓膜张肌;下部为咽鼓管半管。

后壁:又称乳突壁,此壁上部有乳突窦开口,乳突窦又与后方的乳突小房相通。乳突窦开口内侧有外侧半规管凸,开口下方有一锥形隆起,内容镫骨肌。

外侧壁:又称鼓膜壁,大部分是鼓膜,此外,鼓膜所附着处周围的骨也组成外侧壁的一部分。

内侧壁:又称迷路壁,为内耳之外侧壁。此壁凹凸不平,中部有圆形隆起,名岬,由耳蜗第一圈隆凸形成(可在模型上取出颞骨里面的内耳模型加以验证)。岬的后上方有卵圆形孔,名前庭窗或卵圆孔,通向前庭,为镫骨底封闭。岬的后下方有圆形小孔,名蜗窗或圆窗,在活体上有第二鼓膜封闭。在前庭窗的后上方有一条弓形隆起,称为面神经管凸,内有面神经(模型上面神经管凸已打开,显露面神经管和面神经)。

鼓室内结构细小,三块听小骨和两条听骨肌在标本上较难看清,要和模型结合起来观察。三块听小骨,即锤骨、砧骨及镫骨,最靠外侧为锤骨,锤骨柄末端附着于鼓膜脐区,锤骨头与砧骨相关节,砧骨又与镫骨头连接,而镫骨底则覆盖前庭窗。三骨借关节和韧带连结成听小骨链,连于鼓膜和前庭窗之间,可将声波的振动转换成机械能传入内耳。

运动听小骨的肌为鼓膜张肌和镫骨肌。鼓膜张肌位于鼓膜张肌半管内,肌腱从管内伸入鼓室,止于锤骨,收缩时将锤骨拉向内侧,紧张鼓膜。镫骨肌位于鼓室后壁的锥隆起内,肌腱入鼓室,止于镫骨,收缩时拉镫骨底向后外方,离开前庭窗,以减轻内耳的压力。

2. **咽鼓管**　为沟通中耳鼓室与鼻咽部的管道,又名欧氏管。成人长 3.5～4.0cm。内 2/3 为软骨部,以咽鼓管咽口开口于平对下鼻甲后方的鼻咽部侧壁,管自咽口向后上外行;外 1/3 为骨部,以咽鼓管鼓室口开口于鼓室前壁。咽鼓管咽口和软骨部平时关闭,当吞咽或呵欠时,腭帆张肌收缩,咽口张开。

幼儿咽鼓管较成人短而平,口径较大,故咽部感染易沿咽鼓管侵入鼓室,引起中耳炎。

3. **乳突窦和乳突小房**　是鼓室向后的延伸。乳突窦位于鼓室上隐窝的后方,是乳突小房中最大者,向前开口于鼓室,向后与乳突小房相连通。乳突小房为颞骨乳突内的许多含气小腔,在锯开的颞骨标本上观察,可见这些小腔互相交通,向前借乳突窦与鼓室相通。

(三) 内耳

内耳位于鼓室和内耳道底之间,全部埋藏于颞骨岩部骨质内,由骨迷路和膜迷路构成。骨迷路为颞骨岩部骨密质围成的不规则腔隙,膜迷路为套在骨迷路内的膜性管或囊,两者间充满外淋巴,膜迷路内充满内淋巴,内、外淋巴互不相通。

1. **骨迷路**　在耳(示外耳道、鼓膜、骨迷路)标本和内耳模型上观察。

骨迷路共分三部,即前庭、骨半规管、耳蜗。骨迷路中部扩大之腔隙为前庭,前庭前部较窄,前下方有一大孔道连形似蜗牛壳之耳蜗,后部较宽,后上方以五个小孔通五个骨半规管。

前庭与中耳之间有前庭窗和蜗窗,前庭内侧壁邻接内耳道底。

前庭后上方有三个几乎互成直角的半环形骨管。其为骨半规管,根据位置分为前骨半规管、后骨半规管和外骨半规管。前骨半规管凸向上,约与颞骨岩部的长轴相垂直;后骨半规管凸向后外,与颞骨岩部的后面接近平行;外骨半规管凸向外侧,呈水平位。每个半规管都有两个骨脚连于前庭,较细小者称单骨脚,较膨大者称壶腹骨脚,前、后骨半规管的单骨脚合成一总骨脚,故三个骨半规管以五个孔开口于前庭。

位于前庭的前方,形似蜗牛壳者为耳蜗,由蜗螺旋管环绕蜗轴两圈半而成。蜗顶朝前外方,蜗底朝后内方对向内耳道底。蜗轴伸出之骨螺旋板,分蜗螺旋管为上、下两半,上半为前庭阶,下半为鼓阶。

2. **膜迷路**　位于骨迷路内封闭的膜性管和囊,借纤维束固定于骨迷路。分为椭圆囊、球囊、膜半规管和蜗管。

在耳(示外耳道、鼓膜、骨迷路)标本和内耳模型上观察。

位于前庭后上方的椭圆囊隐窝内者为椭圆囊。后壁有五个开口,连于膜半规管。前壁有椭圆球囊管,连于球囊和内淋巴导管。椭圆囊内有椭圆囊斑,为位觉感受器,感受头部静止和直线变速运动的刺激。

位于前庭前下方的球囊隐窝内者为球囊。下端以连合管连于蜗管。球囊内有球囊斑,为位觉感受器,感受头部静止和直线变速运动的刺激。

在骨半规管内,形状与骨半规管相似者为膜半规管,骨壶腹内相应的膜部膨大称膜壶腹,壁上有隆起的壶腹嵴,也是位觉感受器,感受头部旋转变速运动的刺激。

膜蜗管位于耳蜗螺旋管内,介于骨螺旋板与蜗螺旋管外侧壁之间,水平断面上呈三角形。

将振动的音叉分别置于两耳不同距离处,可听到不同强度的声音,为声波传导。再将振动的音叉置于额骨上,感受其振动,为骨传导。

【临床联系】

一、眼的折光异常

当眼在松弛状态下,来自5m以外的平行光线经过正常眼的折光装置折射,无需调节,不能聚焦于视网膜上,称非正视眼或折光异常(屈光不正)。可分为近视、远视和散光三类。

1. 近视眼

眼球前、后径正常,角膜或晶状体曲率过大,屈光能力过强;眼球前、后径过长,使平行光线进入眼球后,聚焦成像于视网膜之前,导致视远距物模糊,近距视力好。纠正方法为配戴一定焦度的凹透镜。

2. 远视眼

眼球前、后径过短,角膜曲率过小,使平行光线聚焦于视网膜之后,视物模糊。轻度远视在年轻人因调节力强而无明显症状。中、高度远视视力受损,常伴有不适和视觉疲劳,因过度调节会出现内斜视。纠正方法为配戴一定焦度的凸透镜。

3. 散光眼

角膜的球面曲率不均匀,入眼的光线经折射后不能同时聚成焦点,以致视物模糊。纠正方法为配戴柱透镜。

4. 老视

俗称"老花眼"。老年人因晶状体逐渐硬化，弹性减弱，睫状肌功能也逐渐变弱，眼的调节能力逐渐减弱，40～45 岁开始，能看远物而看近物不清，为了看清近物，睫状肌要过度收缩和过度集合，以增加调节，引起眼疲劳。纠正方法为看近物时配戴凸透镜，看远物时把镜摘下。

二、青光眼

当眼压超过了眼球内组织的承受范围，引起视神经萎缩和视野缺损，导致视功能障碍者，称青光眼。影响眼压的因素是多方面的，房水、晶状体、玻璃体、眼球内血量均可影响眼压，但晶状体和玻璃体相对恒定，对眼压的影响甚微，而房水是不断变化的，其产生和回流是否平衡对眼压的影响最大。眼压高低主要取决于房水循环中的三个因素：房水生成率、房水通过前房角小梁网时遇到的阻力、上巩静脉压。若房水分泌正常，循环途径中，任何一个环节发生阻塞，房水不能顺利回流，均会引起眼压升高。视神经对眼压的耐受性有个体差异，有的人眼压高于统计学正常上限，可长期没有出现视神经萎缩和视野缺损，为高眼压症；有的人眼压在正常值范围内，却发生了视神经损伤和视野缺损，为正常眼压青光眼。

大多数青光眼是因为房水回流障碍所致，当各种原因导致前房角狭窄，虹膜堵塞小梁网，随着时间的推移，虹膜与小梁网粘连，或前房角开放，但小梁网增厚，网眼变窄或阻塞，均可使房水回流障碍，眼压升高，从而对视神经产生机械性压迫，使其受损。故青光眼的治疗是以各种方法使房水产生和使回流重新恢复平衡，降低眼压，保存视力。青光眼急性发作时，可有剧烈头痛、眼胀痛、恶心、呕吐、视力下降、角膜水肿、瞳孔散大、眼压升高。其他一些可引起视神经供血不足，令眼压耐受性降低的疾病，如心血管疾病、内分泌疾病等，也可导致青光眼。

三、视乳头水肿

视乳头水肿为视乳头出现非炎症性水肿，不是一个独立的病，常为全身性疾病所致，大多为颅内病变所致。视神经外覆的三层膜与颅内的三层脑膜相连续，颅内的蛛网膜下隙与视神经的蛛网膜下隙相通，颅内压力可经脑脊液传到视乳头处。通常眼内压高于颅内压，一旦这两方面的压力中任一方有变，可引起视乳头凹陷或水肿。眼球方面的因素，是由于眼球穿通伤、角膜瘘、抗青光眼手术后房水回流过畅导致眼压降低。眼眶内的肿瘤、眶脓肿、眶蜂窝织炎可直接压迫视神经，导致回流障碍。全身性疾病如贫血、白血病、恶性高血压、肾炎、妊娠毒血症等均可引起视神经乳头水肿。颅内的占位性病变、炎症、外伤及先天性脑发育异常，可引起颅内压升高，阻碍了视网膜中央静脉的回流；同时视神经纤维也因颅内压的增高而使其轴浆运输障碍，致使轴浆、水分和蛋白质滞留于视乳头的细胞外间隙，引起视乳头水肿。若水肿不累及黄斑，则可无视觉障碍，偶有阵发性的黑矇症状，可伴有颅内高压的症状：头痛、呕吐、复视。慢性水肿可发生视野缺损和中心视力严重丧失。眼底镜检查可见：初期视乳头充血色红，边界模糊，遮蔽血管，生理凹陷不清晰，静脉充血、迂曲；病程稍长，则视乳头充血肿胀明显，直径变大，生理凹陷消失，呈菌状隆起，周围有出血。若视乳头长期水肿，则可见视乳头苍白，边界模糊，隆起度降低，视网膜血管变细短路，周围及黄斑色素改变，最终视力丧失。为继发性视神经萎缩所致。故神经科医生常通过眼底镜观察来了解颅内压状况，协助诊断。当然，其他一些疾病，如恶性高血压、肺心病、眼眶占位性病变等也可引起视乳头水肿。

四、化脓性中耳炎

化脓性中耳炎是化脓性致病菌侵入而引起中耳黏膜的感染,常扩展到乳突小房引起乳突炎。其感染途径有三:①咽鼓管途径,最常见。上呼吸道感染、某些传染病、不适当的诊疗或擤鼻涕、在污水中游泳,细菌可经咽鼓管侵入中耳,引起本病。因小儿咽鼓管较成人短、粗、平,故该病好发于儿童。②鼓膜途径。不洁的鼓膜穿刺术、鼓膜置管及鼓膜外伤,可导致细菌经外耳道穿鼓膜侵入中耳。③血行感染,极少见。若引流不畅,致病菌毒力强,病人抵抗力差,可发展为乳突炎。中耳炎初期主要为鼓室黏膜充血肿胀及咽鼓管咽口阻塞,使鼓室内空气吸收变为负压,耳鸣,听力减退;继而鼓膜增厚,鼓室内化脓,随着脓液增多而压力增加,导致耳痛,鼓膜穿孔前为搏动性痛或刺痛,鼓膜穿孔流脓后耳痛可减轻。有全身症状,儿童较重。鼓膜穿孔后全身症状可减轻。治疗:及早应用足量抗生素控制感染,不同时期用不同药物滴耳,鼓膜穿孔时吸脓,治疗原发病如鼻咽部疾病。急性化脓性中耳炎如果没有得到及时、合理、彻底治疗,经6～8周后仍不痊愈,就演变成慢性化脓性中耳炎。鼓膜长期穿孔,耳内经常流脓,根据病变性质,可分为单纯型、骨瘤型和胆脂瘤型。

五、晕车、晕船、晕飞机

晕车、晕船、晕飞机为晕动病或运动病,它是指乘坐交通工具时,由摇摆、颠簸、旋转、变速运动等因素使人体内耳前庭器感受到过度运动刺激,从而产生过量生物电,影响神经中枢而出现冒冷汗、恶心、呕吐、头晕等症状群。确切地讲,它不是通常意义上的疾病,而仅仅是敏感机体对超限刺激的应急反应,是一种人体空间定位障碍。正常人体空间的平衡由视觉、本体感觉及前庭迷路感觉的相互协调与配合来实现,而前庭迷路感觉起主导作用。内耳前庭器是人体平衡感受器官,椭圆囊斑、球囊斑感受静止和直线(水平或垂直)变速运动的刺激,半规管壶腹嵴感受旋转(角)变速度运动的刺激。当我们乘坐的交通工具做直线变速运动,如汽车启动、加减速、刹车,船舶晃动、颠簸,电梯和飞机升降时,这些刺激使前庭内的椭圆囊斑和球囊斑毛细胞受刺激而产生形变放电,向中枢传递并感知。做旋转变速运动,如汽车转弯,飞机做圆周运动时,角加速度作用于两侧内耳相应的半规管,使双侧半规管壶腹嵴内毛细胞受刺激弯曲形变产生正负相反的电位,这些神经末梢的兴奋或抑制性电信号通过前庭神经传向中枢并感知。每个人对这些刺激的强度和时间的耐受性有一个限度,在此限度和时间内人们不会产生不良反应,超过了这个限度就要出现运动病症状,这个限度就是致晕阈值。每个人的致晕阈值不同,所以在相同的客观条件下,只有少数致晕阈值低的人才出现晕动病症状。眩晕是前庭受刺激产生的症状,冒冷汗、恶心、呕吐等症状是因为前庭神经与自主神经关系密切。

晕动病的发生还有其他诱发因素,如视觉、体质虚弱、精神状态(情绪紧张、睡眠不足、过度疲劳、过饥过饱)、客观环境(高温、高湿、通风不良、噪声、不良气味)等。有些晕车的人能开车而不能乘车,是因为前庭神经属于低级中枢,受大脑皮质高级中枢影响,当晕车的人开车时,注意力高度集中,大脑皮质高级中枢高度兴奋对前庭系统产生抑制作用,前庭神经系统的兴奋降低,致晕阈值相对升高,自然就不会晕车了。目前晕动病没有根治或治愈方法,现有的各种防治措施只能暂时缓解症状或延缓它的发生。最好是避免或离开能引起该病的环境;常晕车者在乘车前可服镇静止吐药,不宜过饱或过饥,不宜过劳,睡眠要充足;乘车时尽可能坐在汽车的前部,以减轻颠簸;打开车窗使通气良好;闭目,以减轻头部震动和眼睛视物飞逝而引起头晕加重;平时应加强锻炼,增强体质。旋转椅、秋千、俯虎、荡船等运动可增强前庭适应刺激的能力,提高前庭器官的耐受性,达到避免或减轻运动病症状的目的。

【病例分析】

第一幕

患者,女,47岁。主因"右耳反复流脓伴听力下降20年"入院。患者20年前因游泳耳进水后出现急性中耳炎,当时右耳流脓,药物治疗后耳流脓症状缓解。20年来,患者每于感冒或耳进水后出现右耳流脓,且自觉听力下降明显。发病过程中,无面瘫及眩晕。

学习目标:

1. 中耳的解剖结构及特点。

2. 听觉传导通路径。

参考问题:

1. 耳的解剖结构。

2. 中耳鼓室能够与哪些结构相通连?

3. 从解剖学角度解释患者反复出现症状的原因。

4. 试解释听力下降的原因。

第二幕

入院查体:右耳鼓膜紧张部后上边缘性穿孔,鼓室内可见白色豆渣样物。

纯音测听:右耳传导性听力下降,PTA 50dB,ABG 35dB。

颞骨CT:右侧鼓室、鼓窦内可见密度增高影,周边骨质破坏整齐,听小骨部分破坏。

入院后完善各项检查,于全麻下行右耳完壁式鼓室成形术＋人工听小骨植入术。术中行耳后切口,外耳道横行切口进入耳道,掀起残余鼓膜,去除鼓室内胆脂瘤组织。探查听骨链,见砧骨烂失,镫骨板上结构存在。去除听骨链周边肥厚黏膜及上皮样组织,取人工听小骨修剪后架于镫骨之上。制作鼓膜移植床,取颞肌筋膜修补鼓膜。外耳道填塞抗生素纱条,耳后间断缝合,结束手术。

术后1周,拆除耳后全部缝线。术后2周,取出耳道内填塞物。术后患者恢复可,自觉听力提高明显,行纯音测听示:右侧PTA 20dB。随访2年,患者无耳流脓再次发作。

学习目标:

1. 听小骨解剖特点。

2. 骨膜解剖特点。

参考问题:

1. 骨膜检查的解剖基础。

2. 听小骨损伤对听力的影响。

3. 如该病例进一步发展可能会出现哪些症状?

【问题思考】

一、试从解剖学角度分析以下问题:

1. 运用所学视器的解剖学知识,试解释近视、远视、老视、散光、白内障、青光眼、沙眼、斜视、瞳孔缩小、瞳孔散大、夜盲、色盲等疾病与何结构有关。

2．为什么婴幼儿比成人容易在咽喉发炎后患中耳炎？中耳炎可能波及哪些结构？

3．声波可经哪些结构传入内耳感受器？

二、根据图片写出箭头所指结构的中英文名称。

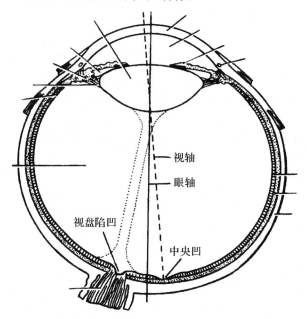

视轴

眼轴

视盘陷凹

中央凹

图 13-1　眼球（右侧、水平切面）

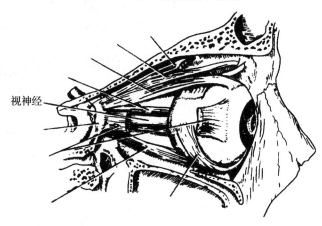

视神经

图 13-2　眼球外肌（外侧面）

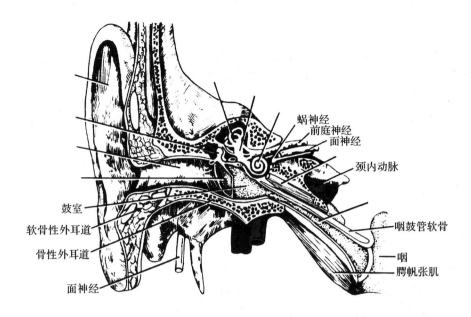

蜗神经
前庭神经
面神经
颈内动脉
鼓室
软骨性外耳道
骨性外耳道
咽鼓管软骨
咽
腭帆张肌
面神经

图 13-3　全耳模式图

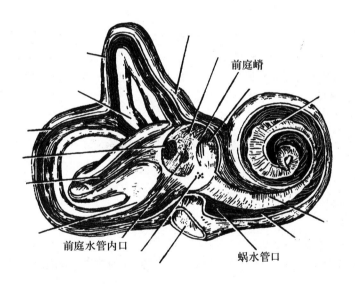

前庭嵴

前庭水管内口
蜗水管口

图 13-4　骨迷路

（罗　刚）

实验项目十四　神经系统总论、脊神经的观察

【学习目标】

1. 掌握神经系统的区分，了解神经元、神经胶质细胞的基本形态特征、分类及功能。

2. 掌握白质、髓质、纤维束、灰质、皮质、神经核、神经节、神经的概念及构成。

3. 掌握脊神经的构成、分支、纤维成分。

4. 掌握颈丛的构成，掌握膈神经的构成、位置、分布、损伤表现，熟悉耳大、枕小、颈横、锁骨上神经的分布。

5. 掌握臂丛的组成、位置，掌握正中神经、尺神经、桡神经的起源、主要行程和分支、分布，掌握肌皮神经、腋神经的位置、分布，熟悉上述神经损伤时的临床表现。

6. 掌握胸神经前支在胸腹壁的行程、分布及其皮支的节段性特征，了解肋间神经阻滞麻醉的解剖要点。

7. 掌握腰丛的组成、位置，掌握股神经的行程、位置、主要分支、分布及损伤表现，了解髂腹下、髂腹股沟、闭孔、生殖股神经的分布。

8. 掌握骶丛的组成及位置，掌握坐骨神经的发起、行程、体表投影、主要分支、分布概况及损伤时的表现，了解臀上、臀下、股后皮神经的分布。

9. 了解四肢各部位的神经配布。

【重点】

1. 脊神经的构成。

2. 颈丛、臂丛、腰丛、骶丛的构成、分支、分布。

【难点】

脊神经的分布与功能、损伤后的表现，以神经功能障碍分析受损伤神经。

【实验准备】

1. **影像资料**　神经系统（脊神经）VCD。

2. **标本**　原位脊髓（脊髓带椎骨标本，示脊神经根、椎间孔、脊神经分支）；颈丛及臂丛组成标本；离体上、下肢神经标本；肋间神经标本；纵隔（显露膈神经、迷走神经、膈肌）标本；腰丛、骶丛位置及组成标本；坐骨神经、股神经及其分支标本；会阴及大腿内侧区（示阴部神经和闭孔神经）。

3. **模型**　神经系统概况模型；脊神经构成模型；颈丛、臂丛的分支分布模型；纵隔模型。

【实验内容】

一、神经系统的分部

在神经系统概观模型上观察，脑和脊髓构成中枢神经系统，受骨骼的保护。脑神经和脊神经构成周围神经系统，分别连于脑和脊髓。周围神经以神经干的形式分布到身体各部，含运动和感觉纤维成分。每一条脊神经都是混合性神经，其运动和感觉纤维在外观上无法分辨，但是到达各部皮肤的小分支（称为皮支）主要为感觉神经。还可根据其功能和分布将周围神经分为内脏神经和躯体神经。

二、脊神经的构成

脊神经与脊髓相连，共31对，分别是颈神经8对、胸神经12对、腰神经5对、骶神经5对和尾神经1对。脊神经分布于躯干和四肢。

先观察脊神经构成模型，再观察对应标本。在模型和标本上可见脊神经通过神经根与脊髓相连。前根的根丝发自脊髓前外侧沟，后根的根丝从后外侧沟进入脊髓。前、后根的根丝首先行走在椎管内蛛网膜下隙中，相邻的多条神经根汇合后（一个脊髓节段的神经根汇合成一条）依次穿过蛛网膜进入硬膜下隙及穿过硬脊膜进入硬膜外隙（硬脊膜包绕神经根与神经外膜相延续）。在椎间孔处，前、后根合并后再分支离开椎间孔，此外可见脊神经节，位于后根，为初级感觉神经元胞体聚集而成。

脊神经主要的分支有：前支，粗大，走向脊柱的前外侧；后支，向后穿过横突间软组织分布到躯干背部中线两侧的肌和皮肤；脊膜支，较细小，从椎间孔返回入椎管分布到脊膜及椎管内血管（在普通标本上难以见到）；交通支，连接交感干（详见"实验项目十六　内脏神经的观察"）。

颈、腰、骶部的脊神经的前支分别构成神经丛（颈丛、臂丛、腰丛和骶丛）；胸部的脊神经前支呈节段性分布。所有脊神经后支呈节段性分布到脊柱区的肌和皮肤，不必作详细观察。

三、颈丛

在颈部结构标本上，翻开胸锁乳突肌，观察第1～4颈神经前支组成的颈丛及发出的分支。

1. **皮支**　在颈部模型上观察，多数经胸锁乳突肌后缘中点（神经点）穿出深筋膜，向上、前、下各方向行走至浅层。依次辨认枕小神经、耳大神经、颈横神经、锁骨上神经。

2. **膈神经**　在颈丛模型、纵隔模型和纵隔标本上观察，为混合性神经，由颈丛发出，向下经前斜角肌表面，至颈根部经锁骨下动、静脉之间进入胸腔，经肺根前方贴心包两侧下行达膈肌，该神经分支支配膈肌的运动，并分支到心包、胸膜，右膈神经至肝、胆，传导其感觉冲动。

3. **舌下神经袢**　常位于颈内静脉浅面。由舌下神经降支与第2、3颈神经分支组成。

四、臂丛

由第5～8颈神经前支与第1胸神经前支组成。

先在颈、上肢深层标本和腋窝标本上观察臂丛的构成及位置。此丛上部位于前、中斜角肌之间，在翻开前斜角肌的标本上可见第5～8颈神经与第1胸神经前支构成的5个根，在锁骨中段上方，5个根再编织成为3个干，由上而下为上干、中干和下干，各干各自再分为前、后两股,6 个股经锁骨中点后方进入腋窝,在腋腔内围绕腋动脉构成 3 束。在腋腔内先找到腋动脉,依据方位辨认各束。其中位于腋动脉外侧的为外侧束,在腋动脉内侧的为内侧束,在腋动脉后方的为后束。

在上肢标本上辨认臂丛 3 束的主要分支:

1. 肌皮神经　自外侧束发出,穿喙肱肌,分支支配喙肱肌、肱二头肌和肱肌,其终支为前臂外侧皮神经。

2. 正中神经　此神经由外侧束和内侧束各发一根汇合而成。位于腋动脉前外侧,向远端追踪,可见此神经伴肱动脉经肱二头肌内侧沟下行到肘窝,并穿过旋前圆肌,向下经指浅、深屈肌之间,最后经腕横韧带深面达手掌部。正中神经在臂部没有分支,在前臂分支支配前臂前肌群(肱桡肌、尺侧腕屈肌、指深屈肌尺侧半除外)。正中神经的终支为 3 支指掌侧总神经,它们在手掌部发出返支支配鱼际肌(拇收肌除外)和第 1、2 蚓状肌。皮支分布于手掌掌心和鱼际区皮肤以及桡侧半和桡侧三个半指掌侧皮肤及这三个半手指中节与远节指背的皮肤。在活体上触摸肱二头肌内侧沟、肘窝,辨认掌外侧纹,在手掌划出正中神经皮支分布范围。

3. 尺神经　在尺骨鹰嘴和肱骨内上髁之间可见一粗大的神经,即为尺神经,向上追踪可见其发自内侧束,在臂部行经正中神经内侧,无分支。过尺神经沟后,行经于肘关节内侧穿过尺侧腕屈肌的起点,进入前臂伴尺动脉内侧下行。尺神经在前臂分发出肌支配尺侧腕屈肌、指深屈肌尺侧半。主干继续下行达腕上方处发出手背支,绕前臂远端内侧缘达手背侧,分布于手背尺侧半及尺侧两个半指近背侧皮肤。尺神经终支至手掌部分为深、浅两支:深支为肌支,支配小鱼际肌,拇收肌,第 3、4 蚓状肌和全部骨间肌;浅支沿手掌面下行,分布于小鱼际区皮肤尺侧半和尺侧一个半指掌侧及此一个半指中节与远节指背的皮肤。相互间触摸尺神经沟内的尺神经,在手部画出尺神经皮支的分布范围。

4. 臂内侧皮神经及前臂内侧皮神经　此二皮神经均发自内侧束,可在腋动脉和腋静脉之间寻找。它们分别分布于臂内侧皮肤和前臂内侧区皮肤。

5. 腋神经　由后束发出,在腋腔后壁处可见腋神经伴旋肱后动脉向后穿四边孔,绕肱骨外科颈分支入三角肌和小圆肌,并有皮支分布于三角肌区及臂上份外侧部皮肤。

6. 桡神经　亦由后束发出,此神经较粗大,发出后即与肱深动脉伴行,经肱三头肌长头与内侧头之间沿桡神经沟行向外下方达肱骨外上髁前方,沿途发出肌支支配肱三头肌、肱桡肌和桡侧腕长伸肌;皮支分布于臂及前臂后部皮肤;主干行至肱肌与肱桡肌之间分为深、浅两终支。

浅支:分布于手背桡侧半及桡侧两个半指近节背侧皮肤。

深支:分支支配前臂前肌群。在骨架上复习肱骨桡神经沟,在手部画出桡神经皮支分布范围。

以上诸神经都是臂丛至上肢的分支。臂丛于锁骨上、下部还有许多分支,不必逐一追认,它们当中与临床关系较为密切的是胸长神经和胸背神经。

7. 胸长神经　起自臂丛根部,经臂丛与腋动脉后方入腋腔,沿前锯肌表面下降,分支支配该肌。

8. 胸背神经　起自臂丛后束,沿肩胛下肌前面,相当于肩胛骨腋缘处下降,分布至背阔肌。

五、胸神经前支

在显露胸后壁的标本上观察，胸神经在穿出椎间孔后，除第1和第12胸神经外，均不成丛。1～11对胸神经前支均行走于相应的肋间隙内，故称肋间神经。第12胸神经前支行于第12肋下缘称肋下神经。肋间神经在肋间隙内与肋间后动脉、静脉伴行，神经位于最下方，行走于上一肋骨下缘的内侧面（肋沟处），肋间内肌和肋间最内肌之间。分支分布于胸壁肌与皮肤。主要分支有外侧皮支和前皮支。下5对肋间神经和肋下神经除分布于相应的肋间肌和皮肤外，还继续向前下行达腹前壁。于腹前外侧壁可见它们行于腹横肌与腹内斜肌之间，最后穿腹直肌前鞘到达腹前壁皮肤，沿途发出分支至腹前外侧壁的肌与皮肤，并具有明显的节段性。肋间神经皮支的重叠分布特点明显，即一条肋间神经皮支所分布的区域也接受相邻上、下两条神经的分布。在自身的躯干前外侧壁标出各条肋间神经分布范围。

六、腰丛

腰丛由第12胸神经前支的一部分、第1～3腰神经前支及第4腰神经前支的一部分构成。

在显露腹后壁的标本上观察，翻开腰大肌，于腰椎横突前方可见腰丛（其组成不予追认）。第4腰神经前支的一部分和第5腰神经前支组成腰骶干加入骶丛（此干可在骶骨岬两侧找到）。观察腰丛的分支。

髂腹下神经（略）。

髂腹股沟神经（略）。

生殖股神经（略）。

股外侧皮神经：可在髂前上棘下方与大腿外侧找到。

股神经：在股前内侧区神经血管标本上观察，股神经是腰丛最大的分支，此神经由腰大肌的外侧缘穿出后，沿腰大肌与髂肌之间下降，经腹股沟韧带深面、股动脉的外侧行至股前部，在股部的分支有：①肌支：分支入股四头肌和缝匠肌；②前皮支：分布于大腿前部的皮肤；③隐神经：为股神经终支，亦为皮支，自股神经发出后在股部伴股动脉下降，经收肌管到膝关节内侧穿出至皮下（伴大隐静脉）下行至小腿前内侧面，最后达足内侧缘，分支分布于小腿前内侧面及足内侧缘皮肤。

闭孔神经：在盆腔矢状切面连有下肢的标本上观察，自腰大肌内侧缘穿出后，沿小骨盆侧壁下行，与闭孔动脉一道穿闭膜管至大腿内侧，分为前、后两支，支配股内侧肌群和闭孔外肌。

七、骶丛

骶丛由第4腰神经前支大部分、第5腰神经（构成腰骶干）及所有骶神经前支构成。

在盆腔矢状切并连有下肢的标本上观察，第1～4骶神经前支由骶前孔穿出，第5骶神经前支和尾神经前支经骶管裂孔出骶管，它们在盆腔后壁梨状肌前方与腰骶干共同组成骶丛。

根据下面描述特点寻找骶丛的分支：

1. 臀上和臀下神经　在臀部，翻开臀大肌和臀中肌，可见此二神经分别经梨状肌上孔和下孔穿出。臀下神经入臀大肌支配该肌；臀上神经行于臀中、小肌之间并支配此二肌及阔筋膜张肌。

2. **阴部神经**　与臀下神经同出梨状肌下孔,随后绕过坐骨棘进入坐骨小孔,沿坐骨肛门窝侧壁,分数支至肛管会阴部及外生殖器。

3. **股后皮神经**　不必细找。

4. **坐骨神经**　此神经为骶丛的最大分支,也是人体最粗大的一支神经。经梨状肌下孔穿出后(此处个体差异大,部分分两支穿梨状肌上、下孔或其中一支穿梨状肌纤维),行经坐骨结节与股骨大转子之间下行至股后部,发出分支支配大腿后群肌。坐骨神经于腘窝上角处,分为二终支(分支部位个体差异大,少数人分支部位高达臀部穿梨状肌处):①胫神经:经下行至小腿后部,伴胫后动脉,经小腿后面深、浅两层肌间下行,并发出分支支配小腿后群肌。主干经内踝与跟结节之间进入足底,分为内、外侧二支,分别称为足底内、外侧神经,分布于足底的肌和皮肤。②腓总神经:沿股二头肌内侧缘向外下行,绕过腓骨颈外侧,穿腓骨长肌分为腓深和腓浅神经。腓深神经由腓总神经分出后,伴胫前动脉,在小腿前群肌间下行,分支支配小腿前群肌和足背肌。腓浅神经行于腓骨长、短肌之间,分支支配腓骨长、短肌,主干向下,于小腿外侧面中、下 1/3 交界处穿出深筋膜,分布于小腿外侧面、足背、趾背的皮肤。观察时特别要注意其绕腓骨颈处,该处易损伤。在活体上标出坐骨神经干的体表投影。

【临床联系】

一、周围神经损伤与修复

周围神经损伤指的是各种原因导致的周围神经纤维的损伤。损伤因素有外伤、肿块或异物压迫、医源性损伤、中毒等。损伤类型包括压榨、撕脱、横断。神经细胞是高度分化的细胞,基本上不具有进一步分化和再生的能力,因而一般认为中枢神经不能再生。但是,周围神经干(神经的突起)损伤后是可以再生的,再生的效果与损伤的性质、损伤的程度、损伤后的修复措施有密切的关系。修复周围神经损伤的基本原则是解除病因,保护神经元胞体,恢复神经纤维的完整性,加强功能锻炼。

神经端-端吻合术是修复神经横断损伤的常规手术,也用于断肢再植术中。术中将横断神经远、近端的神经外膜或束膜缝合起来,损伤近端的轴突在一定的条件下会生长出新的突起(先决条件是神经元胞体存活),突起的最前端部分称为生长锥。生长锥不断向前生长延长,通过吻合口,长入远端的内膜管,直至到达靶器官。内膜管指的是损伤远端神经纤维变性、崩解,原有的轴浆被清除,雪旺氏细胞(周围神经胶质细胞)大量增生,沿基膜排列而形成的条索状细胞带。

二、肱骨中段骨折易损伤桡神经

桡神经沟位于肱骨中段背侧,桡神经在此处贴近肱骨下行。桡神经此处损伤会导致前臂后群肌的瘫痪和其皮支分配区域的麻木,主要表现为手腕下垂,前臂旋后障碍,前臂背侧、手背桡侧三个半手指皮肤感觉麻木,以虎口区最为明显。

三、肱骨外科颈骨折或不恰当地使用腋杖可损伤腋神经

腋神经从臂丛后束发出后,伴旋肱后动脉穿四边孔,绕肱骨外科颈外面到达肩后区进入三角肌深面,支配三角肌及小圆肌,感觉支分布于肩外侧部皮肤和肩关节囊。因此四边孔综合征也会出现类似表现:肩部乏力,肩关节外展和后伸障碍,肩外侧皮肤麻木。严重时会有三角肌萎缩,肩塌陷而出现"方肩"。

【病例分析】

第一幕

一退休老人，在玩门球时不慎被别人用球棒击中其左小腿外上方。伤处疼痛剧烈，左腿无力，诉其左小腿外侧及足背麻木，不能背屈其左足和足趾。

学习目标：

1. 下肢神经支配。

2. 下肢肌群配布。

参考问题：

1. 左小腿外侧及足背麻木的原因是什么？

2. 左足和足趾不能背屈的原因是什么？

3. 该病患还会有什么临床症状？

第二幕

检查发现患者左下肢呈跨阈步（行走时左足抬得很高，落地迅速）。左腓骨头、颈处肌紧张，左下肢外侧远端和足背感觉缺失。下肢 X 线片报告腓骨颈骨折。初步诊断为腓骨颈骨折和腓总神经损伤。

学习目标：

下肢神经、肌、骨等结构的解剖关系。

参考问题：

1. 试从解剖学角度解读分析跨阈步的形成。

2. 腓骨颈骨折为何伴发腓总神经损伤？

3. 试提出治疗的方案。

解剖学解析

左小腿外侧及足背皮肤为腓总神经分支支配。趾不能屈，说明趾长伸肌麻痹，此肌为腓深神经支配；左下肢呈跨阈步，是因为踝关节不能背屈，走路时足尖易着地，因而患者会通过抬高下肢防止足尖着地，所以跨阈步是因踝关节不能背屈所引起的。背屈踝关节的肌包括胫骨前肌、趾长伸肌等，为腓深神经支配。以上表现加上受伤部位、受伤局部的肌紧张可推断为腓总神经损伤。X 线片报告进一步证实了腓骨颈骨折，为诊断腓总神经损伤提供了佐证。

腓骨颈骨折或胫骨骨折固定不当易造成腓总神经损伤，小腿上端外侧外伤亦可造成腓总神经撞击综合征。腓总神经在腓骨头后面向下行走，紧贴骨膜绕过腓骨颈进入腓骨肌上管，在管内分为腓浅、腓深和膝返神经。因此在腓骨颈处的各类损伤均易伤及腓总神经。主要表现为小腿外侧和足部皮肤感觉减退，严重时有足下垂、"跨阈步"、"马蹄内翻足"畸形（小腿外侧群肌失去神经支配而瘫痪，足不能外翻）。

从此例不难看出熟悉的解剖学知识在神经损伤定位诊断中的重要性。X 线不能为神经损伤提供直接诊断（X 线、CT、MRI 均不能分辨周围神经组织），神经损伤的定性和定位诊断主要依赖于临床表现。

【问题思考】

一、试从解剖学角度分析以下问题：

1. 在尺侧腕屈肌两头之间有一增厚的纤维带，尺神经在纤维带下进入一骨性纤维鞘管,在此管道内易受卡压,产生"肘管综合征"。根据你所学的解剖学知识,请分析"肘管综合征"可能的临床表现。

2. 单条肋间神经损伤后难以作出准确的诊断,为什么?

二、根据图片写出箭头所指结构的中英文名称。

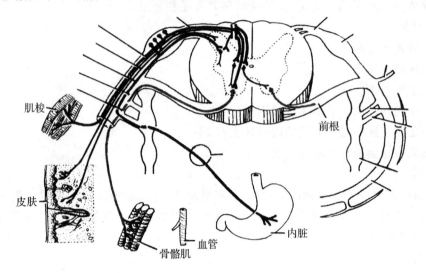

肌梭　　　　　　　　　　　　　　　　　　前根

皮肤

骨骼肌　　血管　　　　内脏

图 14-1　脊神经的组成与分布模式图

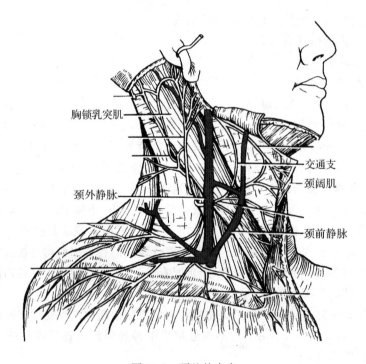

胸锁乳突肌

交通支

颈外静脉　　　　　　颈阔肌

颈前静脉

图 14-2　颈丛的皮支

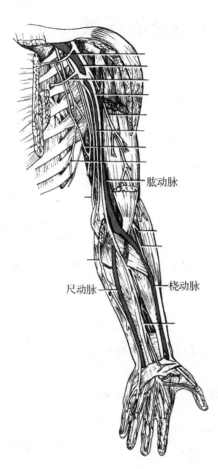

图 14-3 上肢的神经分布（背面浅层）

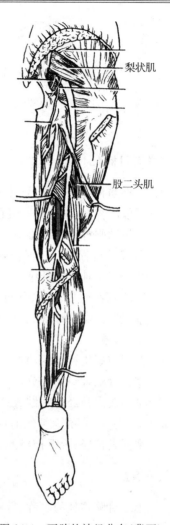

图 14-4 下肢的神经分布（背面）

（张全鹏 张雨生）

实验项目十五　　脑神经的观察

【学习目标】

1. 掌握脑神经的名称、顺序号、纤维成分、进出颅的部位、性质和分布。

2. 了解嗅神经,掌握视神经的功能、性质和行程。

3. 掌握动眼神经的纤维成分、主要行程、分布、功能,掌握瞳孔对光反射通路,掌握滑车神经、展神经的行程、分布、损伤表现。

4. 掌握三叉神经的纤维成分、半月节的位置、感觉分布区,熟悉眼神经、上颌神经、下颌神经的主干行程、主要分支、分布。

5. 掌握面神经的纤维成分、重要行程、主要分支(鼓索、面肌支)的分布,熟悉面神经周围瘫的临床表现。

6. 掌握前庭蜗神经的功能、性质、主要行程。

7. 掌握舌咽神经的成分,了解其分布。

8. 掌握迷走神经的纤维成分、主干行程及其各种纤维的分布概况,熟悉喉上神经的行程、分布,熟悉左、右喉返神经的行程、分布及损伤后表现。

9. 掌握副神经、舌下神经的分布,掌握舌下神经损伤的临床表现。

【重点】

1. 十二对脑神经的名称、行程、分支分布、损伤后的表现。

2. 第Ⅲ、Ⅴ、Ⅵ、Ⅶ、Ⅸ、Ⅹ、Ⅻ对脑神经。

【难点】

1. 某一脑神经分支损伤后可能出现的症状以及从出现的症状如何推断某一神经受损。

2. 与脑神经相连的副交感神经节在标本上的找寻及其纤维联系。

【实验准备】

1. **影像资料**　脑神经 VCD。

2. **标本**　颅底观骨标本;颞骨冠状位切开标本;整脑(带嗅球和视神经、视交叉);整脑干(带脑神经根);头部正中矢状切面标本(示鼻黏膜、嗅丝);眶标本(显露眼肌,眼球及Ⅱ、Ⅲ、Ⅳ、眼神经、Ⅵ等脑神经,需保留睫状神经节及睫状短神经);面侧深区标本(显露三叉神经及其分支,包括与之相连的副交感神经节);面部浅层标本(显露腮腺面神经颅外段的分支与显露腮腺及面神经颅外段的分支);头颈侧面深层标本(显露后 4 对脑神经);显露迷走神经全程标本(喉上神经、喉返神经、迷走前干、迷走后干和鸦爪支等)。

3. **模型**　12 对脑神经的模型;内脏神经模型;耳模型。

【实验内容】

一、各对脑神经

1. 嗅神经（Ⅰ）　嗅神经为感觉神经，司嗅觉。在头部正中矢状切面标本上观察嗅黏膜，在整脑标本上观察嗅球及嗅束，在颅底观骨标本上观察筛孔。

嗅神经的第一级感觉神经元胞体散在嗅区黏膜（上鼻甲和鼻中隔上部的黏膜）内，为双极神经元（肉眼不可见），周围突分布到黏膜内感受气味分子的刺激，中枢突汇合成20余条嗅丝穿筛孔，终于嗅球。因此，所见到的嗅丝从其纤维性质来说属于中枢神经。

2. 视神经（Ⅱ）　视神经为感觉神经。在去除眶上壁和外侧壁的标本上，可见在眼球后极偏内侧一粗大的神经出眼球（注意神经与眼球后极的位置关系），经视神经管入颅腔续于视交叉，此即视神经（观察视神经时勿将周围的眼肌和眶内其他神经损坏）。视神经外面包有分别与三层脑膜相延续的鞘膜。第一极感觉神经元存在于视网膜中，为双极细胞，所见视神经中的纤维实为视网膜中节细胞的中枢突起。

3. 动眼神经（Ⅲ）　动眼神经为运动神经，含有躯体运动和内脏运动纤维。在脑干标本上，可见其发自中脑，从脚间窝出脑。在去除眶上壁和外侧壁的标本上，可见动眼神经穿过海绵窦后，经眶上裂入眶内，分为上、下两支，上支分布到上直肌和上睑提肌，下支至下直肌、内直肌、下斜肌。

睫状神经节：为副交感神经节。在外直肌与视神经之间，（近侧）有一个米粒大小的呈扁平四角形的睫状神经节，动眼神经的副交感纤维在此换元后组成睫状短神经入眼球壁，末梢分布到瞳孔括约肌和睫状体的睫状肌。

4. 滑车神经（Ⅳ）　滑车神经为运动神经。在脑干标本上可见其从中脑背面下丘下方出脑，绕大脑脚至脑干腹侧。在去除眶上壁和外侧壁的标本上见其穿海绵窦后经眶上裂入眶内。可先找到上斜肌，沿上斜肌上缘找出与之相连的神经，此神经即滑车神经，它为一较细小的神经，支配上斜肌。在眼外肌模型上观察上斜肌，从其起、止点和走向理解该肌的作用（该肌的滑车具有改变眼球运动方向的作用）。

5. 三叉神经（Ⅴ）　三叉神经为混合性神经，含躯体感觉和躯体运动纤维成分。在脑干标本上可见三叉神经根连于脑桥中部前外侧，根很短。在颅底示脑膜的标本上可见三叉神经向前行至颞骨岩部前面近尖端的三叉神经压迹处形成膨大的半月形神经节，称三叉神经节。从节发出三个大支，它们由前内至后外侧为眼神经、上颌神经、下颌神经。在头面部深层标本上观察这些分支。

（1）眼神经：呈扁索状，与动眼、滑车神经同行于海绵窦外侧壁，经眶上裂入眼眶，在除去眼眶顶部的标本上观察其分支。①额神经：最粗，在上睑提肌上方前行分2～3支，其中眶上神经较大，穿眶上切迹，至额部皮肤。②泪腺神经：细小，位于最外侧，沿外直肌上缘前行达泪腺，分布于泪腺、结合膜和上睑的皮肤。③鼻睫神经：为最内侧的分支，在上直肌下面与视神经之间，斜跨视神经上方至眼眶内侧，分布于鼻腔黏膜（嗅黏膜除外）、筛窦、泪囊和鼻背、鼻前庭的皮肤以及眼球、眼睑等。

（2）上颌神经：为三叉神经的第二支。先在头部正中矢状切深层标本上进行观察。此神经由三叉神经节发出后前行，穿海绵窦后，经圆孔进入翼腭窝。再由眶下裂入眶至眶下壁，改名为眶下神经，主干向前行经眶下沟、眶下管，出眶下孔达面部，沿途分支分布于上颌窦眶下壁、牙齿和牙龈、下睑、眶下区、上唇的皮肤和黏膜以及鼻部皮肤等处。注意观察上牙槽后神经与翼腭神经(至翼腭神经节)。

(3)下颌神经:为三叉神经的第三支,最粗,由三叉神经节向前下经卵圆孔出颅。在暴露颞下窝的标本上观察,下颌神经分为前、后两干。前干细小,主要分支为运动神经,除支配咀嚼肌、鼓膜张肌和腭帆张肌外,尚分出一感觉支,即颊神经(在标本上咀嚼肌及其神经都已除去,而颊神经仍可见到)。颊神经由下颌神经前干发出至颊肌表面,并穿此肌,管理颊区皮肤及黏膜的感觉。后干主要分支有以下几种。①耳颞神经:较细小,以两个根由下颌神经发出,二根夹持脑膜中动脉后合成一干经下颌关节后方,进入腮腺上部,经此腺转向外上方,由该腺上端穿出,至颧弓根部后方,与颞浅动脉伴行向上分布至颞部皮肤。②下牙槽神经:是下颌神经两个大支中后方的一支,下行经下颌孔入下颌管,最后经颏孔穿出下颌骨,易名为颏神经,此神经沿途分支主要分布于下颌牙齿、牙龈、颏部及下唇的皮肤和黏膜。③舌神经:是下颌神经两个大支中前方的一支,与下牙槽神经平行,上端有鼓索神经加入,经翼外肌深面下行,达下颌下腺的上方,继沿舌骨舌肌的表面前行至舌尖。舌神经分布于舌前部2/3的黏膜(一般躯体感觉),其中来自鼓索的味觉纤维则分布于舌前2/3的味蕾,传导味觉冲动。

三叉神经节是第一级感觉神经元聚集的部位,其周围突起组成三叉神经各支(下颌神经的一部分、上颌神经、眼神经)分布到头、面部皮肤及黏膜(各支分布范围及规律十分重要),其中枢突进入脑干连接三叉神经脊束核、三叉神经脑桥核。

三叉神经的躯体运动纤维(属于特殊内脏运动纤维),纤维来自脑桥三叉神经运动核,构成了下颌神经的主要部分,支配咀嚼肌。

6. 展神经(Ⅵ)　展神经属运动神经。在脑干标本上可观察到展神经根在桥延沟前方连接脑干。在去除眶上壁和外侧壁的标本上见展神经经枕骨斜坡上行进入海绵窦,再经眶上裂入眶,在眶内先找到外直肌,在外直肌内侧与其相连的神经即展神经。

至此,可以总结出多条神经穿经海绵窦,它们分别是动眼神经、滑车神经、眼神经、上颌神经、展神经。

多条神经经眶上裂入眶,分别是动眼神经、滑车神经、眼神经、展神经。

7. 面神经(Ⅶ)　面神经为混合性神经,含躯体运动、内脏运动、内脏感觉纤维成分。在脑干标本上可见面神经在桥延沟、展神经根的外侧连于脑干,伴前庭蜗神经经内耳门进入内耳道。面神经在颞骨岩部内的行程在标本上不易观察,可在耳模型及颞骨冠状位切开标本上进行观察。在耳模型上揭开岩部的上壁,可见面神经在内耳道穿入颞骨岩部后,穿经面神经管,从茎乳孔出颅,继穿经腮腺实质前行,在腮腺内先分为上、下两支,最终分成数个终支。

面神经在面神经管内的分支有:

(1)岩大神经:由颞骨岩部的膝状神经节发出,穿岩大神经管入颅中窝,穿破裂孔向前穿翼管至翼腭窝,终于翼腭神经节。节后纤维支配泪腺、鼻、腭部黏膜。

(2)镫骨肌支:在耳模型上观察,自面神经管下段发出(膝状神经节以后),入鼓室支配镫骨肌。

(3)鼓索:在耳模型上观察,可见它在茎乳孔上方自面神经发出,行向前上方,经鼓膜上部内侧,穿岩鼓裂到颞下窝,向前加入舌神经。

面神经在颅外的分支有:

在保留腮腺的头面部浅层标本上观察,可见面神经发出5组分支由腮腺前缘穿出,自上而下依次为：

(1)颞支：在腮腺上缘穿出，行向前上，支配额肌和眼轮匝肌。

(2)颧支：腮腺上缘与前缘交汇处穿出，前行，横过颧骨，支配眼轮匝肌。

(3)颊支：由腮腺前缘中部穿出，前行，横过咬肌，支配颊肌、口轮匝肌和其他口周围肌。

(4)下颌缘支：由腮腺前缘下部穿出，沿下颌体下缘至下唇诸肌。

(5)颈支：由腮腺下端穿出，细小(不必细找)，支配颈阔肌。

翼腭神经节：为副交感神经节。在面侧深部的标本上观察，位于翼腭窝上部、上颌神经的下方、蝶腭孔附近。属于面神经的一个副交感神经节，为一扁平的小结，常不易观察，其节后纤维支配泪腺的分泌。

下颌下神经节：为副交感神经节。在下颌下腺的上方、舌神经下方可看到一个小神经节与舌神经相连。是面神经的又一个副交感神经节。此节有前、后两根分别连于舌神经的下方，分支至下颌下腺和舌下腺。

面神经成分复杂，分支多，行程隐秘，教师应重点示教，加强辅导。

8. 前庭蜗神经(Ⅷ)　前庭蜗神经又称位听神经，属感觉神经(特殊躯体感觉)。在耳模型上观察，起自内耳螺旋神经节和前庭神经节(均属于感觉神经节)，此神经与面神经伴行经内耳道入颅，连接于脑干桥延沟外侧。螺旋神经节细胞的周围突分布到内耳螺旋器，前庭神经节细胞的周围突分布到球囊斑、椭圆囊斑和壶腹嵴。

9. 舌咽神经(Ⅸ)　舌咽神经为混合神经，含躯体运动、内脏运动、躯体感觉和内脏感觉纤维。取脑干观察，见该神经根连于脑干延髓的橄榄后沟上部。取颅底骨观察颈静脉孔，可见舌咽神经伴迷走神经、副神经从此孔出颅。取头颈部深层标本，先找出茎突和连于茎突的茎突咽肌，舌咽神经细小，在该肌下部后缘处，其经过行程在一般标本不易看清，可观察到舌支和窦支。舌咽神经的舌支分布至舌后 1/3 黏膜及味蕾等。

舌咽神经其他的分支有：咽支，为 3～4 条细支，于咽后壁与交感神经、迷走神经构成丛(不易于观察)；鼓室神经，自舌咽神经的下神经节发出，穿颞岩下面入鼓室分支并吻合成丛，其中岩小神经经耳神经节换元后支配腮腺(不易于观察)。

耳神经节：为副交感神经节。在面侧深部标本观察，位于卵圆孔下方，紧贴下颌神经内侧。

10. 迷走神经(Ⅹ)　迷走神经为混合性神经。在脑干标本上可见其连于橄榄后沟下部。

(1)迷走神经的行程：在相应标本和模型上观察，迷走神经经颈静脉孔出颅后，行于颈内动脉、颈总动脉和颈内静脉之间的后方，直达颈根部。在迷走神经刚出颈静脉孔处出现一个不明显的长形的膨大，是迷走神经的下神经节。在颈部，迷走神经与颈内动脉、颈总动脉和颈内静脉伴行。因左、右迷走神经在胸腹腔的行程去向稍有不同，故应分别观察其胸、腹腔段。①左迷走神经：经左颈总动脉和左锁骨下动脉之间进入胸腔，然后跨主动脉弓的左前方，下行至左肺根后方，在此可见左迷走神经分出若干细支分布于支气管前后，再向内下至食管的前方，参与组成食管前丛，此丛向下延为迷走神经的前干，穿膈肌食管裂孔进入腹腔，分布至胃前壁及胃小弯和肝脏(腹腔段分布不易看到，可不必细找)。②右迷走神经：经右锁骨下动、静脉之间进入胸腔。在胸部先沿气管右侧下行，以后越过右肺根后方，分支参与组成右肺丛后继续行向内下，在食管的后面分支参与组成食管后丛。达食管下段，此丛延为迷走神经后干,经食管裂孔入腹腔,一终支分布于胃后壁,另一终支参与组成腹腔丛。

（2）迷走神经的重要分支有以下几种：

喉上神经:起自迷走神经下节,沿咽侧壁与颈内动脉之间向前下行至舌骨大角处,分为内、外二支。内支较大,穿甲状舌骨膜入喉,管理声门裂以上黏膜感觉;外支细小,与甲状腺上动脉伴行向下,支配环甲肌。

喉返神经:有重要临床意义,与甲状腺和甲状腺下动脉关系密切,应细致观察。左喉返神经:由左迷走神经在主动脉弓前方处发出,勾绕过主动脉弓,返向后上方回颈部,沿气管和食管之间的沟上升,在咽下缩肌下缘处入喉,称为喉下神经,分布于喉肌（环甲肌除外）和声门裂以下的喉黏膜。右喉返神经:由右迷走神经在右锁骨下动脉前方发出,此神经勾绕锁骨下动脉,向后上行至食管与气管之间的沟内,其余行程与左侧相同。

11. 副神经（Ⅺ） 为运动神经(特殊内脏运动)。在脑干标本上见其连于橄榄后沟下部迷走神经根丝之下方。在颈部标本上,向上翻开胸锁乳突肌,在乳突下方3～4cm处,可见与该肌深面相连的即副神经,并于该肌后缘上中1/3交点处穿出向后下行支配斜方肌。

12. 舌下神经（Ⅻ） 为运动神经(躯体运动)。在脑干标本上见其连于延髓前外侧沟,经舌下神经管出颅。在颈部深层标本上观察,先找到颈外动脉下部,于颈外动脉浅面跨过连于舌的神经即舌下神经,它支配舌内、外肌。

二、按部位、器官总结头面部的神经支配

（一）眼的神经支配

1. 眼球 功能神经(视觉):视神经。

躯体感觉(包括角膜、巩膜等):三叉神经分支——眼神经。

内脏运动:副交感——动眼神经副交感纤维,司瞳孔括约肌和睫状肌;交感——司瞳孔括大肌及眼球血管运动(详见"实验项目十六 内脏神经的观察")。

2. 眼外肌 躯体运动:动眼神经,司上直肌、内直肌、下直肌、下斜肌及上睑提肌;展神经,司外直肌;滑车神经,司上斜肌。

本体感觉:眼神经。

3. 眼副器 泪腺及结膜:面神经经翼腭神经节后的分支,司腺体分泌。

结膜躯体感觉:眼神经。

（二）鼻的神经支配

功能神经:嗅神经(只分布到嗅区)。

鼻黏膜躯体感觉:三叉神经之上颌神经。

鼻黏膜及鼻旁窦黏膜分泌:三叉神经之上颌神经。

血管:交感神经,随血管分布。

（三）舌的神经支配

功能神经(味觉):面神经鼓索加入舌神经,司舌前2/3味觉;舌咽神经之舌支,司舌后1/3味觉。

舌躯体感觉:三叉神经之下颌神经分支——舌神经。

舌外肌躯体运动:舌下神经。

舌下腺及下颌下腺分泌:面神经鼓索支,经舌神经分布。

三、脑神经出入颅腔部位及行程

脑神经出入颅腔部位及行程见下表。

表 15-1 脑神经性质、出入颅腔部位与行程

颅窝	脑神经名称		性 质	出入颅腔部位	行 程
颅前窝	嗅神经		内脏感觉	筛孔	上鼻甲及鼻中隔上部,嗅黏膜上嗅细胞的中枢突组成嗅丝,穿筛孔入颅前窝,止于嗅球
颅中窝	视神经		躯体感觉	视神经管	由眶入颅腔,由眼球至视交叉
	动眼神经		运动性	眶上裂	入眶主干沿视神经外侧分为上、下支
	滑车神经		躯体运动		入眶沿上斜肌上缘前行入该肌
	展神经		躯体运动		入眶沿视神经外侧,贴外直肌内侧入该肌
	三叉神经	眼神经	躯体感觉		入眶沿上睑提肌上方前行分3支
		上颌神经	躯体感觉	圆孔	入翼腭窝经眶下裂、眶下沟、眶下管出眶下孔至眶下区
		下颌神经	混合性	卵圆孔	颞下窝:颊神经至颊区 舌神经至颌下三角达口底,与舌前2/3黏膜下牙槽神经经下颌孔入孔
颅后窝	面神经		混合性	内耳门→面神经管→茎乳孔	岩大神经经破裂孔入翼腭窝终于翼腭神经节;鼓索入鼓室经岩鼓裂加入舌神经;面神经干入腮腺分为终支分布于面肌
	前庭蜗神经		躯体感觉	内耳门	内耳道至前庭蜗器
	舌咽神经		躯体感觉	颈静脉孔	经颈部至舌、咽、颈动脉窦、腮腺
	迷走神经		混合性		经颈部至胸,最后达腹腔
	副神经		特殊内脏运动		经颈部至胸锁乳突肌与斜方肌
	舌下神经		躯体运动	舌下神经管	经下颌后窝入颌下三角,最后分布于舌内、外肌

【临床联系】

一、入眶神经与眶上裂综合征

经眶上裂入眶的神经有动眼神经、滑车神经、三叉神经之眼神经、展神经。此外,还有交感神经和眼静脉、脑膜中动脉眶支等经此出入。眶上裂综合征又称 Rochon-Duvigneaud 综合征。表现为上睑下垂,眼球固视,向各方向运动障碍(全眼肌麻痹),可有突眼、复视;瞳孔散大,对光反射消失,眶内及额部疼痛,角膜反射迟钝;眶内水肿,结膜水肿。以上表现均为经眶上裂处入眶的神经受损和静脉受压所致。

二、周围性面瘫

指脑干内面神经核或面神经躯体运动纤维受损后出现的表情肌瘫痪,属于下运动神经元瘫痪。引起周围性面瘫的原因有多种。

贝尔综合征又称面神经瘫痪综合征、自发性面瘫、面神经炎,是常见的周围性面瘫。主要症状为:一侧面部表情肌瘫痪,表现为额纹消失,不能皱眉,闭眼无力,睑裂闭合不全形成所谓"兔眼",患侧鼻唇沟变浅,口角下垂,口角歪向健侧,口水从患侧流出。

这些表现均为面神经支配表情肌的运动纤维受损,因为一侧表情肌全部瘫痪,说明受损部位在进入腮腺之前(面神经管内)。如果只有部分表情肌受累,说明损伤在腮腺段或出腮腺后。此外如还有听觉过敏、唾液少、舌前2/3味觉障碍,说明损伤位置在脑干至膝状神经节段(颅内和内耳道段)。周围性面瘫要注意和中枢性面瘫的区别。

三、三叉神经痛综合征

此征常有如下临床特点:多为单侧发病,常发生在上颌神经或/和下颌神经;呈闪电式短暂剧痛,反复发作;疼痛区与三叉神经分支的分布一致;刺激受累区的某些点可引起突发性发作(扳机点),因哈欠、咀嚼、刷牙可诱发发作;发作时可伴面部潮红,结膜充血,流泪等;无阳性体征。三叉神经出颅前与小脑上动脉、小脑前下动脉的分支和基底动脉的脑桥支毗邻,各种血管畸形可能对其产生压迫。

三叉神经痛的范围与三叉神经分支的范围一致(某一支受刺激,痛的范围就为该支的分布范围)是诊断本征的重要依据。

【病例分析】

第一幕

患者,男,54岁,初诊。自述前一天晚上冷风吹过后,次日清晨感觉流口水,不能吐痰、吸烟。起床后洗脸时发现面部歪斜变形,右眼不能闭合,说话口齿不清,食物滞留于右侧颊齿之间,一侧流涎。

学习目标:

1. 头面部感觉神经分布。

2. 咀嚼肌神经支配。

3. 面部表情肌神经支配。

参考问题:

1. 患者不能吐痰、吸烟的原因是什么?

2. 患者面部歪斜变形是什么神经损伤引起的?

3. 患者右眼不能闭合、说话口齿不清等症状的解剖学解释。

4. 该病患可能还有哪些症状?

第二幕

检查:神清,肢体功能正常,HR 80次/min,律齐,BP 128/75mmHg。眼底检查:轻度动脉硬化。右侧面部肌肉松弛,右眼不能闭合,露齿试验(＋),鼓腮试验(＋),患侧乳突疼痛。CT检查:颅内未见明显异常。神经内科诊断:右侧周围性面瘫。

参考问题:

1. 露齿试验的解剖学分析。

2. 鼓腮试验的解剖学分析。

3. 患者乳突疼痛的原因是什么?

4. 试分析其病变部位,并分析不同病变部位会有什么不同的症状?

解剖学解析

面部歪斜变形,右眼不能闭合,右额纹消失,右鼻唇沟变浅,右眉下垂,右眼睑和右口角下垂,右唇不能闭合,说明右侧额肌、眼轮匝肌、提口角肌、降口角肌、口轮匝肌均瘫痪,为面神经受损表现。首先应区分清楚是周围性面瘫还是中枢性面瘫。因中枢性面瘫不会有额肌和眼轮匝肌的瘫痪，因此，此例应属于周围性面瘫。又因瘫痪发生在右侧，说明右侧面神经受累。说话口齿不清，食物滞留于右侧颊齿之间，一侧流涎，为颊肌瘫痪之表现。因患者没有听觉过敏、唾液分泌障碍，说明损伤部位在面神经分出岩大神经、镫骨肌支和鼓索之后，因此受损部位很可能在茎乳孔附近。

【问题思考】

一、试从解剖学角度分析以下问题：

1. 在研究工作中，视神经往往被用来作为研究中枢神经的材料，为什么？

2. 如果某一病人同时出现迷走神经、舌咽神经、副神经受损的表现，根据现有的解剖学知识分析受损部位最可能在何处。

二、根据图片写出箭头所指结构的中英文名称。

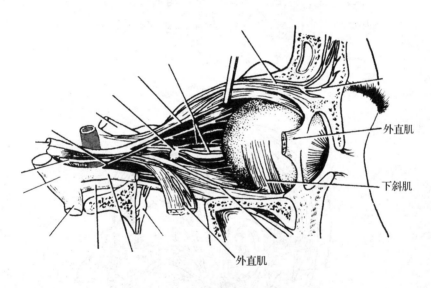

图 15-1　视器神经的分布(侧面)

外直肌

下斜肌

外直肌

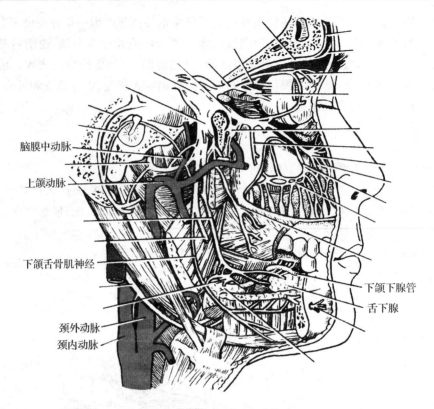

图 15-2　三叉神经的分布

脑膜中动脉

上颌动脉

下颌舌骨肌神经

颈外动脉
颈内动脉

下颌下腺管
舌下腺

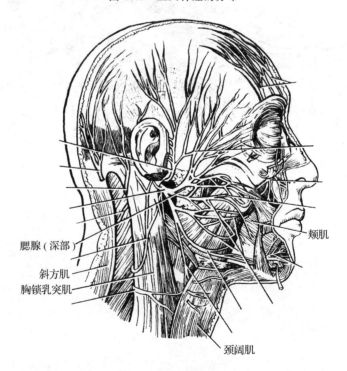

腮腺（深部）

斜方肌
胸锁乳突肌

颊肌

颈阔肌

图 15-3　面神经管外分支

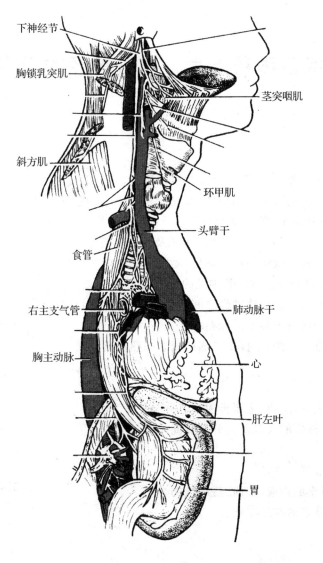

下神经节

胸锁乳突肌

茎突咽肌

斜方肌

环甲肌

头臂干

食管

右主支气管

肺动脉干

胸主动脉

心

肝左叶

胃

图 15-4 右迷走神经

（张全鹏 张雨生）

实验项目十六　内脏神经的观察

【学习目标】

1. 掌握内脏运动神经的概念、分类及解剖特点。

2. 掌握交感神经低级中枢的位置,交感干的位置、组成、主要椎前节名称与位置,颈上节、颈下节(及星状神经节)的位置及其节后纤维的分布概况;熟悉腰部及盆部交感神经节的节后纤维的分布概况,内脏大、小神经的来源及其分布概况。

3. 掌握副交感神经低级中枢的部位,动眼神经中副交感纤维的起始及交换神经元的部位和节后纤维的分布并熟悉盆内脏神经的分布概况。

4. 掌握交感神经与副交感神经之间的主要区别和它们双重分布的概念。

5. 了解主要的内脏神经丛的分布。

6. 了解内脏感觉神经,掌握牵涉痛的概念并熟悉其机理。

【重点】

1. 交感干的位置、组成、主要椎前节名称与位置。

2. 内脏大、小神经的来源及其分布概况。

【难点】

1. 灰、白交通支的构成,节前、后纤维的走向。

2. 重要内脏器官的神经支配。

【实验准备】

1. **标本**　示内脏神经的完整尸体或幼尸标本;脑神经标本;脊神经构成标本。

2. **模型**　全身主要内脏神经模型;交感干模型;内脏传导通路模型。

【实验内容】

一、交感部

可分中枢部及周围部(中枢部将在"实验项目十七 脊髓、脑干、小脑的观察"中观察)。
周围部包括交感神经节(分椎旁节及椎前节)以及由此发出的分支和交感神经丛等。
首先在模型上观察双侧交感干的位置,理解交感神经椎旁节与交感干的关系。
再在内脏传导通路模型上观察神经纤维通过交感神经节的方式。第一种方式是在节内交换神经元,第二种方式是穿过而不换元。
再在脊神经构成标本或模型上观察交感干和脊神经之间的关系。交感神经节前纤维混杂在胸1~腰3的脊神经前根中,出椎间孔后,从前支进入相邻近的交感干。进入支称为白交通支(因为节前纤维为有髓纤维,活体颜色亮白),因而只有在胸 1～腰 3 水平才存在此种交通支。

由交感神经节发出的节后纤维再返回脊神经前支的部分构成了灰交通支(因节后纤维为无髓纤维,活体颜色灰暗)。因此,在交感干的各部均可见到与脊神经前支之间的灰交通支。注意在尸体标本上肉眼观察不易区别两种交通支。

在模型上观察白交通支内的节前纤维进入交感干后有 3 种去向:①终止于相应的椎旁节(模型上胸 1～5 各段均可看到);②在交感干内上升或下降,然后终止于上方或下方的椎旁节(第 5 胸节上升及下降,第 1、2 胸节上升至颈段);③穿经椎旁节终于椎前节。

交感神经节后纤维的分布也有 3 种去向:①经灰交通支返回脊神经,然后随脊神经分布于躯干和四肢的血管、汗腺、竖毛肌等。31 对脊神经都有灰交通支与交感干相连,通过灰交通支获得交感神经的节后纤维(第 1、2、5 胸神经均显示)。②攀附动脉行走,在动脉表面形成神经丛。③由交感神经节直接分支至所支配的脏器。

分别观察各段交感干:

1. 颈部交感干　取颈部深层标本观察,位于颈动脉鞘的后方、颈椎横突的前方,可见此段交感干有 3 个膨大部分,分别称颈上神经节、颈中神经节和颈下神经节。

(1)颈上神经节:呈梭形,位于第 2、3 颈椎横突的前方,它是 3 个节中最大的一个。

(2)颈中神经节:最小,多位于第 6 颈椎横突前面、甲状腺下动脉的附近,此节有时缺如。

(3)颈下神经节:形状不规则,位于第 7 颈椎横突前方、椎动脉起始部后方,颈下节常与第 1 胸节合并为星状神经节。

2. 胸部交感干　在示内脏神经的完整尸体或模型上观察,位于脊柱两侧、肋头的前方。干上的胸交感神经节数目与胸椎数大致相当,但因有合并故可少于 12 个。胸部交感干的神经节除灰交通支外,还有很多分支到达椎前节,其中较大的分支有:

(1)内脏大神经:起自第 5～9 胸交感神经节,向下合成一干,沿椎体表面下行穿膈脚,主要止于腹腔干根部两侧的腹腔神经节。

(2)内脏小神经:起自第 10、11 胸交感神经节,下行穿膈脚后终于主动脉肾节。

3. 腰部交感干　位于腰椎体前外侧与腰大肌内侧缘之间。腰部交感干上的神经节的数目和位置常有变异,约 3～5 个。

4. 盆部交感干　位于骶骨前面、骶前孔内侧,干上有 2～3 个骶节,两侧交感干同时止于一个奇节。

二、副交感部

中枢部位于脑干的一般内脏运动核和骶髓第 2～4 节段灰质的骶副交感核。

副交感神经周围部包括颅部和骶部。

1. 颅部副交感神经　其节前纤维走在第 Ⅲ、Ⅶ、Ⅸ、Ⅹ 对脑神经内,随上述 4 对脑神经至相应副交感神经节。参阅"实验项目十五 脑神经的观察"章节,复习睫状神经节、翼腭神经节、下颌下神经节及耳神经节,了解它们与各有关脑神经的关系和副交感纤维分布情况。

2. 骶部副交感神经　节前纤维起自脊髓骶 2～4 节段的骶副交感核,随骶神经出骶前孔,又从骶神经分出构成盆内脏神经,加入盆丛。节后纤维支配结肠左曲以下的消化管、盆腔脏器及外阴。

三、内脏神经丛

交感神经节与副交感神经的分支在胸、腹、盆腔形成神经丛,两种纤维成分交织在一起,肉眼无法区分。

1. 心丛　在纵隔标本上观察,可分为心浅丛及深丛。浅丛位于主动脉弓下方,深丛位于气管杈前面。

2. 腹腔丛　在腹后壁标本或模型上观察,此丛位于腹主动脉上段前方,围绕在腹腔干和肠系膜上动脉根部周围,纤维连结成网,丛内有一对不规则的腹腔神经节,接受内脏大神经纤维。腹主动脉表面向下延续的部分称为腹主动脉丛。

3. 上腹下丛　上腹下丛位于第5腰椎前面、两髂总动脉之间。下腹下丛又称盆丛,为上腹下丛延续到直肠两侧的部分,一般难以解剖出来,可在模型上观察。

四、内脏感觉神经

内脏感觉神经在形态结构上与躯体感觉神经大致相同。周围突起随舌咽神经、迷走神经、交感神经和盆内脏神经分布于内脏。中枢一部分突起随舌咽神经、迷走神经进入脑干终于孤束核;另一部分随交感神经和盆内脏神经进入脊髓终于灰质后角。在标本上无法分辨出内脏感觉神经,故不作观察。

【临床联系】

霍纳综合征的解剖学基础

临床表现为患侧瞳孔缩小,上睑下垂,眼球下陷,面部无汗。

交感神经传出通路由三级神经元组成,第一级神经元胞体位于下丘脑后外侧部,第二级神经元胞体位于胸1～腰3侧角中间带外侧核,节前纤维经前根、白交通支进入交感干,神经节内的神经元为第三级。支配头面部器官的交感神经节前纤维则是由胸1～3发出,入交感干后,在干内上行,至颈上节,在此换元,节后纤维进入颈神经和某些脑神经分支,或者攀附于颈动脉组成动脉丛,神经沿动脉分支抵达支配器官。自第一级神经元至交感神经纤维各部分,任一部位受到损害均可导致此征发生。如脑干网状结构病变阻断中枢交感下行纤维,肺尖部疾患侵犯颈胸神经节和下部颈部交感干,三叉神经节附近病灶压迫三叉神经节的同时也损害混杂在三叉神经中的交感纤维。

面部无汗是因为支配头面部汗腺的交感受损,此部分纤维随颈外动脉分支到达头面部皮肤汗腺。瞳孔缩小是因为支配瞳孔扩大肌的交感纤维损害。上睑下垂则是因为支配上睑提肌的Müller肌纤维交感受累。眼球下陷是由于支配的眶肌麻痹所致,眶肌为平滑肌,在人类不发达,位于眶下裂处,防止眼球后移。到达瞳孔、眼睑和眶肌的纤维均是随颈内动脉、眼神经经眶上裂到达眶的。

【病例分析】

第一幕

61岁,退休教师,反复胸痛发作3年,再次发作加重1周入院。

学习目标:

1. 内脏的感觉神经分布特点。

2. 牵涉痛。

参考问题：

1. 从解剖学角度分析胸痛发生可能的疾病有哪些。

2. 心脏感觉神经分布。

第二幕

查体：疼痛发生在胸骨后区，放射到左肩、左臂内侧，每次发作持续约 15 分钟，间隔期数小时至数天不等。一周前开始每天都有发作，休息可缓解，含服硝酸甘油有效。左臂无力，尤其是胸痛发作后更甚。诊断：心绞痛。

参考问题：

1. 心绞痛牵涉痛的解剖学分析。

2. 左臂无力的原因是什么？

3. 心绞痛发病及治疗的解剖学基础。

4. 心绞痛是老年常见疾病，如何做好预防及急救？

解剖学解析

此例为典型的心绞痛发作，由冠状动脉缺血所致。表现为心前区疼痛，可放射至左臂内侧和左肩部。少数病例心前区疼痛不明显，应特别加以注意。

心肌缺血引起心肌内乳酸积聚，缓激肽、5-羟色胺、组胺（均为致痛物质）释放增加，刺激心血管外膜中的痛觉神经末梢，经心丛中的心传入神经通过颈中心支、颈下支、胸心支到达交感干颈段，再经胸 1～4 节段的白交通支进入胸 1～4 脊神经节，节内假单极神经元的中枢突入上胸髓后角，再上传入脑。

为何会出现肩、臂疼痛呢？其实此例的肩、臂疼痛是一种"牵涉痛"，发生机理有两种解释：

会聚学说：下颈髓和上胸髓后角第 V 层细胞既从肩、上肢接受躯体伤害刺激的传入，也接受来自心脏的伤害刺激的传入。引发心绞痛的刺激信号传入上胸髓，与肩、臂区躯体传入神经会聚上传至大脑皮质。因中枢对躯体感觉信息敏感而对内脏信息迟钝，大脑皮质有关中枢对上传信息易产生误译，而产生肩、臂痛的感觉。

易化学说：内脏感觉和躯体感觉的初级感觉神经元都存在于脊神经节中。心的感觉神经元和肩、臂内侧躯体感觉神经元均存在于上胸段的脊神经节内，心的伤害刺激上传时，其传入侧支激活了相同节段的躯体传入的靶神经元，使其兴奋阈值降低，易化了附加刺激的信号上传。

"牵涉痛"是一种痛觉过敏，而非真正的因伤害刺激引发的疼痛。很多内脏疾病均可表现为不同部位的"牵涉痛"。熟悉各脏器"牵涉痛"的常见部位及特点，能为诊断提供帮助，否则，可能造成误诊。练就透过现象看本质的本领，对于临床医生十分重要。

【问题思考】

一、试从解剖学角度分析以下问题：

1. 交感神经和副交感神经有哪些区别？

2. 总结心脏的神经支配。

二、根据图片写出箭头所指结构的中英文名称。

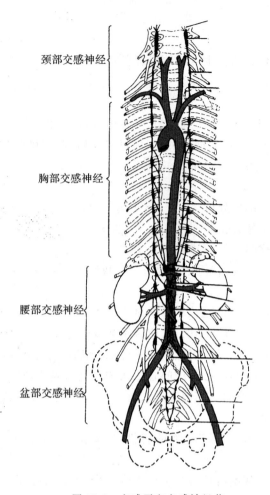

颈部交感神经

胸部交感神经

腰部交感神经

盆部交感神经

图 16-1　交感干和交感神经节

（张全鹏　张雨生）

实验项目十七　脊髓、脑干、小脑的观察

【学习目标】

1. 掌握脑的组成。

2. 掌握脊髓位置,熟悉脊髓的形态特点,掌握脊髓节段和脊神经节段的概念,了解脊髓反射和损伤表现。

3. 掌握脊髓内部主要结构;掌握脊髓灰质配布概况,熟悉其主要核团(前角运动细胞、胶状质、后角固有核、中间外侧核)的功能性质;熟悉脊髓白质的配布概况,掌握主要上行纤维束(薄束、楔束、脊髓丘脑束)的位置、功能性质及损伤表现,了解其他上行纤维束的行程及功能;掌握皮质脊髓侧束位置、功能、行程特点及损伤表现,了解皮质脊髓前束、红核脊髓束的位置和功能性质。

4. 掌握脑干的组成、脑干各部的主要外部结构、第四脑室的位置及其连通。

5. 掌握脑干内部结构的概要,掌握重要脑神经核,熟悉重要的非脑神经核团。

6. 熟悉脑干内主要上、下行纤维束的位置,了解脑干各代表性横切面的结构,熟悉脑干损伤及临床表现。

7. 掌握小脑的位置、分部、分叶及小脑扁桃体的位置及临床意义。

8. 熟悉小脑内部结构,了解小脑皮质细胞构筑特点、小脑纤维联系和功能,熟悉小脑损伤临床表现。

【重点】

1. 掌握脊髓、脑干、小脑的外形及位置。

2. 脑神经核的分类、排列规律以及与脑神经的联系。

3. 小脑的分叶与功能。

【难点】

1. 脑干各代表横断面在某些部位受损后症状和体征的分析。

2. 小脑的纤维联系与功能。

【实验准备】

1. **影像资料**　脊髓、脑干、小脑解剖 VCD。

2. **标本**　脊髓、脑干、小脑各关键部位的横断面厚切片;脑正中矢状切面标本;打开椎管后壁的脊髓、离体脊髓、脊髓横切面、脊髓带椎骨标本;脑干标本;完整脑标本;小脑标本。

3. **模型**　脊椎模型;脊髓节段模型;脑干模型;脑神经核电动模型;示脑干内纤维束模型;小脑模型。

4. **其他**　叩诊锤。

【实验内容】

一、脊髓

1. **脊髓的外形**　在离体脊髓上观察,脊髓呈圆柱样,横径大于前后径,全长粗细不等,有两个膨大部,上端为颈膨大,下端为腰骶膨大。末端逐渐变细,称为脊髓圆锥,其下端延续为细长的终丝(需拨开马尾寻找)。

在脊髓节段模型上观察,脊髓表面有 6 条纵行的浅沟,前正中明显的沟称前正中裂,后面正中为后正中沟,在前正中裂外侧有成对的前外侧沟,在后正中沟外侧有成对的后外侧沟,为神经根丝出入的部位。前外侧沟根丝细小,排列稀疏,合成前根;后外侧沟根丝粗大,排列紧密,合成后根,后根上膨大处为脊神经节。前、后根在脊髓两侧椎间孔处汇合形成脊神经。每一对脊神经的根丝附着范围内的脊髓称为一个脊髓节段,由 31 对脊神经将脊髓区分为 31 个节段:颈节 8 个,胸节 12 个,腰节 5 个,骶节 5 个,尾节 1 个。

2. **脊髓的位置**　在打开椎管后壁的脊髓标本上观察,脊髓位于椎管内,上端在枕骨大孔处延续为延髓,下端成人平对第 1 腰椎体下缘(新生儿脊髓下端平对第 3 腰椎体下缘)。观察时注意辨认椎骨序数,注意颈、胸、腰、骶等神经根丝在椎管内行走的方向、长度、出椎间孔的位置。

3. **脊髓的横切面**　在脊髓横切标本上观察,根据各沟裂的位置来判定方位,然后观察脊髓的内部结构。切面中间部分颜色较浅的为灰质(在新鲜标本上灰质颜色灰暗),而周围部分颜色较深为白质(在新鲜标本上白质鲜亮发白)。

脊髓灰质略呈“H”字形,中央有细小的中央管上通脑室,其前、后方的皮质分别称为灰质前、后连合;外侧部向前扩大形成前角,在两膨大处尤为明显;向后的狭细突起称后角;前、后角之间为中间带;在胸髓节段横切标本上还可观察到,中间带向外侧突出形成侧角(胸 1 ～腰 3 节段存在)。从脊髓整体的角度来看,各节段前角、后角和侧角连成柱状,称为前柱、后柱和侧柱,前柱主要是运动性神经元,后柱为感觉性神经元和联络神经元,侧柱为内脏运动和内脏感觉性神经元。

脊髓白质位于灰质的周围,主要由纵向走行的神经纤维束构成,根据脊髓的沟裂可分为前正中裂与前外侧沟之间的前索,前、后外侧沟之间的外侧索,后正中沟与后外侧沟之间的后索。在前外侧裂深部有横越的白质纤维,称白质前连合。

4. **脊髓的纤维束**　在感觉和运动传导通路模型上观察,详见“实验项目十九 传导通路的观察”的内容。

5. **脊髓反射**　学生相互间完成膝反射(牵张反射):被测同学处于坐位,小腿完全松弛,自然悬垂,测试者用右手持叩诊锤叩击髌韧带,正常反应为小腿伸展。

学生相互间完成肱二头肌反射(牵张反射):测试者以左手托扶被测同学屈曲的肘部,并将拇指置于肱二头肌肌腱上,然后以叩诊锤叩击拇指,正常反应为肱二头肌收缩,前臂快速屈曲。

二、脑干

1. **脑干的腹侧面外形**　在完整脑标本上观察,脑干位于脊髓和间脑之间,分为延髓、脑桥和中脑三个部分。

在脑干放大模型上观察。延髓:上端略膨大,形如蒜头,以横行的桥延沟与脑桥分隔,下部经枕骨大孔延续为脊髓,前正中裂两侧与前外侧沟之间纵行隆起称锥体,内含锥体束纤维,锥体下端前正中裂消失处为锥体交叉,交叉纤维为皮质脊髓束。在前外侧沟的后外侧有卵圆形隆起的橄榄,深面为下橄榄核,舌下神经根丝在其内侧穿出,背外侧由上而下依次有舌咽、迷走和副神经根丝穿出。

脑桥:腹侧面明显膨隆称脑桥基底部,表面横纹深部为横行的神经纤维。中线处略凹陷为纵行的基底沟,容纳基底动脉。基底部向两侧变细与小脑相延续为小脑中脚,三叉神经从其前外侧穿出。基底部下缘的桥延沟内由内向外依次有展、面和前庭蜗神经根丝穿出。

中脑:腹侧面上缘为视束覆盖,下缘为脑桥覆盖,表面呈一对纵行柱状隆起,称大脑脚,由纵行的下行纤维束构成。两侧大脑脚间的深窝称为脚间窝,有动眼神经根丝穿出。

2. 脑干的背侧面外形　在脑干放大模型上观察,脑干背侧面中份的凹窝称菱形窝,由延髓背侧上半部和脑桥的背侧部共同构成,以横行的髓纹为界。

延髓背侧面下部与脊髓相似,在后正中沟上端两侧,菱形窝下角以下,有隆起的薄束结节和楔束结节,深面有薄束核与楔束核。楔束结节外上方的隆起为小脑下脚(蝇状体)。

脑桥背部为菱形窝的上半部分,向两侧与小脑上脚(结合臂)和小脑中脚相连。

菱形窝的上外侧界为小脑上脚,下外侧界为小脑下脚、楔束结节和薄束结节,中间有明显的正中沟,两侧略隆起称为内侧隆起。内侧隆起在髓纹上方为面神经丘,其深面有展神经核和面神经膝。内侧隆起在髓纹下方紧靠正中线处有尖端向下的舌下神经三角,内含舌下神经核;此三角后外侧的小三角形区域为迷走神经三角,内有迷走神经背核。内侧隆起外侧有与后正中沟平行的界沟,界沟上端有颜色发蓝黑的区域称蓝斑(在新鲜标本为蓝灰色),界沟外侧的三角区称为前庭区,深面为前庭神经核群,前庭区外侧角处有听结节,内隐蜗神经后核。

中脑背侧面有两对圆形的隆起:上方为上丘,是皮质下视觉反射中枢,以上丘臂向前外侧与外侧膝状体相连;下方为下丘,是皮质下听觉反射中枢,以下丘臂向前外侧与内侧膝状体相连,下丘下方有滑车神经根丝穿出。

3. 第四脑室　在头颈部正中矢状切面标本上观察,菱形窝构成第四脑室的底,顶为向后上指向小脑的部分,有第四脑室正中孔通至蛛网膜下隙。第四脑室上角连通中脑水管,下角连通脊髓中央管,外侧角向外侧延伸转向腹侧形成外侧隐窝,隐窝尖端开口为第四脑室外侧孔,亦通蛛网膜下隙。

4. 脑干的灰质　在脑干及脑神经模型、脑干神经核电动模型上观察,脑神经核均位于中脑的背侧部,在中线最内侧为一般躯体运动核团(模型上显示为红色团块),由上到下依次为动眼神经核、滑车神经核、展神经核和舌下神经核;靠界沟内侧为一般内脏运动核团(黄色团块),由上到下依次为动眼神经副核、上泌涎核、下泌涎核和迷走神经背核;在一般内脏运动核团深面为特殊内脏运动核团(红色团块),由上到下依次为三叉神经运动核、面神经核、疑核和副神经核;在界沟外侧为内脏感觉神经核团(蓝色团块),即孤束核,跨过中脑和延髓;脑干最外侧为特殊躯体感觉核团(蓝色团块),含前庭神经核和蜗神经核,位于中脑和延髓的交界处;在特殊躯体感觉核团深面为一般躯体感觉核团(长条形蓝色团块),由上到下为三叉神经中脑核、三叉神经脑桥核和三叉神经脊束核。

非脑神经核团分布不规则,在中脑背侧上丘深面为上丘核,下丘深面为下丘核;在上丘平面中脑被盖部中央可见红核,其腹外侧为黑质,参与运动功能调节。在脑桥基底部为脑桥核,是大脑和小脑之间的中继站;被盖腹侧部偏下方为上橄榄核,参与听觉功能;背侧面可见蓝斑核,与睡眠和觉醒有关;在延髓背侧面下部由内向外为薄束核和楔束核,是深感觉传导通路的中继核团,腹侧面橄榄深面为巨大的下橄榄核,参与小脑对运动的调控。

5. 脑干的白质　在感觉和运动传导通路模型上观察,详见"实验项目十九　传导通路的观察"。

6. 脑干典型横切面观察　在脑干切面标本及模型上观察。

橄榄中部水平切面:该切面略呈扁方形,腹侧部前正中裂外侧为隆起的锥体,其背外侧深面为颜色浅淡、开口朝内侧的皱褶囊形灰质结构即下橄榄核切面,背内侧依次有内侧丘系、顶盖脊髓束和内侧纵束;背侧部略宽,为菱形窝的下份,其深面由内向外有舌下神经核、迷走神经背核、前庭神经核和颜色较深的小脑下脚,在小脑下脚腹内侧与锥体束、下橄榄核背侧之间的广大区域,灰白质交错排列称为网状结构。

面丘水平切面:脑桥可以分为背侧较小的被盖部和腹侧较大的基底部,根据基底部明显膨隆的外形可判定其方位,在切面上腹侧前缘基底沟的两侧明显突出,在其深面有若干大小不等的纤维束横切面,颜色较深,是锥体束的横切面,在锥体束周围及各小束之间的大量色淡的横行纤维即脑桥横纤维,它们向两侧汇集成小脑中脚,向后外侧进入小脑。在锥体束纤维后方不远可见一对颜色较深略呈梭形的横行纤维束,称为斜方体,它位于脑桥被盖部前缘处,主要由传导听觉的二级纤维构成,是脑桥基底部与被盖部分界的标志。斜方体背侧为脑桥被盖部,被盖部室底正中线两侧为面丘,其深面为展神经核面神经膝(面神经轴突在此绕过展神经核),其外侧为前庭神经核。

上丘水平切面:根据中脑背侧顶盖的切面及腹外侧巨大隆突的大脑脚和脚间窝的形态进行定位,在切面中部略后可见中脑水管,据此可将中脑分为三个部分,即中脑水管周围的中央灰质、中央灰质背侧的顶盖和中央灰质腹侧的大脑脚。腹侧面可看到脚间窝,窝底部两侧各有一条斜向外后的带状结构,在新鲜标本上略呈灰黑色,称为黑质。黑质又把大脑脚分为两部分:其腹侧部分叫大脑脚脚底,由下行纤维束(中份为锥体束,其内、外侧为皮质脑桥束)组成;黑质背侧的部分叫被盖,是脑桥被盖部向上的直接延续,在上丘水平切面被盖中央部有一圆形灰质团块的切面,即红核的切面。切面背侧面为下丘及下丘核。

三、小脑

在全脑标本观察,小脑位于脑干的背侧面,小脑的上面被大脑半球的后部覆盖。

小脑的表面有许多大致平行的浅沟,相邻两沟间的凸起部分为小脑叶片。小脑借三对脚,即小脑下脚、小脑中脚和小脑上脚,分别与延髓和脑桥相连,均已观察过,对照标本进行复习。

在小脑放大模型上观察,小脑由两侧膨隆的小脑半球和中间缩窄的小脑蚓组成。居中的小脑蚓高耸,与半球间无明显分界。小脑下面观察,两侧隆突,中部凹陷,前内侧靠近延髓的背外侧为小脑扁桃体,其位置恰在枕骨大孔上方,稍下移即可疝入枕骨大孔内。

小脑一般可以分为三叶,即绒球小结叶、前叶和后叶。从小脑的下面观察,可见小脑蚓最前端的隆起称为蚓小结,自小结向两侧借膜状结构连于一表面凹凸不平的圆形小体称为绒球。绒球与蚓小结相连构成绒球小结叶,是小脑最古老的部分,属于古小脑。在小脑上面前 1/3 与后 2/3 相连接处有一条比较深的裂，称为原裂，原裂以前的部分即小脑前叶。除绒球小结叶及前叶外，位于原裂与后外侧裂之间的部分称为小脑后叶（后外侧裂为绒球小结叶后方的裂），是种系发生上伴随大脑皮质同步发展而进化中最晚出现的部分。

在小脑切面标本和小脑放大模型上观察，小脑叶片的表面由灰质所覆被，称为小脑皮质，内部色浅为白质称小脑髓体，在髓体深部埋藏有灰质团块为小脑核。在小脑水平切面或冠状切面标本上，小脑核包括居于中线两侧、第四脑室顶上方的顶核，半球深部一对呈皱褶囊袋状的齿状核，在顶核与齿状核间较小的栓状核与球状核。

【临床联系】

一、几种常见的脊髓损伤

脊柱外伤、脊柱及椎管内肿瘤的压迫是造成脊髓损伤的常见原因。脊髓损伤常见的类型有不完全横断伤、完全横断伤。

脊髓半横断损伤引起的综合征又称布朗-色夸（Brown-Sequard）综合征。布朗-色夸综合征经典的表现为：损伤平面以下同侧肢体呈痉挛性瘫痪（同侧皮质脊髓束支配同侧前角运动神经元），损伤平面以下同侧出现深感觉障碍（同侧后索损伤传导同侧深感觉），对侧损伤节段下 2～3 个脊髓节段平面以下痛温觉障碍（同侧脊髓丘脑束传导的是对侧的浅感觉），病灶支配区同侧出现肌萎缩、浅感觉障碍（损伤区域的前角运动神经元和后角进入带损伤），支配区上缘出现节段性痛觉过敏（处于病灶上缘，受病灶的刺激）。

脊髓完全横贯损伤，急性期会出现脊髓休克（2 周左右），表现为节段性感觉运动功能丧失，病灶水平以下躯体感觉和内脏感觉消失，深浅反射和内脏反射抑制，尿潴留（称无张力性神经源性膀胱），血压下降。病灶以下表现为弛缓性瘫痪，肌无张力，被动运动毫无抵抗。后期表现为截瘫，即损伤平面以下双侧呈痉挛性瘫痪，反射逐渐恢复，出现巴宾斯基氏征，膀胱充盈到 300～400ml 即自动排尿（反射性神经性膀胱），躯体反射亢进并可扩展到内脏反射（躯体的刺激可引起排汗、排尿、排便等总体反射），感觉部分恢复（完全彻底横贯，平面以下的深浅感觉完全缺失）。

不完全横贯损伤的脊髓休克期短，瘫痪范围小，感觉缺失也是不完全的，其范围、性质取决于受损的传导束，双侧不对称。

二、脊髓灰质炎（小儿麻痹症）

脊髓灰质炎多发于婴幼儿，俗称小儿麻痹症或婴儿瘫，是由脊髓灰质炎病毒引起的急性传染病，主要侵犯脊髓的前角，使运动神经元严重受损，导致肌肉特别是肢体肌肉发生不对称弛缓性麻痹，造成肢体瘫痪；严重的病变可累及脑干或大脑，造成呼吸肌瘫痪或呼吸中枢麻痹而致死亡。由于脊髓灰质炎病毒最常侵犯脊髓前角灰白质区，使该处运动神经细胞发生炎性坏死，故该病亦叫脊髓前角灰白质炎。

脊髓灰质炎按症状轻重及有无瘫痪可分为隐性感染、顿挫型、无瘫痪型及瘫痪型。其主要临床表现根据病毒感染的程度不同而改变，早期为消化道感染，如上呼吸道炎症，恶心、呕吐，腹泻或便秘，腹部不适等，如侵入神经系统则有神经系统症状，如头痛加剧，多汗（头颈部最明显），呕吐，烦躁不安或嗜睡，全身肌肉疼痛（颈、背、四肢肌痛尤甚），皮肤感觉过敏，不愿抚抱，动之即哭，神情紧张，双壁振颤，颈背肌痛、强直、不能屈曲，凯尔尼格征（Kernig sign）

和布鲁辛征(Brudzinski sign)阳性,三角架征(患者在床上起坐时,两臂向后伸直支撑身体)和 Hoyen 氏征(当患者仰卧位时,检查者以手托起双肩,可见头向后仰)亦可为阳性。

瘫痪型为病毒感染累及脊髓前角灰质、脑及脑神经的病变,导致肌肉瘫痪,有些受损肌群由于神经损伤过甚,出现持久性瘫痪和肌肉挛缩,并可导致肢体或躯干畸形,骨骼发育也受到阻碍,因而严重影响小儿生长发育。

本病一年四季均可发生,但流行都在夏、秋季。一般以散发为多,带毒粪便污染水源可引起暴发流行。引起流行的病毒型别以 I 型居多。潜伏期通常为 7~14 天,最短 2 天,最长35 天。在临床症状出现前后病人均具有传染性。目前尚无特异的治疗脊髓灰质炎病毒感染的药物,对该病的控制主要依赖于疫苗的使用,被动免疫仅用于个别情况。

三、脑干病变的解剖学定位诊断

脑干的病变多源自脑血管的病变,常见于相关的脑血管梗死。如小脑后下动脉延髓支梗死引起延髓外侧综合征,脊髓前动脉或椎动脉旁正中支梗死引起延髓内侧综合征。

脑干病变的定位包括平面的定位,左、右侧的定位,前、外、后、内的定位。

脑干病变或损伤根据病灶发生的部位、面积大小会有不同的临床表现。概括起来包括:脑神经核和脑神经受损的表现:表现为相应脑神经麻痹,出现在同侧,一般可作为定位的一个依据。经过脑干的传导通路受损的表现:因为皮质脊髓束交叉在延髓下端,内侧丘系交叉在延髓下部,脊髓丘系交叉在脊髓,所以内侧丘系交叉以上的损伤,运动和感觉障碍均会发生在病灶的对侧。三叉丘系的纤维侧在延髓和脑桥各平面交叉,一般不至于引起严重的面部感觉障碍。听觉传导是双侧的,而且只存在于脑桥以上,单侧病灶也不至于引起听觉的严重损害。病灶累及网状结构的下行交感纤维(位于深部)可出现霍纳综合征(见"实验项目十六 内脏神经的观察")。

了解脑干各部脑神经核的定位、脑神经连脑的部位,了解主要的传导通路纤维经过脑干的位置,尤其是交叉的位置对于脑干病变的定位诊断至关重要。应用解剖学知识、详尽的病史、仔细的检查,结合 CT 和 MRI 扫描不难为脑干病变的定位作出诊断。

【病例分析】

第一幕

男,20 岁,打架时被人用匕首刺中背部,觉双下肢无力,感觉迟钝,不能行走,当日住院诊治。查体:T 36.5℃,P 80 次/min,R 20 次/min,BP 15.9/11.5kPa,脊柱活动正常,背部第 4 胸椎处皮肤有一长约 3cm、深约 7cm 横向创口,左腹部感觉正常,左下肢痛觉稍敏感,左下肢肌力 II 级,右腹部自剑突下感觉稍迟钝,右下肢痛觉稍迟钝,右下肢肌力正常。双下肢跟、膝腱反射活跃,跖反射左侧敏感,右侧迟钝。腰穿:脑压 1.47kPa,脑脊液无色透明,未见血性液体。胸部 X 线片:胸(1~11)椎体骨结构未见异常。

学习目标:

1. 脊髓的构造。

2. 脊神经的分布特点。

参考问题:

1. 该病患症状的解剖学分析。

2. 脊髓不同部位损伤的症状有什么不同?

3. 脊髓反射活跃的解剖学解释?

第二幕

伤后 10 个月核磁共振(MRI)检查示:胸 4～5 椎间水平段胸髓中央信号减低,怀疑外伤性早期脊髓空洞。临床诊断为布朗-色夸(Brown-Sequard)综合征。经治疗好转出院,出院嘱加强下肢锻炼。伤后 1 年 10 个月复检:神志清,精神可,问答切题,自动体位,行走未见明显异常。胸背部在第 4 胸椎棘突间皮肤有一 2cm×1.3cm 椭圆形陈旧疤痕。右侧躯干肋弓以下和右下肢的痛、温度觉减退,本体感觉和触觉基本正常;左侧躯干剑突平面下和左下肢位置觉丧失,左下肢肌力Ⅲ级,腱反射亢进,Babinski 征阳性,左大腿肌肉较右侧略显萎缩,符合布朗-色夸(Brown-Sequard)综合征之诊断。

参考问题:

1. 该病患症状的解剖学分析。

2. 躯干感觉神经支配的特点。

3. Babinski 征阳性的解剖学分析。

4. 肌肉萎缩的原因和分类。

解剖学解析

该患者主要症状为左侧下半身痉挛性瘫痪,本体感觉和精细触觉障碍,对侧下半身温、痛觉丧失。根据病史和患者的症状和体征,可推断该患者为脊髓传导束损伤,并初步确定是由中段胸髓左侧半横切性损伤所致,即布朗-色夸(Brown-Sequard)综合征。

因左侧剑突平面以下本体感觉丧失,根据本体感觉传导束在脊髓内为同侧走行,可推断为第 6 胸神经功能障碍,由左侧第 6 胸节左侧半薄束损伤所致,而损伤部位在第 4 胸椎;左下肢痉挛性瘫痪则是由于左侧皮质脊髓侧束受损;右侧肋弓平面以下痛、温觉丧失,相当于第 8 胸节支配平面,根据脊髓丘脑束可在上升或下降 1～2 个脊髓节段后从白质前连合向对侧投射,可推断左侧第 6 脊髓节段脊髓丘脑束损伤。患者无明显的肌萎缩,说明该患者为中枢性瘫痪。因此推断该患者为左侧第 4 胸椎平面第 6 胸髓节段半横断损伤。

【问题思考】

一、试从解剖学角度分析以下问题:

1. 患儿李某,高热数天后,因下肢瘫痪就诊,1 个月后检查:右股四头肌萎缩,肌张力减退,右膝反射消失,右跟腱反射正常,双下肢感觉正常。请问这可能是什么病引起的? 病变在什么部位?

2. 患者张某,30 岁,因车祸就诊,X 线检查第 10～11 胸椎骨折,临床体检发现右侧股前部和股内侧部肌萎缩,皮肤感觉丧失,右膝反射消失,右大腿后部和小腿肌张力增强,跟腱反射亢进,位置觉丧失,而这些部位的痛、温觉存在,左侧下肢的痛、温觉消失,但是左下肢的运动正常。根据上述体征,你认为这患者的病变在何处? 为什么?

二、根据图片写出箭头所指结构的中英文名称。

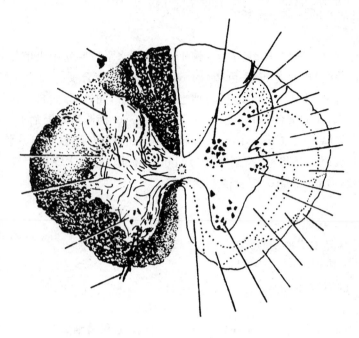

图 17-1 脊髓胸部横切面

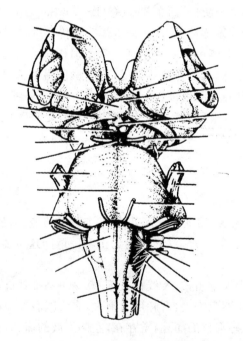

图 17-2 脑干外形(腹侧面)

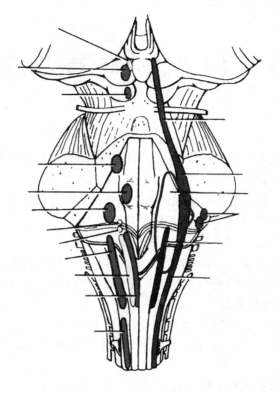

图 17-3　脑神经核的位置与分类

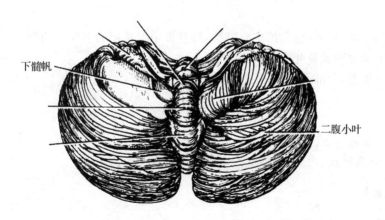

图 17-4　小脑外形(下面)

（马志健）

实验项目十八　间脑、端脑的观察

【学习目标】

1. 掌握间脑的位置、分部及各部的主要功能,了解各部间脑的结构。

2. 掌握第三脑室的位置、连通情况。

3. 掌握背侧丘脑的位置、分部,掌握背侧丘脑外侧核的分部及各部主要纤维联系概要。

4. 熟悉下丘脑的内部核团名称、结构概要及主要功能。

5. 了解上丘脑、后丘脑、底丘脑的位置及主要功能。

6. 掌握大脑半球的主要沟、回及分叶,掌握大脑半球的内部结构概要,掌握基底神经节的位置、组成,掌握内囊的位置、分部及其主要纤维束的局部位置关系和临床意义。

7. 掌握侧脑室的位置、分部。

8. 掌握大脑皮质功能定位概况,掌握运动、感觉中枢(区)的位置、定位关系、主要功能,掌握视觉、听觉中枢的位置与投射特点,掌握运动性语言中枢和感觉性语言中枢的部位及其功能。

9. 熟悉边缘系统的组成及主要功能。

【重点】

1. 间脑的分部与各部包含的主要结构,特异性中继核团的名称与功能。

2. 大脑半球分叶及各叶重要的沟、回的名称、位置、功能。

3. 内囊的位置、分部及各部通过的纤维束。

【难点】

1. 背侧丘脑内的核团及分类,下丘脑的纤维联系。

2. 胼胝体、基底核、内囊、侧脑室的立体空间位置关系。

【实验准备】

1. **影像资料**　间脑、端脑解剖 VCD。

2. **标本**　间脑、端脑各关键部位的横断面厚切片;内囊雕刻标本;脑正中矢状切面标本;脑干标本;完整脑标本;端脑水平切面标本;端脑额状切面标本。

3. **模型**　间脑放大模型;端脑放大模型;各种传导通路立体模型等。

【实验内容】

一、间脑

在脑冠状切面标本和脑干放大模型上观察,间脑位于中脑和端脑之间,绝大部分为两大脑半球所覆盖,仅腹侧部可见。间脑在形态上可以区分为背侧丘脑、下丘脑、上丘脑、后丘脑和底丘脑 5 部分,为不连续的核团,被上、下行的纤维核束分隔。背侧丘脑内侧面的中部有丘脑间黏合与对侧相连,丘脑间黏合前下方有一从前上斜向后下的浅沟称为下丘脑沟,是丘脑与下丘脑的分界,背侧丘脑的外侧面邻接内囊后脚,下方则与底丘脑相续,并以底丘脑与中脑相接。

1. 背侧丘脑　在脑干放大模型上观察,背侧丘脑位于中脑上方,呈卵圆形,是重要的皮质下感觉中枢,位于两侧背侧丘脑之间呈矢状位的狭窄间隙为第三脑室。

在背侧丘脑放大模型上观察,后端膨大的部分为丘脑枕,前端较狭窄的隆起部分为丘脑前结节。在背侧丘脑中央有呈"Y"字形的白质内髓板,将背侧丘脑分为靠前的前核群、靠内侧的内侧核群及靠后外侧的外侧核群。其中外侧核群又可分为背侧部的背外侧核、后外侧核及丘脑枕,与前核群和内侧核群均属联络性和团;腹侧部的腹前核、腹外侧核和腹后核(包括腹后内侧核和腹后外侧核),属特异性中继核团。

2. 下丘脑　在脑矢状切面标本上观察,下丘脑位于背侧丘脑前下方,两者以下丘脑沟为界。

在脑干放大模型上观察,从脑的底面可见下丘脑前下部为视交叉,自视交叉向后外侧延伸,视交叉中部后方为漏斗,其向前下突出并逐渐变细,前下方与圆形的垂体相连,漏斗根部后方略隆起部分称为灰结节,灰结节后方的一对半球形的隆起为乳头体。在正中矢状切面标本内侧面观察,可见视交叉前上方向上与一薄板状结构相连,称为终板(属端脑),构成第 3 脑室的前壁。

在下丘脑放大彩色模型上,可观察到终板与前联合和视交叉连线之间为视前区,含视前核;视交叉上方为视上区,含视上核、室旁核和下丘脑前核;漏斗上方为结节区,含漏斗核、腹内侧核和腹外侧核;结节区上方为乳头体区,包括乳头体及其背侧灰质,含乳头体核和下丘脑后核。

3. 后丘脑　在脑干放大模型上观察,后丘脑包括内、外侧膝状体。外侧膝状体位于丘脑枕的外下方,沿视束向后追踪在其终端处略显膨大的部分即是。在丘脑枕下方,上丘外侧的界限比较清晰的卵圆形小隆起即内侧膝状体,借下丘臂同下丘相连。

4. 上丘脑　在脑矢状切面标本上观察,上丘脑包括位于第三脑室顶部后上部分周围的一些结构,多与嗅觉及内脏活动有关,其中较重要者为在上丘上方的一个锥形小体即松果体,它既是上丘脑的组成部分,属内分泌器官。

在脑干放大模型上观察,从背侧面观,在中脑上方正中为突起的松果体,与缰联合的中央相连,两侧为缰三角,向上走行在两侧背侧丘脑内侧菲薄的部分为丘脑髓纹,在背侧丘脑之间靠近腹侧面为后丘脑。

5. 底丘脑　底丘脑位于背侧丘脑与中脑交界处,在脑的冠状切面上可见底丘脑在红核外侧部,参与锥体外系的功能。

二、第三脑室

在脑正中矢状切面标本上观察,第三脑室位居两侧背侧丘脑和下丘脑内侧面之间,为一狭窄间隙,是间脑的内腔,其前界为终板,后界由松果体隐窝,底由视交叉、漏斗、灰结节、乳头体等形成,向后下与中脑水管连通,前方借室间孔通侧脑室,室内可见与侧脑室内相延的脉络丛。

三、端脑

1. 大脑半球的外形,分叶,主要的沟、回　在完整端脑标本上观察,左、右两大脑半球被大脑纵裂分开,在大脑纵裂底部连结两大脑半球的结构为胼胝体。在正中矢状切开的半球标本的内侧面可见到被切断的胼胝体的断面呈耳轮状,每个大脑半球都分为隆突的背外侧面、较平的内侧面及下方狭窄的底面,半球表面为大脑皮质,大脑皮质上有许多沟裂,沟裂之间的凸起部称为大脑回。

半球背外侧面:在大脑半球标本或模型上观察。外侧沟:背外侧面有一由前下行向后上方的深裂,此沟起于半球底面前部。中央沟:在背外侧面中部,有三条大致平行的从后上走向前下的沟,中间一条最为明显为中央沟,后方一条称为中央后沟,前方一条称为中央前沟。枕前切迹:在背外侧面下缘(即背外侧面与底面交界处)、枕极前方约4cm处有一稍向上凹进的部位。顶枕沟:在半球内侧面后部可见一条由前下方走向后上方的深沟。

根据上述沟裂可将大脑半球区分为4叶:额叶,为外侧沟以上、中央沟以前部分;顶叶,为外侧沟以上、中央沟以后、枕前切迹与顶枕沟上端连线以前部分;颞叶,为外侧沟以下、枕前切迹与顶枕沟上端连线以前部分;枕叶,为枕前切迹与顶枕沟上端连线以后部分。此外,在外侧沟前部深面,还隐藏着一个岛叶,在切去部分额、颞、顶叶的标本上显示脑岛,可见岛叶的全貌。

在完整脑标本外侧面观察额叶主要的沟、回。中央前沟和中央前回:中央沟前方有与之平行的沟为中央前沟,中央前沟与中央沟之间的回为中央前回。额上、中、下回:在中央前沟前方还有两条大致水平走向的沟,上方者为额上沟,下方者为额下沟,额上沟以上的脑回为额上回,额上、下沟之间的脑回为额中回,额下沟以下的脑回为额下回。

在完整脑标本外侧面观察顶叶主要的沟、回。中央后沟与中央后回:中央后沟平行于中央沟,中央后沟与中央沟之间的脑回为中央后回。中央前、后回上端越过上缘折至内侧面并合成中央旁小叶。顶内沟:约在中央后沟上、中1/3交界处,有一大致水平向后的沟;顶上小叶和顶下小叶:在顶内沟上方的部分称顶上小叶,在其下方的部分称为顶下小叶。缘上回和角回:在顶下小叶围绕外侧沟末端的回称为缘上回,围绕颞上沟末端的回称为角回。

在完整脑标本外侧面观察颞叶主要的沟、回。颞上沟和颞下沟:在颞叶外侧有上、下两条水平走向的沟,上方一条比较明显,称颞上沟,它的后段走向后上进入顶下小叶,下方一条不大明显,常中断成数段,称为颞下沟;颞上、中、下回:在颞上沟与大脑外侧沟间的脑回为颞上回,介于颞上、下沟之间的脑回为颞中回,颞下沟以下的脑回为颞下回,颞横回:在颞上回上面,隐藏在外侧沟下壁有横行的短回。

半球内侧面:在大脑半球标本或模型上观察。胼胝体及胼胝体沟:半球内侧面中部可见一呈耳轮状的断面为胼胝体的断面,它前端下垂的尖端为胼胝体嘴,嘴以上弯曲处为胼胝体膝,中间部为胼胝体干,后端稍膨大处为胼胝体压部。胼胝体上方有一条围绕它的沟,名胼胝体沟。扣带沟与扣带回:胼胝体沟上方有一条大致与之平行的沟称为扣带沟,此沟末端转向背方,称为边缘支。胼胝体沟与扣带沟之间的脑回为扣带回。扣带沟前份以上部分为额叶额上回的延续。距状沟、楔叶、舌回:在胼胝体压部下方有弓形走向枕极的深沟,称距状沟,此沟在胼胝体压部后方处与顶枕沟相切,顶枕沟与距状沟之间的部位称楔叶,距状沟下方为舌回。穹窿:约相当于胼胝体中部的下方,有一弯曲走向前下方的一个纤维束,为穹窿的一部分,穹窿前部为穹窿柱。透明隔:穹窿柱与胼胝体之间的三角形薄板称为透明隔。胼胼体最下后方可见一小圆形的纤维束断面为前连合。终板：前连合与视交叉之间的薄板，称为终板。室间孔：约相当于前连合断面部位，在该处穹隆柱后方与背侧丘脑前端之间存在一小孔，为室间孔，它是侧脑室与第三脑室连通的孔道。

半球底面：在大脑半球标本或模型上观察，半球底面前部由额叶，中部由颞叶，后部由枕叶构成，在额叶底面。嗅束、嗅球和嗅三角：大脑纵裂两侧各有一与裂并行的神经纤维束即嗅束，嗅束前端略显膨大为嗅球，而后端则移行于一小三角形区域称嗅三角。侧副沟和海马旁回：在颞叶底面的中部有一条前后纵走的沟，称为侧副沟，它前段内侧的回称海马旁回，海马旁回前端向后上弯曲，称钩。海马和齿状回：海马旁回外上方、侧脑室下角的底有长形隆起为海马。海马与海马旁回之间有一呈锯齿状的灰质带名齿状回。海马名称的来由是因为在冠状切面上，它呈海马状。

2. 端脑的内部结构　首先在基底核和背侧丘脑的立体模型上观察各基底核、背侧丘脑、内囊相互位置关系。豆状核位于背侧丘脑的外侧，呈卵圆形，两者之间的缝隙有纤维通过，即为内囊后肢；尾状核呈牛角状，其头端大，位于豆状核和背侧丘脑的前方，体部弯过两者之上方，尾部绕到两者的后下方（位于颞叶内），尾部连着的小球为杏仁体。尾状核从头到尾均走行于侧脑室的外侧壁上。

在大脑中部的水平切面标本上观察，可见大脑周边部分颜色较深为大脑皮质，中央部分颜色较淡为半球髓质，髓质的中央出现若干灰质团块及裂隙，这些灰质团块主要为基底核，裂隙则分别为侧脑室及第三脑室。

侧脑室及第三脑室：在半球中部水平切面上观察，半球前部有一束明显横走的纤维，为胼体前部纤维，在这束纤维的后方有一呈倒"八"字形的裂隙，此裂隙为侧脑室前角的水平切面（如标本为单侧半球，此裂隙则只有倒"八"字形的一半）。由此裂隙的尖端向后有一纵走的裂隙，为第三脑室的水平切面，在此纵走裂隙后有一呈"人"字形的较宽的裂隙，为侧脑室后角的切面。此时对照侧脑室立体标本，观察侧脑室的全貌，可见它分为中央部、前角、后角、下角四部，中央部在顶叶深面，前角在额叶深面，下角在颞叶深面，后角在枕叶深面，各部彼此连通，两侧侧脑室又通过室间孔与第三脑室连通。对照脑室模型体会侧脑室及第三脑室的立体空间位置关系。

基底核：在半球中部水平切面上观察，在侧脑室前角切面的后外侧，有一大致卵圆形的灰质团块切面，为尾状核头的切面。在尾状核头切面的后外侧有一三角形的灰质切面为豆状核切面，此核中部由两条纵走的白质分隔为 3 部，外侧部颜色较深称为壳，内侧二部颜色较浅称为苍白球。位于豆状核切面内后方的卵圆形灰质切面为背侧丘脑。背侧丘脑切面后外侧、侧脑室后角外侧壁前部，有一小卵圆形灰质切面，为尾状核尾的断面。

在尾状核头与豆状核之间及豆状核与背侧丘脑之间，为一尖端向内侧呈"＜"字形的白质板切面，即为内囊之切面。在尾状核头与豆状核之间的部分称为内囊的前肢，在豆状核和背侧丘脑之间的部分称为内囊的后肢，两肢连接处，即"＜"字形的尖端称为内囊膝。

在豆状核外侧，可见一呈锯齿状的狭窄灰质切面。即为屏状核的切面。屏状核与豆状核之间的窄白质带称为外囊。

基底核除上述尾状核、豆状核、屏状核外，还有杏仁体，此体连于尾状核的末端，位于颞叶内，在标本上不易观察，可在模型上观察。

基底核及内囊仅靠上述水平切面标本不易体会其立体位置，应在观察过水平切面标本后,再在半球冠状切面标本上对照观察。在冠状切面标本上部中央,可见明显的大脑纵裂,在此裂的底部可见横贯两半球的横行纤维束,为胼胝体干的冠状断面,在胼胝体下方的腔隙为侧脑室中央部的断面,居中线处的裂隙为第三脑室的切面,第三脑室两侧的卵圆形灰质为背侧丘脑的切面,背侧丘脑外侧的三角形灰质块为豆状核的断面,在此断面上亦可看到豆状核分为壳及苍白球两部分。豆状核上方的较小卵圆形断面为尾状核体的断面。豆状核、背侧丘脑、尾状核三者之间为内囊。屏状核、外囊在此切面上亦可观察到。

至此,同学们对两半球内部的主要结构,如侧脑室、基底核、内囊等三维空间的位置关系应已有一基本的概念,为了进一步强化这些结构的空间位置关系,可对照脑干模型加深理解。

【临床联系】

一、癫痫病的解剖学基础

临床各种类型癫痫发作的基础是脑神经元的发作性异常放电,其基本特点是局部产生的异常高频放电。尽管癫痫灶的分布各不相同,但源自癫痫灶的异常高频放电均需沿一特殊途径产生传播,这一特殊途径就是各种类型癫痫发作的共同解剖结构基础。大量资料说明与癫痫发作有关的重要解剖结构有两大系统,即前脑系统和脑干系统。

1. 前脑系统

在前脑内可被诱发出痫性放电的脑组织结构有边缘系统、基底节、皮层下结构和大脑皮层。

(1)边缘叶及边缘系统

边缘叶的主要成分为扣带回、海马旁回和海马。而边缘系统的概念不十分明确,大概是指位于大脑半球内侧面而连接脑干和胼胝体的较古老的皮质和皮质下结构,包括海马旁回、海马结构、杏仁体、扣带回、隔区、下丘脑、丘脑前核、丘脑背侧核和中脑的中央灰质、脚间核、被盖背核、被盖腹核,一端近隔区,另一端在颞叶内侧面的前端。边缘系统的主要功能是有关内脏功能的整合与精神运动,故又称为内脏脑和精神脑。

边缘系统的主要病变表现为颞叶癫痫、记忆障碍、睡眠饮食习惯异常和痴呆。

(2)基底节

基底节与间脑部位相临近,中间以内囊相隔,包括尾状核、壳核和苍白球。与此相关的核团还有丘脑底核、中脑的黑质和红核、延髓的下橄榄体、网质核。其中尾状核和壳核合称新纹状体。在正常情况下,尾状核可抑制杏仁核、海马及颞叶皮层的痫性放电。在爬虫类、鸟类动物中,纹状体是锥体外系的重要组成部分,是调节肌张力、调节联合运动、维持姿势的最高运动中枢;而在高等哺乳动物中,纹状体退居次要地位,大脑皮质成为锥体外系的最高级中枢。但实验显示,纹状体对边缘性抽搐能起抑制作用。苍白球位于壳核的内侧,两者合称为豆状核。

(3)皮层下结构

丘脑:间脑中最大的一块组织,在脑干前端,形如圆丘,为一细胞核团。丘脑内部结构复杂,它由多个核群共同构成,如前核群、中线核群、内侧核群、外侧核群、后核群、板内核群和丘脑网状核等。

不同的丘脑核团作用不一,主要表现为对部分性发作的影响。腹前核和侧后核有病变时可减少皮层神经元的痫性放电,腹侧核为易化作用,背内侧核及丘脑腹侧海马区为抑制作用,腹内侧核无任何作用。

下丘脑:位于丘脑腹侧、丘脑下沟以下的部分,它组成第三脑室下部的侧壁和底壁。包括视交叉、灰结节、乳头体以及灰结节向下延伸的漏斗。

下丘脑前、后部对抽搐分别起抑制和易化作用。

(4)大脑皮层

皮层的病变能够促发面部和前肢抽搐,这起初是在慢性癫痫动物模型上发现的。此后,又证实大脑额叶和后部皮质病变也可降低惊厥阈值。

额叶:主要功能是运动功能、智能与情感、言语功能及对小脑共济运动的控制作用。额叶病变主要表现为运动、言语、精神障碍。额叶癫痫多表现为发作时头颈甚至整个躯体向一侧扭转,单限于肢体者常上举一侧上肢,好像击剑状。某些起源于这个部位的发作可引起短暂的凝视以及意识障碍,随之再出现一些刻板的发作,这种发作形式也称为复杂部分性发作。与颞叶引起的复杂部分性发作不同,额叶性的部分性发作后一般意识立即恢复,而颞叶性的发作后意识恢复则较慢。

顶叶:主要功能是感觉和言语功能。顶叶病变主要表现为感觉、言语和认识功能障碍。顶叶癫痫多以偏侧面部、上下肢的感觉异常或感觉缺失为主要发作表现,有时也可伴有视物变形或空间定向力丧失。顶叶发作易演变成同侧运动性发作,甚至全身性发作。

颞叶:主要功能为对听觉刺激进行分析综合。颞叶病变主要表现为听力、言语和精神障碍。属于单纯部分性发作的颞叶癫痫主要以听觉、嗅觉、内脏感觉等幻觉的体验,自主神经表现以及精神症状为主,发作初期意识清楚,在犯病之后可回忆部分或全部的发作情节,部分病例也可演变成大发作。

枕叶:主要功能为视觉功能。枕叶病变主要表现为视野、视觉障碍。枕叶癫痫常以偏侧闪光暗点、视物变形或视幻觉起病,继以同侧感觉性、运动性部分性发作,或全身强直一阵挛性大发作,偶尔发作之后呈现意识错乱以及自动症。

2. 脑干系统

该区域给予电刺激可产生狂奔或奔跑及强直性发作。如果去除与大脑皮层及脑干其他结构的联系,单独刺激脑干网状结构系统也可以诱发强直性发作。而且强直性发作或阵挛的出现取决于对脑干不同频率、不同强度的刺激。产生强直性发作能刺激的区域一般认为是在脑干的中脑尾部和脑桥处,但在脑干处切断前后脑的联系时,仍可以用电刺激成功地在脑干部位诱发强直性发作。又进一步说明,网状结构中的关键部位是在脑桥头部网状核。

3. 小脑

小脑与脑干有广泛而密切的联系,其功能是很难与小脑截然分开。小脑的功能主要是调节和校正肌肉的紧张度,以便维持姿势和平衡,顺利完成随意运动。当小脑或其纤维束受害时,即引起肌张力改变和病态运动,还可促发大脑皮质局限痫性放电,但却抑制强直性发作。上小脑脚病变可阻止后肢强直性发作。

二、老年性痴呆

老年性痴呆是一种慢性进行性精神衰退性疾病,临床表现以痴呆症状最为突出,病理改变以大脑的萎缩和变性为主。临床上主要包括阿尔茨海默型痴呆(AD)、脑血管性痴呆(VD)和其他混合痴呆等,是世界范围内严重影响老年人健康的常见病、多发病。

记忆和认知功能与胆碱能系统有关。胆碱能神经递质沿着海马结构、基底前脑系统投射到皮质,传导冲动反复出现,使之有可能学习新的知识。额叶基底核中含有乙酰胆碱神经元,与痴呆的发病机制关系密切。老年人脑海马区有丰富的乙酰胆碱酯酶阳性纤维,以海马锥体细胞层及齿状回颗粒细胞最密集,其次为海马和齿状回分子等区域,辐射层、海马旁回和嗅皮层等相对减少。

在老年性痴呆患者中,老年斑遍布于全脑皮质、海马旁回及杏仁核,也偶见于正常老年人的海马部位。其电镜下的结构呈圆形或椭圆形,外周为异常或变性的神经末梢,包括轴突和树突、胶质细胞和胶质纤维,中心部位为淀粉样蛋白。典型的老年斑以淀粉样蛋白沉积为核心,核心周边是各种细胞成分(来自神经或胶质细胞),肿胀的神经末梢含有大量致密的片状小体和其他变性结构。开始少量斑点出现在同生皮质的基底部,以后逐渐增加,最终布满整个皮质及其下的白质。

在老年性痴呆患者,全脑皮质、海马旁回及杏仁核等处老年斑的沉积导致相应部位的神经元功能受损,皮质胆碱能神经支配的显著减少伴随着基底前脑胆碱能神经元的大量丢失和活性的降低,最终导致学习和记忆功能的逐步丧失。

三、帕金森病(PD)

帕金森病是一种常见于中老年的神经系统变性疾病,多在 60 岁以后发病。主要表现为患者动作缓慢,手脚或身体的其他部分振颤,身体失去柔软性,变得僵硬。最早系统描述该病的是英国的内科医生詹姆斯·帕金森,当时还不知道该病应该归入哪一类疾病,称该病为"震颤麻痹"。后来,人们对该病进行了更为细致地观察,发现除了震颤外,尚有肌肉僵直、写字越写越小等其他症状,但是四肢的肌肉的力量并没有受损,认为称"麻痹"并不合适,所以建议将该病命名为"帕金森病"。帕金森病是老年人中第四位最常见的神经变性疾病,在 65 岁以上的人群中,1‰患有本病;在 40 岁以上的人群中则为 0.4‰。本病也可在儿童期或青春期发病(少年型帕金森综合征)。

1. 发病基础

在原发的帕金森病中、黑质、蓝斑与其他脑干多巴胺能神经元细胞群内有色素性神经元的丧失,病因不明,黑质有传出纤维投射至尾核与壳核,黑质神经元的丧失会造成这些区域内出现多巴胺神经递质的耗竭。

继发性帕金森综合征是由其他特发性变性疾病、药物或外源性毒素引起基底节内多巴胺作用的丧失或受到干扰所致。引起继发性帕金森综合征最常见的原因是服用抗精神病药物,这些药物能阻断多巴胺受体,从而产生帕金森综合征;较少见的病因包括一氧化碳或锰中毒,脑积水,结构性病变(累及中脑或基底节的肿瘤或梗死),硬膜下血肿以及一些变性疾病(包括纹状体黑质变性与多系统萎缩)。

2. 症状和体征

大部分病例起病隐蔽,首发症状通常是一侧手部的静止性"捻丸样"震颤。这种震颤在肢体静止时最为显著,在肢体执行活动时减弱,在睡眠中消失;情绪紧张或疲劳能使震颤加重;通常震颤在双手、双臂与双腿最为严重,症状出现的先后顺序也是手部最早,腿部最迟;下颌、舌头、前额与眼睑也能出现震颤,但发声不受影响。许多病人只表现僵直,不出现震颤。僵直进展性加重,动作变得愈来愈慢(动作缓慢),愈来愈少(动作过少),愈来愈难发动(动作缺失)。僵直再加上动作过少可能促成肌肉酸痛与疲乏的感觉,面无表情,口常张开,眨眼减少,可能造成与抑郁症相混淆。躯体姿势前屈。病人发现开步很困难,步态拖曳,步距缩小,两上肢齐腰呈固定屈曲位,行走时两上肢没有自然的摆动,步态可以出现并非有意的加速,病人为了避免跌倒而转入奔走,出现慌张步态。由于姿势反射的丧失,病人身体的重心可发生移位而出现前冲或后冲。讲话声音减弱,出现特征性的单调而带口吃状的呐吃。动作过少加上对远端肌肉控制的障碍可引起写字过小症以及执行日常活动时困难日益加重。大约50%的病例有痴呆症状,而且抑郁症也属常见。

在进行体检时,将病人的肢体做被动屈伸时会遇到一种顺应而不变的铅管样僵直,如有附加的震颤则会出现齿轮状僵直,感觉检查通常正常,可观察到自主神经功能障碍的体征(如皮脂腺分泌过多,便秘,尿急,直立性低血压),肌力通常正常,虽然有用的肌肉力量可有所减弱,而且执行快速连续性动作的能力也有障碍,反射正常,但由于显著的震颤或僵直可能不易引出。

3. 外科治疗

通过立体定向切除苍白球的后腹侧部(苍白球切开术)可显著改善“关”状态下的动作过缓以及左旋多巴胺诱发的动作困难,在某些病例中病情的改善在术后持续长达4年,对苍白球或丘脑底核进行高频电刺激看来很有希望,对丘脑中间腹核进行深部电刺激治疗帕金森病震颤或原发性震颤可能有效,这些治疗措施正在研究之中。

胎儿多巴胺神经元移植可能逆转帕金森病的化学异常。在若干中心已开展了这项实验性的治疗措施,目前尚在研究之中。

【病例分析】

第一幕

张某,女,63岁,因突然晕倒,被家属送到医院,约5小时后苏醒。患者于入院当天做家务时突然倒地,呼之不应,右侧肢体不能活动、无口吐白沫、四肢抽搐及二便失禁,即来院急诊。追问病史,患者有冠心病史十余年。体格检查:T 36.6℃,P 76次/min,R 22次/min,BP 22/14kPa,两肺呼吸音略粗,未闻及干湿啰音。心浊音界向左侧扩大,HR 80次/min,律不齐,各瓣膜未闻及杂音。腹平软,双下肢无水肿。

学习目标:

1. 端脑的结构与功能定位。

2. 失语症解剖学基础。

参考问题:

1. 上述症状出现的解剖学分析。

2. 其还有什么症状?

第二幕

经检查发现,病人面部右眼裂以下面肌瘫痪,伸舌时舌尖偏向右侧,舌肌未见萎缩;咽、喉部肌正常,可发音,但是只能发出无规则的语言;右上肢痉挛性瘫痪,随意运动受损,肌张力增加,腱反射亢进。

参考问题:

1. 上述症状的解剖学分析。

2. 发音障碍的原因可能是什么?

3. 损伤发生的部位在哪里?

解剖学解析

该患者面部右眼裂以下面肌瘫痪而面上部面肌正常,右侧舌肌瘫痪,右侧肢体痉挛性瘫痪,这些均表明为上运动神经元损伤。同时,因仅出现右上肢瘫痪而未有右下肢瘫痪,应属于左侧大脑皮质的运动中枢的中央前回下部受损。左侧大脑半球为优势半球,对语言的形成起决定性作用,其中央前回下部皮质的前方为运动性语言中枢的位置,此区受损后,发音功能虽然正常,但是丧失了说话能力。故推断该患者属于运动性失语症,可能因支配此区域的大脑中动脉分支血栓形成所致。

失语症是由大脑皮层语言中枢受损或变性引起的语言功能障碍,表现为文字语言(或非语言的相等功能)理解和/或表达上的功能缺陷或功能丧失。大多数人,包括左利者在内,语言功能主要位于左侧大脑半球内,在颞叶的后上部,相邻的顶叶下部,额叶的下外侧部位,以及这些部位间的皮层下联络结构,这个大致呈三角形的区域任何部分的损害(例如梗死、肿瘤、外伤或变性)都会妨碍言语功能的某些方面。呐吃——发音口齿不清(构音障碍)是由运动通路障碍所造成,不是由皮层言语中枢障碍所引起。

感觉性失语的功能障碍是对于文字言语的理解,以及对有关的听觉、视觉或触觉信号的辨认的障碍。感觉性失语有若干亚型,包括 Wernicke 失语症,表现为:病人能流利讲述正常话语,时常夹杂一些无意义的语音,但病人对其意义与相互关系全无理解,结果是一堆杂乱的言语,或杂拌的言语色拉。

运动性失语的患者对语言文字的理解与构思能力都相对保留,但运用语言文字来表达的能力却发生障碍,多是由位于面与舌运动区前的额下回的损害引起的。通常运动性失语既妨碍口语(口语困难),也影响书写(失写或书写困难)。

能造成言语功能障碍的脑部病变范围一般都相当大,很少只引起单纯的障碍,因此,孤立的感觉性或运动性失语都是少见的,较大的额-颞叶病变引起全面性失语,令理解与表达都有严重的障碍。

为诊断失语症已有一些正规的测试(例如波士顿失语诊断检查),但通常通过医患双方在床边的交流已能提供足够的线索。不流利且吞吞吐吐的言语表达(Broca 失语)提示额叶障碍;Wernicke 失语提示左侧颞叶后外侧部位与顶叶下部言语区域的异常;命名性失语反映颞-顶叶后部的异常或变性;自发的 Wernicke 失语,同时保存重复讲述听到的言语的能力,是由于额叶言语区域与颞叶言语区域之间的传导通路发生阻断。

失语症的恢复取决于若干因素,包括病变的大小和定位,言语功能障碍的程度以及病人的年龄、受教育程度和全身的健康情况,后三者的影响较轻。不满 8 岁的儿童在发生一侧性半球严重损害后往往能恢复语言功能。在 8 岁以后,大多数语言功能的恢复发生在病后最初 3 个月之内,但一年之内仍可以有不同程度的进步。照例,理解能力的改善胜过表达能力的好转。在大约 15％的人群中,右侧大脑半球是手的运用和语言功能的主侧半球,在这些人群中,如果发生左侧半球或右侧半球特殊损害都能引起失语,但几乎都能迅速恢复。

【问题思考】

一、试从解剖学角度分析以下问题:

1. 女孩李某,14 岁,出生时无异常情况,无遗传性疾病,婴儿期生长发育正常。10 岁时曾因出现多尿、烦渴就诊,当时给予垂体后叶加压素治疗,效果显著。近来自觉不适就诊,检查发现:智力发育正常;身高、体重均比同龄者低下,有营养不良,未发现色素沉着;外生殖器检查呈婴儿型;视神经盘(乳头)苍白,双颞侧视野视力严重下降;在颅侧位 X 线检查显示蝶鞍增大,鞍背侵蚀。试判断患者的病变位置,并从解剖学的角度分析患者各种症状形成的原因。

　　2. 患者田某,男性,36 岁,因头部外伤入院,入院时检查神志清醒。入院第 1、2 天可下床活动,第 3 天早晨护士发现患者安静地睡在那里,但是枕头和床单十分凌乱,询问同室患者,知患者昨夜因头痛在床上来回翻转,到凌晨方睡去。护士向患者问话无应答,检查发现患者左侧瞳孔放大,对光反射不敏锐,即通知负责医生。1 小时后医生到来,检查:角膜反射减弱,患者已处于昏睡状态;给予强烈刺激,右侧肢体能活动避让,而左侧肢体活动减弱。于是急送手术室。手术证实患者左侧硬膜外血肿形成,左颞叶海马旁回钩疝入小脑幕切迹形成小脑幕切迹疝。试从解剖学的角度分析患者各种症状形成的原因。

　　二、根据图片写出箭头所指结构的中英文名称。

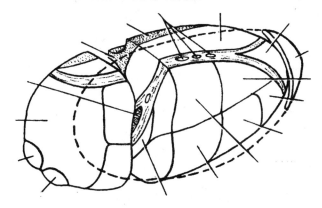

图 18-1　背侧丘脑(右侧)的核团

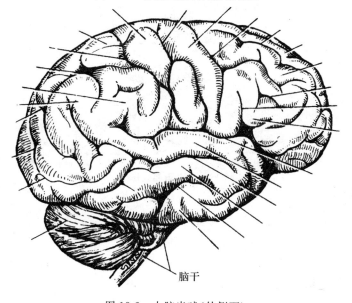

脑干

图 18-2　大脑半球(外侧面)

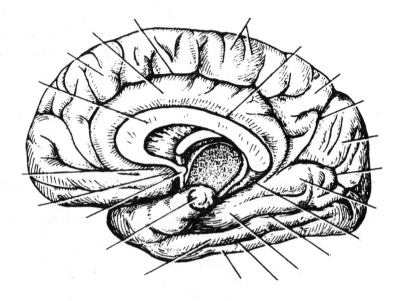

图 18-3　大脑半球（内侧面）

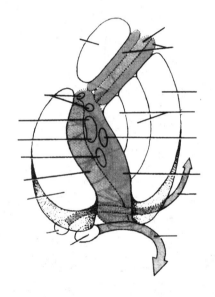

图 18-4　内囊模式图

（马志健）

实验项目十九　传导通路的观察

【学习目标】

1. 掌握躯干、四肢深感觉及精细触觉传导通路的组成,各级神经元胞体及纤维束在中枢内的位置,丘系交叉水平(位置)及皮质投射区。

2. 掌握躯干、四肢痛、温觉及粗略触觉传导通路的组成,各级神经元胞体及纤维束在中枢的部位,纤维走行和越边(交叉)的位置、皮质投射区。

3. 掌握头面部痛、温觉及粗略触觉传导通路的组成,各级神经元胞体所在部位,纤维走行和越边的情况、皮质投射区。

4. 掌握视觉传导通路的组成,纤维部分交叉(视交叉)的情况与在内囊的位置,皮质投射区。

5. 掌握瞳孔对光反射路径。

6. 掌握骨骼肌随意运动的上、下运动神经元管理的基本情况,皮质脑干束(即皮质核束)的发起及通过内囊的部位及对脑神经运动核控制情况(即双侧控制与对侧控制),核上瘫与核下瘫不同表现的形态学基础,着重认识面神经与舌下神经核上瘫与核下瘫的主要表现。

7. 掌握皮质脊髓束的发起(来源)及在内囊和脑干各段的位置,锥体交叉的位置,皮质脊髓侧束与皮质脊髓前束的走行终止情况,在锥体路(系)的上、下运动神经元损伤后的不同表现。

8. 掌握锥体外系的组成、功能概念,了解其纤维联系。

9. 了解平衡觉传导通路、听觉传导通路、内脏感觉传导通路、化学通路。

【重点】

1. 躯干、四肢本体感觉、浅感觉传导通路的组成,各级神经元胞体及纤维束的位置、交叉水平、皮质投射区。

2. 皮质核束与皮质脊髓束支配的特点,核上瘫与核下瘫的区分。

【难点】

1. 锥体外系的组成与功能。

2. 视觉传导通路与瞳孔对光反射通路不同部位损伤后的表现。

【实验准备】

1. **影像资料**　感觉系统传导通路 VCD。

2. **标本**　脊髓、脑干、端脑各关键部位的横断面厚切片;内囊雕刻标本;视觉传导通路雕刻标本;脑正中矢状切面标本;脑外形标本。

3. **模型**　各种传导通路立体模型等。

4. 其他 手电筒；叩诊锤。

【实验内容】

一、意识性本体感觉传导通路观察

躯干和四肢的本体(深)感觉和精细触觉：在深部感觉传导通路模型上观察其构成的3级神经元。第1级神经元位于脊神经节内，其周围突分布至本体感觉感受器和精细触觉感受器；中枢突入脊髓，在后索上升，其中，来自躯干下部和下肢的纤维(第5胸节以下)在后索的内侧部排列形成薄束，薄束在第5胸节以下占据了后索的全部位置，而来自躯干上部和上肢的纤维(第4胸节以上)在后索的外侧部排列形成楔束，与楔束形成内外方向排列。中枢突上行至延髓下部终止于薄束核和楔束核。第2级神经元位于薄束核和楔束核内，它们发出的纤维向前绕过中央灰质的腹侧，在中线与对侧交叉，形成内侧丘系交叉，交叉后的纤维向上转折呈前后方向排列，称为内侧丘系，经脑桥、中脑，最后止于背侧丘脑的腹后外侧核(此处与躯体有点对点的关系)。第3级神经元位于腹后外侧核内，其轴突称为丘脑中央辐射，经内囊后肢投射到大脑皮质中央后回的中上部、中央旁小叶后部，部分投射到中央前回。

在人体头颈部横断断层解剖模型标本上定位该通路各纤维束的位置。在经背侧丘脑和内囊的脑横断层面定位腹后外侧核和内囊后肢。

学生相互间完成膝反射(牵张反射)。

头面部的本体觉：传导通路径尚不十分清楚，可参照三叉头面部浅感觉传导通路。

二、躯干和四肢非意识性本体感觉传导通路观察

躯干和四肢的非意识性本体感觉：在深部感觉传导通路模型上观察其构成的2级神经元。第1级神经元位于脊神经节内，其周围突分布至本体感觉感受器；中枢突进入脊髓，止于胸核和腰、骶膨大第Ⅴ～Ⅶ层外侧部。第2级神经元位于胸核和腰、骶膨大第Ⅴ～Ⅵ层外侧部内，其中，由胸核发出的纤维在同侧脊髓外侧索构成脊髓小脑后束，向上经小脑下脚进入旧小脑皮质；由腰、骶膨大发出的纤维构成对侧和同侧的脊髓小脑前束，上经小脑上脚进入旧小脑皮质。

在人体头颈部横断断层解剖模型标本上定位该通路各纤维束的位置。

三、痛、温觉，粗触觉和压觉(浅)传导通路观察

躯干、四肢的痛、温度和粗略触觉：在浅部感觉传导通路模型上观察其构成的3级神经元。第1级神经元为脊神经节细胞，其周围突分布至感受器；中枢突经后根进入脊髓，终止于第2级神经元。第2级神经元胞体主要位于第Ⅰ、Ⅳ、Ⅴ层，它们发出纤维经白质前连合上行1～2个节段，然后交叉在对侧的外侧索和前索内上行，组成脊髓丘脑侧束和脊髓丘脑前束，终止于丘脑腹后外侧核。由丘脑腹后外侧核起始为第3级神经元，其轴突组成丘脑上辐射，投射到中央后回的中上部和中央旁小叶后部。

头面部的痛、温觉和触觉(三叉神经传导通路)：由3级神经元组成。在浅部感觉传导通路模型上观察其构成的3级神经元。第1级神经元位于三叉神经节内，其周围突分布至头面部感受器；中枢突组成三叉神经感觉根入脑干，止于三叉神经脑桥核和三叉神经脊束核。第2级神经元位于三叉神经脑桥核和脊束核内，发出的纤维交叉至对侧组成三叉丘系，止于丘脑腹后内侧核。第3级神经元位于丘脑腹后内侧核内，其轴突经内囊后肢投射到中央后

回的下部。

在人体头颈部横断断层解剖模型标本上定位该通路各纤维束的位置。

四、视觉传导通路和瞳孔对光反射通路

1. 视觉传导通路　在视觉传导通路模型上观察其构成的 3 级神经元。第 1 级神经元为眼球视网膜上的双极细胞。第 2 级神经元为节细胞,其轴突构成视神经,穿过视神经管入颅腔,形成视交叉后延为视束。在视交叉中,来自两眼视网膜鼻侧半的纤维交叉,来自视网膜颞侧半的纤维不交叉。视束绕大脑脚大部分纤维止于外侧膝状体。第 3 级神经元位于外侧膝状体内,其发出的纤维构成视辐射,经内囊后肢投射到端脑距状沟周围的视区皮质。

2. 瞳孔对光反射　在视觉传导通路模型上观察构成该反射的反射弧各部分:传入神经(包括视神经、视交叉、视束),反射中枢(位于脑干的上丘臂,顶盖前区,双侧动眼神经副核),传出神经即动眼神经(交感纤维,经睫状神经节换元后发出睫状短神经至瞳孔括约肌)。

在视觉传导通路上分析该反射弧各部损伤所致的瞳孔对光反射的改变。

学生间相互检查瞳孔对光反射:以手电筒照射左眼,观察双眼瞳孔的改变,左眼和右眼均显示瞳孔收缩;再以手电筒照射右眼,同样可观察到双眼瞳孔收缩。

五、听觉传导通路

听觉:在听觉传导通路模型上观察其构成的 4 级神经元。第 1 级神经元为位于蜗螺旋神经节内的双极细胞,其周围突分布于内耳的螺旋器;中枢突组成蜗神经,止于蜗腹侧和背侧核。第 2 级神经元在蜗腹侧和背侧核内,此二核发出的大部分纤维至对侧上行构成外侧丘系,少数纤维不交叉进入同侧外侧丘系走行,最终止于下丘。第 3 级神经元位于下丘,其纤维经下丘臂到达内侧膝状体。第 4 级神经元位于内侧膝状体,发出纤维组成听辐射,经内囊后肢投射到大脑皮质的听区,即颞横回。

六、平衡觉传导通路

平衡觉:在平衡觉传导通路模型上观察其构成的 2 级神经元。第 1 级神经元为前庭神经节内的双极细胞,其周围突分布于内耳半规管的壶腹嵴、球囊以及椭圆囊;中枢突为前庭神经,止于前庭神经核。第 2 级神经元位于前庭神经核,发出的纤维有:①参与组成内侧纵束;②组成前庭脊髓束;③经小脑下脚入小脑;④与脑干网状结构、迷走神经背核、疑核联系。

七、锥体系

1. 皮质脊髓束　在运动传导通路模型上观察其构成的 2 级神经元。第 1 级神经元为中央前回上中部和中央旁小叶前半部的锥体细胞。第 2 级神经元为脊髓前角细胞。锥体细胞的轴突集合成皮质脊髓束,下行经内囊后肢至延髓锥体,约 $75\% \sim 90\%$ 的纤维交叉至对侧形成锥体交叉,在对侧脊髓外侧索内下行,称皮质脊髓侧束,逐节终止于脊髓前角细胞,支配四肢肌;小部分纤维不交叉而至同侧脊髓前索内下行,称为皮质脊髓前束,经白质前联合终于对侧脊髓前角细胞,支配躯干和四肢的骨骼肌运动,皮质脊髓前束中一部分纤维始终不交叉而止于同侧脊髓前角细胞,支配躯干肌运动。

2. 皮质核束　在运动传导通路模型上观察其构成的 2 级神经元。第 1 级神经元为中央前回下部的锥体细胞。第 2 级神经元位于脑神经运动核。锥体细胞的轴突集合成皮质核束,大部分纤维经内囊膝下行,陆续分出至双侧脑神经运动核(动眼神经核、滑车神经核、展神经核、三叉神经运动核、面神经核上半、疑核和副神经核),支配双侧眼外肌、咀嚼肌、面上

部表情肌、胸锁乳突肌、斜方肌和咽喉肌;小部分纤维完全交叉止于对侧面神经核下半和舌下神经核,支配对侧面下部表情肌和舌肌。

在人体头颈部横断断层解剖模型标本上定位该通路各纤维束的位置。

八、锥体外系

锥体外系:在锥体外系传导模型上观察主要的通路。

皮质—纹状体系:大脑皮质→尾状核和壳→苍白球→背侧丘脑、红核、黑质、网状结构等

皮质—脑桥—小脑系:额叶、枕叶、颞叶皮质→(交叉)→脑桥核→新小脑皮质→齿状核→(交叉)→红核→脊髓前角细胞

【临床联系】

一、脊髓后索病变引起的意识性本体感觉障碍和表现

脊神经后根进入脊髓后,其外侧份纤维终止于后角,内侧份纤维组成后索,在颈髓和上胸髓后索分隔为薄束和楔束。它们由内而外按 CTLS 的顺序定位排列,传导来自肌、腱、骨膜、关节囊和皮下组织的深感觉信息。这些感觉包括位置觉、运动觉、震动觉和精细触觉,与在静止和运动状态下自身空间位置的感知,震动的感知和对物体大小、形态、重量、质地、纹理、距离的感知有关。后索的损伤病人可表现为:闭目不能感知肢体位于何处(姿势觉和运动觉消失),闭目不能认知所触摸物体的形态和性质(实体觉消失),两点分辨觉消失,不能感知音叉在骨突上的震动(振动觉消失),闭目双脚并拢站立摇晃易倒(Romberg 征阳性)。一侧损伤,上述表现出现在同侧。

二、视交叉综合征

视交叉综合征是视交叉病变引起的一组临床症候,常见于垂体瘤、鞍上脑膜瘤、颅咽管瘤、大脑动脉环前部的动脉瘤、鼻咽癌、视交叉处的胶质瘤、神经炎等疾病可压迫视交叉,导致损伤。主要表现为:双眼或单眼视物模糊,视力下降,视野缺损(双眼或单眼,缺损象限不定,通常表现为颞侧视野某象限缺损,发展为双颞侧视野偏盲)。

三、"中风"与三偏征

大脑中动脉经过前穿质外侧部时,在此处垂直发出向上穿入前穿质的数条小动脉,称之为中央支,又称豆纹动脉。其进入大脑皮支深层中央区,支配尾状核、事业状核、内囊膝和后肢的前部。豆纹动脉呈"S"字形弯曲走行,所以在高血压、动脉硬化等情况下易破裂出血,是临床上最常见的出血动脉。该动脉出血除引起颅内压增高外,并会损害基底核、背侧丘脑和内囊。内囊损伤会导致传导纤维受损,主要影响皮质脊髓束、皮质脑干束、意识性本体感觉、痛温觉、视辐射和听辐射,造成严重的神经功能障碍,如半身瘫痪(偏瘫)、半身深浅感觉障碍(偏麻)、同向偏盲(偏盲)。由于经内囊的神经纤维传导的是对侧半身的躯体运动和躯体感觉信息、双侧耳的听觉信息、双眼对侧视野的视觉信息,所以偏瘫和偏麻发生在病变的对侧,偏盲发生在双眼对侧视野,没有明显的听觉障碍。

【病例分析】

第一幕

患者,男,55岁。入院前一天中午奔跑回家后突然出现剧烈头痛,并伴恶心、呕吐,随即出现神志不清,身体向右倾倒在地,同时双眼上翻,口吐白沫,四肢抽搐,约5分钟抽搐止,但小便失禁,不能言语,左侧肢体可见自主活动,右侧肢体无自主活动,即来院急诊。

学习目标:

中枢神经系统传导通路。

参考问题:

1. 上述各项症状的解剖学分析。

2. 试分析病患还会有什么症状。

3. 应做什么检查?

第二幕

体格检查:神志朦胧,BP 190/115mmHg,HR 80次/min,律齐,未闻及病理性杂音,失语。左侧上、下肢呈痉挛性瘫痪,肌张力增高,腱反射亢进并出现病理反射。左侧眼裂下面部表情肌瘫痪,左鼻唇沟消失,嘴歪向右侧,左侧舌肌瘫痪,伸舌时舌尖偏向左侧。左半身(包括面部)浅、深感觉全部消失。双眼视野出现左侧偏盲(患者看不见左边的物象)。辅助检查:EKG(一),头颅CT示左侧基底节区域见一异常高密度影,周围伴低密度水肿区,左侧侧脑室受压。

参考问题:

1. 肢体瘫痪的解剖学分析,瘫痪的类型。

2. 面部瘫痪是哪些神经受损?

3. 身体感觉神经传导通路损伤的解剖学分析。

4. 偏盲的解剖学基础。

5. 根据症状分析病变的部位。

解剖学解析

1. 左侧上、下肢痉挛性瘫痪,肌张力增强,腱反射亢进以及病理反射阳性,是上运动神经元(皮质脊髓束)损伤的表现。由于大脑皮质对脊髓失去控制作用,而出现肌张力增强、痉挛性瘫痪和腱反射亢进。

2. 面部和舌的体征是皮质脑干(核)束受损伤产生的上运动神经元病变的表现。因为面神经核下部和舌下神经核只接受对侧皮质脑干(核)束的神经纤维支配,故一侧的上运动神经元(皮质脑干束)病损后,可出现对侧眼裂以下面部表情肌和舌肌半侧瘫痪。下运动神经元对肌有营养作用,现下运动神经元未损伤,所以肌可以不出现萎缩。

3. 左侧浅、深感觉消失,是由于管理感觉的纤维左右交叉形成脊髓丘脑束、三叉丘系和内侧丘系,然后都在内囊处集中形成丘脑皮质束,最后投射到中央后回,所以当一侧内囊中的丘脑顶叶束受损时,可使另一侧的浅、深感觉消失。

4. 双眼视野左侧偏盲是由于右侧视辐射(或右视束)受损而产生左侧视野偏盲(患者看不见左边的物象)。

5. 患者年纪大,有高血压和突然昏迷等病史,结合上述体征分析,诊断为脑出血,病变部位在右侧内囊。因为右侧内囊是管理对侧运动、感觉和视野的纤维束最集中的部位,如此处血管由于高血压而突然破裂出血,血肿可损害上述这些纤维束的功能,于是出现三偏症状。

小结:

1. 病变影响皮质脊髓束和皮质脑干(核)束的功能。

2. 病变影响痛、温觉,视觉,本体感觉。

3. 运动、感觉和视觉传导纤维在内囊处集中,大脑功能为对侧管理,故病变在右侧。

4. 由病史和体征分析,可诊断为脑出血(右侧内囊)。

【问题思考】

一、试从解剖学角度分析以下问题:

一位 62 岁的老人,体检有颅内压增高,右边身体瘫痪,几周后检查发现:左眼眼睑下垂,左眼向外斜视,瞳孔扩大,对光反射消失,伸舌时舌尖偏向右边,右侧面下部表情肌瘫痪,面上部表情肌还可以随意运动,右上肢和右下肢随意运动消失,肌张力增高,跟腱反射亢进。为什么会出现上述症状? 病变在何部位?

二、根据图片写出箭头所指结构的中英文名称。

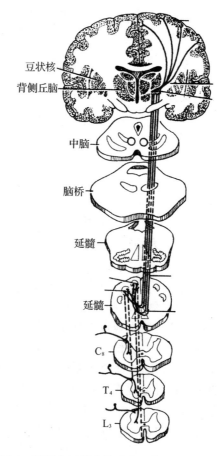

豆状核
背侧丘脑
中脑
脑桥
延髓
延髓
C₈
T₄
L₃

图 19-1 躯干和四肢本体感觉和精细触觉传导通路

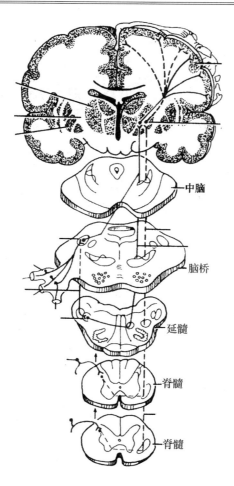

中脑

脑桥

延髓

脊髓

脊髓

图 19-2 痛、温觉,粗触觉传导通路

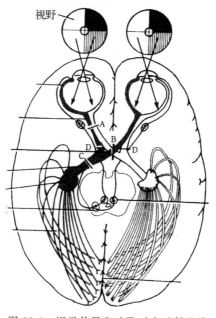

视野

图 19-3 视觉传导和瞳孔对光反射通路

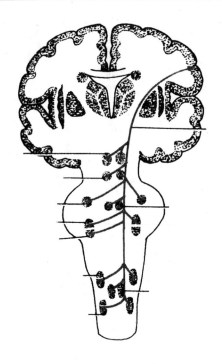

图 19-4　皮质核束

（马志健）

实验项目二十　脑间质的观察

【学习目标】

1. 掌握硬脑膜组成特点、硬脑膜外隙的位置与内容物及临床意义,熟悉硬脑膜的形成物及其功能、海绵窦的位置及其联通,掌握蛛网膜的结构及蛛网膜下隙的概况、主要的蛛网膜下池(小脑延髓池、终池)的位置及其临床意义。

2. 掌握硬脊膜的解剖特点及硬脊膜外隙的位置、内容及临床意义,熟悉脊髓蛛网膜下隙穿刺的解剖学基础及临床应用。

3. 掌握颈内动脉系与椎-基动脉系的概念,颈内动脉主要分支、分布概况,脑底动脉环的组成、位置与连通概况;了解脑的静脉;掌握脑膜静脉窦的结构特点及回流情况。

4. 了解脊髓的动脉来源、分布以及静脉回流。

5. 掌握脑室系统的组成、位置与连通概况。

6. 掌握脑脊液的循环途径及临床意义,了解先天性脑积水的发病原理。

7. 掌握血脑屏障的构成及生理、临床意义,熟悉血脑脊液屏障、脑脊液脑屏障的构成及意义。

【重点】

1. 主要的硬脑膜窦的名称、位置及其引流。

2. 脑脊液生成与循环途径。

【难点】

大脑动脉环的组成。

【实验准备】

1. **影像资料**　脑脊膜、脑血管、脑脊液循环 VCD。

2. **标本**　脊髓、脑干、端脑各关键部位的横断面厚切片;端脑额状切面切片;保留蛛网膜及软脑膜的完整的脑标本;去脑保留硬脑膜的颅腔标本;保留被膜的离体脊髓标本;椎管内原位脊髓标本;血管完整的脑和脊髓标本;去顶颅骨标本;大脑正中矢状切面标本。

3. **模型**　脑血管模型;脑室模型;脑模型。

【实验内容】

一、脑和脊髓的背膜

1. **脊髓的被膜**　利用带被膜的离体脊髓标本和打开椎管的原位脊髓标本进行观察,脊髓的被膜共分 3 层,由外而内依次为硬脊膜、蛛网膜和软脊膜。

硬脊膜：在离体脊髓标本上观察可见硬脊膜坚韧致密，呈圆筒状包围着脊髓，在打开椎管的标本上可见硬脊膜向上附于枕骨大孔边缘，向下终止于第 2 骶椎水平，包裹终丝，末端附于尾骨，向外包绕脊神经进入椎间孔，移行为神经外膜。硬脊膜与椎管壁之间的空隙即硬膜外隙，内含疏松结缔组织、脂肪、脊神经根和椎内静脉丛。

脊髓蛛网膜：翻开硬脊膜可见其深面有一层薄而透明的膜即蛛网膜。通常蛛网膜与硬脊膜相贴，两者间潜在的间隙为硬膜下隙。蛛网膜向上与脑周围的蛛网膜直接连续，在下端也包绕脊髓和马尾达第 2 骶椎水平。蛛网膜与其深面的软脊膜之间的空隙即蛛网膜下隙，活体有时有透明的脑脊液存在，向上与脑的蛛网膜下隙连通，此隙下部自脊髓末端至第 2 骶椎水平扩大为终池。

软脊膜：在蛛网膜深面紧紧地贴附在脊髓表面而难以分开的一层即软脊膜，深入脊髓的沟裂之中。在脊髓两侧，软脊膜在前后根之间向外侧突出，尖端连同蛛网膜附于硬脊膜，这些锯状的突起称齿状韧带，可作为椎管内手术的标志。

2. 脑的被膜　　在保留蛛网膜及软脑膜的完整脑标本上观察，脑的被膜从外至内也分 3 层，即硬脑膜、脑蛛网膜、软脑膜。

硬脑膜：在已取出脑的颅腔湿标本上观察，贴附在颅骨内面一层较厚的坚韧致密的膜，即为硬脑膜。此膜外面粗糙，在颅底部与颅骨紧密附着，内面光滑。在颞部撕开硬脑膜对光亮处观察可见明显的脑膜中动脉及其分支，硬脑膜在相当于矢状缝处有一形如镰刀向下垂的部分，前附于鸡冠，后附于枕内隆凸与小脑幕相连即为大脑镰，它伸入大脑纵裂内分隔两大脑半球。在相当于横窦沟处，硬脑膜有一水平向前伸出的部分，称为小脑幕，它伸入大脑半球与小脑之间。其前缘游离，呈凹形，形成小脑幕切迹，其间有中脑通过。小脑幕下方正中线部位，相当于两小脑半球间处硬膜亦稍突出，名为小脑镰。

硬脑膜在一定部位两层分开，其内面衬以内皮，称为硬脑膜窦，流经静脉血。在硬脑膜标本上继续观察主要的硬脑膜窦有：

上矢状窦：位于大脑镰上缘，自前向后下，在相当于枕内隆凸处汇入窦汇，在已横断切开上矢状窦的硬脑膜标本上观察上矢状窦，可见窦腔呈三角形。

下矢状窦：位于大脑镰游离缘即下缘处的小静脉窦，它向后汇入直窦。

直窦：位于大脑镰与小脑幕连接处，向后汇入窦汇。

横窦：位于小脑幕附着处，左、右各一，自窦汇起，沿横窦沟向前外至颞骨岩部后端转而向下续乙状窦。

乙状窦：相当于颅骨乙状窦沟部位，后接横窦，向下经颈静脉孔延续为颈内静脉。

窦汇：在相当于枕内隆凸附近，左、右横窦，上矢状窦及直窦互相汇合，此汇合处称为窦汇。

海绵窦：在蝶鞍两侧，向前达眶上裂的内侧部，有眼静脉汇入，向后至颞骨岩部的尖端，分别借岩上窦、岩下窦与横窦和颈内静脉相通，两侧海绵窦还有前、后海绵间窦相通。在海绵窦内有颈内动脉和展神经通过，动眼神经、滑车神经、三叉神经第一支与第二支则经过窦的外侧壁。

脑蛛网膜：位于硬脑膜的深面，它与硬脑膜之间的腔为硬膜下隙。在脑蛛网膜完整的标本上观察，可见此膜为一层透明的薄膜，在脑沟裂处它不深入其中（大脑纵裂和横裂例外），而从其表面跨过。脑蛛网膜与其深面的软脑膜之间的空隙为蛛网膜下隙，活体内此腔内流通着脑脊液。在上矢状窦两侧可见脑蛛网膜形成许多小颗粒状结构突入上矢状窦内,此即蛛网膜颗粒。蛛网膜下隙在脑的沟裂处扩大形成蛛网膜下池,主要有:

脚间池:位于两大脑脚之间的脚间窝处,池内有动眼神经和大脑后动脉环内段通过。

小脑延髓池:位于小脑与延髓背侧面之间,相当于枕骨大孔后缘上方,呈三角形。

交叉池:位于视交叉周围、脚间池上方。

桥池:位于脑桥腹侧与枕骨斜坡之间、脚间池下方,池内中线有基底动脉通过。

软脑膜:在剥离部分脑蛛网膜标本上观察可见紧贴于脑表面的一层薄膜,但不易与脑分开,并深入沟裂之中,此即软脑膜。在某些部位,软脑膜与脑室的室管膜紧贴,构成脉络膜,若其中含有血管则构成脉络组织。脉络组织在某些部位血管反复分支成丛,夹带其表面的软脑膜与室管膜突入脑室形成脉络丛,脉络丛能产生脑脊液。取脑室标本观察,可见在侧脑室及第 3、4 脑室内,呈长索条葡萄状的细凸起即是脉络丛。

二、脑室及脑脊液循环

在正中矢状切脑和脊髓带有被膜的标本上观察,侧脑室,第 3、4 脑室,中脑水管及脑和脊髓的蛛网膜下隙构成完整的腔隙,容纳脑脊液。

在大脑内部,侧脑室左、右各一,室间孔位于穹窿柱后;第 3 脑室位于两侧背侧丘脑及下丘脑之间的矢状裂隙,向上通侧脑室,向下通中脑水管;第 4 脑室位于延髓、脑桥与小脑之间,室底为菱形窝,室顶朝向小脑,通过正中孔和两个外侧孔通蛛网膜下隙。

脑脊液为由各脑室内脉络丛产生的无色透明液体。脑脊液总量在成人约 150ml,充满于脑室系统、脊髓中央管和蛛网膜下隙内。它处于不断地产生、循环和回流的动态平衡,其循环途径为侧脑室脉络丛产生的脑脊液经室间孔流向第 3 脑室,与第 3 脑室脉络丛产生的脑脊液一起,经中脑水管流入第 4 脑室,再往正中孔和外侧孔流入蛛网膜下隙,经蛛网膜颗粒渗透到硬脑膜窦。

三、脑和脊髓的血管

1. 脑的血管　在颈深层标本上观察,椎动脉起自锁骨下动脉,向上依次穿过第 6 至第 1 颈椎横突孔,向内弯曲经枕骨大孔进入颅腔。在脑血管标本上观察,在延髓与脑桥交界处两侧椎动脉汇合成基底动脉。椎动脉的分支主要有:脊髓前动脉:自椎动脉分出后,沿脊髓腹侧下行至脊髓。

基底动脉行于脑桥基底沟处,在脑桥上缘分为两条大脑后动脉,其主要分支有:

①小脑下前动脉由基底动脉起始部发出,分布于小脑下面前部。

②小脑上动脉:由基底动脉末端发出,经动眼神经后下方行向外侧,分布于小脑上面。

③大脑后动脉:为基底动脉的终支,在小脑上动脉的上方,并与之平行向外侧,经动眼神经前上方绕大脑脚行向外后,分支供应枕叶及颞叶等。

颈内动脉:颈内动脉经颈动脉管进入颅内,通过海绵窦,在视交叉外侧,分为大脑前动脉及大脑中动脉。在脑血管的标本上继续观察:

①大脑前动脉:在视交叉前方,可见两条几乎垂直走向的动脉,轻轻拉起视交叉可见此两动脉从颈内动脉发出后,至大脑纵裂转向上后方,分支分布于大脑半球额叶和顶叶内侧面皮质,左、右两大脑前动脉在进入大脑纵裂前由一短支连通,此短支称前交通动脉。

②大脑中动脉:在视交叉两侧是颈内动脉的直接延续,在颞叶与额叶间行向外侧,经外

侧沟前端绕至大脑半球背外侧面,分支分布于颞叶前部及额叶、顶叶外侧面之大部,其中包括躯体运动、躯体感觉和语言中枢。

③后交通动脉:起自颈内动脉末段,是连接颈内动脉和大脑后动脉的一对动脉,通常相当细小。

④脉络丛前动脉:细长,沿视束腹侧向后行,在侧脑室下角处进入脑室,参与构成侧脑室脉络丛,并分支供应海马、苍白球及内囊后脚。

大脑动脉环:两侧颈内动脉末段、大脑前动脉与大脑后动脉的起始段及连接各动脉之前、后交通动脉,在脑底形成环状吻合,称为大脑动脉环。

由大脑前、中、后动脉发出进入半球深面的小支总称中央支,重要者有豆状核纹状体动脉,由大脑前动脉及大脑中动脉起始部发出,穿前穿质进入脑实质内,分支供应尾状核、壳和内囊的大部。轻轻拉起视交叉可见大脑前动脉发出前中央支,轻轻拉开颞叶的内侧,见到大脑中动脉发出的中央支,分别穿前穿质的前、后部进入脑内。

脑的静脉不与动脉伴行,分浅、深两部。深静脉收集大脑深部的血液,合成一条大脑大静脉,在胼胝体压部下方,找到此静脉,可见它注入直窦。浅静脉分布于脑的表面,主要收集大脑皮质及部分髓质的血液,均注入附近脑的硬脑膜窦。

2. 脊髓的血管　脊髓前、后动脉:取脊髓标本观察,见此两动脉发自椎动脉颅内段,脊髓前动脉左、右两支很快合成一条,沿前正中裂下行,左、右脊髓后动脉分别沿两侧后外侧沟下行。

脊髓的静脉:注入硬膜外隙的椎内静脉丛。

【临床联系】

一、硬膜外麻醉解剖学基础分析

定义:将局麻药注射到硬脊膜外腔,使部分脊神经的传导功能受到阻滞的麻醉方法,称为硬脊膜外腔阻滞,又称硬膜外阻滞或硬膜外麻醉。

1. 硬膜外麻醉解剖学基础

(1)位于椎骨内面骨膜与硬脊膜之间的空隙称为硬脊膜外腔,上闭合于枕骨大孔,与颅腔不相通,下终止于骶管裂孔,侧面一般终止于椎间孔,因此,药物不能直接进入颅内。

(2)硬脊膜外腔容积约 100ml,骶腔约占 25～30ml,硬膜外腔的后方较宽,胸部为 2～4mm,腰部为 5～6mm。

(3)腔中有脊神经通过,包围脊髓的软脊膜、蛛网膜和硬脊膜,沿脊神经根向两侧延伸到椎间孔,分别形成根软脊膜、根蛛网膜和根硬脊膜。根蛛网膜细胞增生形成绒毛结构,并可突进或穿透根硬脊膜。

(4)硬脊膜外腔的血管丰富,并形成血管丛。穿刺或置管时容易损伤引起硬膜外腔出血。注药时吸收迅速,意外血管内注药可引起局麻药毒性反应。

(5)脂肪及结缔组织填充该腔,对局麻药的分布起限制作用,可达到截段麻醉作用,也有形成单侧麻醉的可能。

(6)骶管位于骶骨内,是硬膜外腔的一部分,与腰部硬膜外腔相通,容积约 25～30ml,自硬膜囊到骶管裂孔约 47mm。

2. 硬膜外麻醉操作并发症解剖学分析

（1）全脊麻

大量局麻药进入蛛网膜下隙，全部脊神经甚至颅神经都被阻滞，称为全脊麻。主要表现为：呼吸抑制及呼吸麻痹，心动过缓和血压下降，严重者可发生呼吸心搏骤停。但如能及时发现并立即进行人工呼吸，常可避免发生严重后果。

（2）局麻药毒性反应

硬膜外血管丰富，对局麻药吸收快，或直接注入血管内，都可引起毒性反应。如在注药过程中出现眩晕、耳鸣、舌麻等症状，多系血管内注药，应立即停止注药，并将导管退离血管，必要时静注安定。

（3）直接脊髓损伤

穿刺触及脊髓时，病人肢体有电击样异感。轻者数分钟消失，可继续硬膜外麻醉；重者异感持续不退，应放弃阻滞麻醉，以免加重神经后遗症。

（4）感染

穿刺部位及硬膜外间隙感染非常罕见，但若发生，可形成硬膜外脓肿，压迫脊髓而引起严重神经症状或截瘫。

（5）硬膜外血肿

穿刺和置管都可能损伤硬膜外的血管而引起出血，但一般都不致引起严重后果。

二、蛛网膜下隙穿刺的解剖学基础分析

将局麻药注入蛛网膜下隙，作用于脊神经根而使相应部位产生麻醉作用的方法，称为蛛网膜下隙穿刺，习称脊椎麻醉（spinal anesthesia），简称腰麻。

1. 蛛网膜下隙穿刺解剖学基础

（1）脊柱

由椎骨组成。椎骨的前部是椎体，后部是椎弓。椎弓所包围的空腔称为椎孔。所有椎孔上下相连成为椎管，即脊髓所在的部位。

脊柱共有颈、胸、腰、骶4个生理弯曲。坐位时颈、腰曲向前，胸、骶曲向后突出，颈4至胸4之间及腰椎的棘突与地面平行，胸4至胸12棘突斜向地呈叠瓦状。

（2）脊膜

脊髓腔中有三层脊膜，依次为硬脊膜、蛛网膜及软脊膜。在椎体骨膜与硬脊膜之间的空隙为硬膜外间隙。蛛网膜与覆盖于脊髓上的软脊膜之间为蛛网膜下隙。蛛网膜下隙即是局麻药与神经根发生作用的部位。

（3）脊髓

位于脊髓腔内，浸泡于脑脊液中。上起于枕骨大孔，下终止于第1腰椎（小儿则更低一些）。在腰1以下的脊神经分开成为马尾，在此部位进行穿刺时不易损伤脊髓，因马尾浮于脑脊液中，对穿刺针的冲击有一定的避让作用。

（4）脑脊液

成人脑脊液为100～150ml，脊髓腔内的脑脊液为25～35ml，pH值为7.4，是无色透明液体，相对密度为1.003～1.009，脑脊液压强为0.7～1.7kPa（7～17cmH$_2$O）。

（5）韧带

在棘突上面与棘突相连接的韧带称棘上韧带。连接于上、下棘突之间的韧带为棘间韧

带。棘间韧带的下面,脊髓腔之后部即黄韧带,是质密、坚实、有弹性的纤维层。穿刺时有突然阻力减小的感觉,即针穿过了黄韧带进入了硬膜外腔。如再向前进针 1～2cm 就会有针刺破薄纸的感觉,即穿过了蛛网膜,取出针芯会有脑脊液流出,证明已穿刺入蛛网膜下隙。

2. 蛛网膜下隙穿刺操作并发症解剖学分析

(1)有时针已穿入蛛网膜下隙,但无脑脊液流出,或流得很慢,是由于针孔贴在马尾或其他组织上的缘故,这时可将针头转动,脑脊液即可流畅。

(2)进针时不能用力过猛,以防止刺破椎管内静脉丛而出血,或刺到椎管对侧的骨膜时,会感到很硬,针不能前进,亦无脑脊液流出,证明是穿刺过深。

(3)穿刺困难者可改换间隙,或改换体位(坐位)后很易成功。可调整体位来达到所需的平面。一般于注药后 20 分钟内平面即已"固定"。

(4)低血压:平面过高(超过胸 4),交感神经广泛阻滞,血管扩张,回心血减少。

(5)术后头痛:一般是因为穿刺过程中脑脊液漏出引起的颅内低压、化学性刺激等。

(6)术后尿潴留:膀胱麻痹导致过度胀满。

三、颅内出血的类型,硬膜外血肿

外伤、血管病变都可以引起颅内出血。根据出血的部位,颅内出血大致可分为硬膜外血肿、硬膜下血肿、蛛网膜下出血、脑实质出血。硬膜外血肿最为常见,多为颅骨外伤所致;硬膜下血肿较少见,多为慢性;蛛网膜下出血多为脑血管畸形引起的颅内动脉破裂所致,多见于青壮年;脑实质出血为脑实质内血管破裂,多继发于动脉硬化和高血压,中老年多见。颅内出血均属于危、急症,应得到及时妥善处理。

硬膜外血肿多因颞部外伤所致的硬脑膜动脉破裂引起(脑膜中动脉破裂最为常见),血液积聚在颅骨与硬脑膜之间,因成年颅骨不能向外扩张,血肿压迫深面脑组织。一般为急性出血,引起颅内高压,逐步发展为脑疝而危及生命。典型临床表现为:头部外伤史,带有中间清醒期的昏迷(伤后立即昏迷为脑震荡所致,一般不超过半小时,清醒后再次昏迷为出血引起的颅高压、脑疝)。大多数病人为幕上区的出血,因而脑疝多为小脑幕切迹疝,双侧瞳孔不等大(压迫动眼神经)为小脑幕切迹疝的典型表现。CT 扫描可以确诊、定位。

四、颅内高压与脑疝

颅内高压症(HIS)是指密闭的颅腔内脑、脑脊液(CSF)和血液三种成分容积增加,超出容积代偿力而出现颅内高压的临床表现,脑水肿(BE)是指脑实质的水、钠增加,导致脑容积与重量增加,脑水肿是颅内高压症最常的原因,即使是颅内占位性病变,其病灶周围的水肿也常是导致颅内高压的主要原因之一,脑水肿与颅内高压是同一病理的不同阶段。

颅内压增高三主征:头痛、呕吐、视神经乳头水肿。头痛可能是由于脑膜、血管或神经受牵扯或挤压。呕吐常出现于头痛剧烈时,典型表现为与饮食无关的喷射性呕吐,多是因为迷走神经核团或其神经受到刺激引起。视乳头水肿是颅内压增高的重要体征,是由于颅内高压影响眼底静脉回流之故。持续视乳头水肿,可导致视神经萎缩,造成不可恢复的失明。

当颅腔内某一分腔有占位性病变时,该分腔的压力比邻近分腔的压力高,形成颅内高压,脑组织从高压区向低压区移位,被挤压到压力较小的硬脑膜间隙,或颅骨的生理孔道,引起嵌顿时就叫做脑疝。幕上的脑组织(颞叶的海马回、钩回)通过小脑幕切迹被挤向幕下,称为小脑幕切迹疝或颞叶疝。幕下的小脑扁桃体及延髓经枕骨大孔被挤向椎管内,称为枕骨大孔疝或小脑扁桃体疝。一侧大脑半球的扣带回经镰下孔被挤入对侧分腔,称为大脑镰下疝或扣带回疝。

1. 小脑幕切迹疝

小脑幕切迹疝是病灶侧的颞叶沟回部分的脑组织被挤入小脑幕裂孔内形成。因被挤入的脑组织是颞叶海马沟回,所以,也称颞叶(海马)沟回疝。由于小脑幕上的脑组织被挤压到小脑幕裂孔以下,使中脑动眼神经、大脑后动脉受压,血液循环受阻。病人常表现出剧烈头痛,频繁呕吐,烦躁不安,甚至昏迷。病灶侧瞳孔先缩小,继而逐渐散大,两侧瞳孔不等大,对光反射消失,对侧中枢性偏瘫。

(1)颅内压增高的症状

表现为剧烈头痛及频繁呕吐,其程度较在脑疝前更剧,并有烦躁不安。

(2)意识改变

表现为嗜睡、浅昏迷以至昏迷,对外界的刺激反应迟钝或消失。

(3)瞳孔改变

两侧瞳孔不等大,初起时患侧瞳孔略缩小,光反应稍迟钝,以后患侧瞳孔逐渐散大,略不规则,直接及间接光反应消失,但对侧瞳孔仍可正常,这是由于患侧动眼神经受到压迫牵拉之故。此外,患侧还可有睑下垂、眼球外斜等。如脑疝继续发展,则可出现双侧瞳孔散大,光反应消失,这是脑干内动眼神经核受压致功能失常所引起。

(4)运动障碍

大多发生于瞳孔散大侧的对侧,表现为肢体的自主活动减少或消失。脑疝的继续发展使症状波及双侧,引起四肢肌力减退或间歇性地出现头颈后仰,四肢挺直,躯背过伸,呈角弓反张状,称为去大脑强直,是脑干严重受损的特征性表现。

(5)生命体征的紊乱

表现为血压、脉搏、呼吸、体温的改变。严重时血压忽高忽低,呼吸忽快忽慢,有时面色潮红,大汗淋漓,有时转为苍白,汗闭,体温可高达 41℃以上,也可低至 35℃以下而不升,最后呼吸停止,终于血压下降、心脏停搏而死亡。

2. 枕骨大孔疝

枕骨大孔疝是由于后颅窝病变或颅腔内高压时,小脑扁桃体被挤入枕骨大孔并嵌顿而产生。因为疝入的脑组织是小脑扁桃体,所以,也叫小脑扁桃体疝。枕骨大孔疝发生后,延脑、颅神经及血管被挤压,延髓随小脑扁桃体下移,呼吸、心跳等生命中枢受损,病人常突然出现呼吸停止,深度昏迷,四肢瘫痪,双侧瞳孔散大等,若抢救不及时,会很快死亡。

3. 大脑镰下疝

引起患侧大脑半球内侧面受压部的脑组织软化坏死,出现对侧下肢轻瘫,排尿障碍等症状。

【病例分析】

第一幕

男性,23 岁,因骑车进行中被汽车撞倒,右颞部着地,到急诊就诊。患者摔倒后曾有约 5 分钟的昏迷,清醒后,自觉头痛,恶心。

学习目标:

1. 颅脑结构。

2. 脑的解剖学位置。

参考问题：

1. 脑外伤后可能造成哪些结构的损伤？

2. 脑的血液供应的分布。

第二幕

体检：BP 139/80mmHg,P 80 次/min,一般情况可,神经系统检查未见阳性体征。头颅平片提示：右额颞线形骨折。遂将患者急诊留观。在随后 2 小时中,患者头疼逐渐加重,伴呕吐,烦躁不安,进而出现意识障碍。体检：T 38℃,BP 160/100mmHg,P 60 次/min,R 18 次/min,浅昏迷,左侧瞳孔 3mm,对光反射存在,右侧瞳孔 4mm,对光反应迟钝。左鼻唇沟浅,左 Babinski's 征阳性。诊断为急性硬脑膜外血肿,脑疝。

学习目标：

1. 脑膜结构的组成。

2. 脑脊液循环。

参考问题：

1. 患者症状的解剖学解释。

2. 头疼的原因是什么？试从解剖学角度分析。

3. 呕吐出现可能是影响到什么神经或脑区？

4. 对光反射及其症状。

5. 该病患还应有什么症状？

解剖学解析

典型的急性硬脑膜外血肿常见于青壮年男性颅骨线形骨折病人,以额颞部和顶颞部最多,这与颞部含有脑膜中动、静脉,又易为骨折所撕破有关。

诊断：幕上急性硬膜外血肿的早期诊断,应判定在颞叶钩回疝征象之前,而不是昏迷加深、瞳孔散大之后。故临床观察尤为重要,当病人头痛呕吐加剧,躁动不安,血压升高,脉压差加大及/或出现新的体征时,即应高度怀疑颅内血肿,及时给予必要的影像学检查,包括 X 线颅骨平片、A 型超声波、脑血管造影或 CT 扫描等。

解剖学改变：发展急速的硬脑膜外血肿,其出血来源多由动脉损伤所致,血肿迅猛增大,可在数小时内引起脑疝,威胁病人生命。若出血源于静脉,如硬脑膜静脉、板障静脉或静脉窦,则病情发展稍缓,可呈亚急性或慢性病程。急性硬脑膜外血肿在枕部较少,因该处硬膜与枕骨贴附较紧,且常属静脉性出血。据研究,血肿时要将硬膜自颅骨上剥离。但有时,由于骨折线穿越上矢状窦或横窦,亦可引起骑跨于窦上的巨大硬膜外血肿,这类血肿的不断扩张,多为硬脑膜与骨内板剥离后,因新的再出血所致,而非仅由静脉压造成继续出血。血肿的大小与病情的轻重关系密切,愈大愈重。不过出血速度更为突出,往往小而急的血肿早期即出现脑压迫症状,而出血慢的血肿则于数日甚至数周始表现出颅内压增高。位于半球凸面的急性血肿,常向内向下推压脑组织,使颞叶内侧的海马及钩回突向小脑幕切迹缘以下,压迫大脑脚、动眼神经、大脑后动脉,并影响脑桥静脉及岩上窦的回流,称为小脑幕切迹疝。为时较久的硬膜外血肿,一般于 6～9 天即有机化现象,由硬膜长入纤维细胞并有薄层肉芽包裹,且与硬膜及颅骨粘连。小血肿可以完全机化,大血肿则囊性变内贮褐色血性液体。

临床表现:硬膜外血肿的临床表现可因出血速度、血肿部位及年龄的差异而有所不同,但从临床特征看,仍有一定规律及共性,即昏迷—清醒—再昏迷。现以幕上急性硬脑膜外血肿为例,概述如下:

1. 意识障碍

由于原发性脑损伤程度不一,这类病人的意识变化有三种不同情况:①原发性脑损伤较轻,伤后无原发昏迷,至颅内血肿形成后,始出现进行性颅内压增高及意识障碍,这类病人容易漏诊。②原发性脑损伤略重,伤后曾一度昏迷,随后即完全清醒或有意识好转,但不久又再次陷入昏迷状态,这类病人即所谓典型病例,容易诊断。③原发性脑损伤严重,伤后持续昏迷,且有进行性加深表现,颅内血肿的征象常被原发性脑挫裂伤或脑干损伤所掩盖,较易误诊。

2. 颅内压增高

随着颅内压增高,病人常有头疼、呕吐加剧、躁动不安和四曲线的典型变化,即 Cushing's 反应,出现血压升高,脉压差增大,体温上升,心率及呼吸缓慢等代偿性反应,等到衰竭时,则血压下降,脉搏细弱及呼吸抑制。

3. 神经系统体征

单纯的硬膜外血肿,早期较少出现神经受损体征,仅在血肿形成压迫脑功能区时,才有相应的阳性体征,如果病人伤后立即出现面瘫、偏瘫或失语等症状和体征时,应归咎于原发性脑损伤。当血肿不断增大引起颞叶钩回疝时,病人不仅有意识障碍加深,生命体征紊乱,同时将相继出现患侧瞳孔散大,对侧肢体偏瘫等典型征象。偶尔,因为血肿发展急速,造成早期脑干扭曲、移位并嵌压在对侧小脑幕切迹缘上,则要引起不典型体征:即对侧瞳孔散大、对侧偏瘫;同侧瞳孔散大、同侧偏瘫;或对侧瞳孔散大、同侧偏瘫。应立即借助辅助检查定位。

【问题思考】

一、试从解剖学角度分析以下问题:

1. 某患者,男性,12 岁,患流行性脑脊髓膜炎,软脑膜与蛛网膜下隙有化脓性炎症。若口服磺胺药进行治疗,磺胺药自小肠吸收入血,最后到达脑室和蛛网膜下隙而发挥作用。试依次写出药物从入口到输送至病变部位经过哪些器官、结构?

2. 男孩,9 岁,从 5 米高处摔下,昏迷数分钟后清醒,未见骨折及流血情况,头部拍 X 线片未见异常,即让病人回家。第 2 天上午发现孩子昏睡而再次就诊,检查呼吸心跳正常,留院观察。下午 6 时患者解大便后突然面色发白,呼吸心跳停止。检查发现左侧瞳孔明显扩大。急行抢救,并开颅探查,发现左侧脑膜中动脉破裂,形成硬膜外血肿,对大脑产生压迫。试从解剖学角度解释该患者各种症状形成的原因。

二、根据图片写出箭头所指结构的中英文名称。

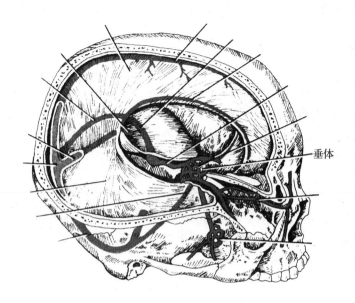

垂体

图 20-1　硬脑膜和硬脑膜窦

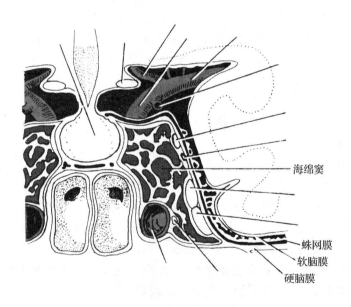

海绵窦

蛛网膜
软脑膜
硬脑膜

图 20-2　海绵窦

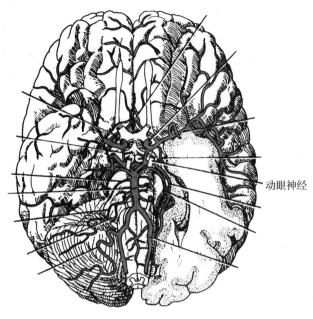

图 20-3　脑底动脉

动眼神经

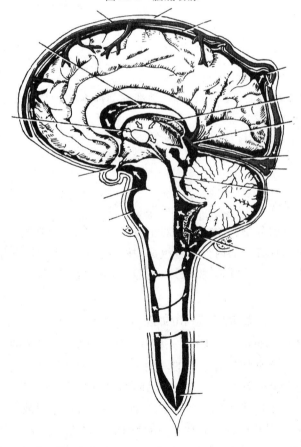

图 20-4　脑脊液循环模式图

（马志健）

实验项目二十一　内分泌系统的观察

【学习目标】

1. 掌握甲状腺、甲状旁腺、肾上腺、垂体、胸腺、松果体的形态、位置及垂体的分部,了解主要功能及生理、临床意义。

2. 了解内分泌系统的其他内容。

【重点】

内分泌系统的概念。

【难点】

垂体的结构特点和功能。

【实验准备】

1. **影像资料**　内分泌系统 VCD。

2. **标本**　新生儿显示内分泌腺的标本;颈部解剖标本(喉、气管带甲状腺的标本);脑正中矢状切面标本;脑外形标本。

3. **模型**　各种内分泌腺模型。

【实验内容】

一、内分泌腺概观

在新生儿显示全身内分泌腺的标本上对全身内分泌腺进行观察,了解全身内分泌腺的全貌。内分泌系统由全身各部的内分泌腺组成,按其存在的形式可分为两大类。内分泌器官:甲状腺、甲状旁腺、肾上腺、垂体、松果体、胸腺;内分泌组织:胰腺内的胰岛、睾丸内的间质细胞、卵巢内的卵泡和黄体等。

二、甲状腺及甲状旁腺的形态和位置

1. **甲状腺**　利用颈部解剖标本、新生儿标本、喉和气管带甲状腺的标本、模型观察辨认。甲状腺位于颈前部,贴附于喉和气管上部的两侧和前方,呈“H”字形。左、右侧叶上达甲状软骨的中部,下抵第 6 气管软骨环水平。两侧叶之间的甲状腺峡,位于第 2～4 气管软骨环的前方,有时自峡向上伸出一个锥状叶,较长者可达舌骨。甲状腺峡有时缺如,使左、右侧叶分离。

2. **甲状旁腺**　利用甲状腺标本和模型,结合图谱观察辨认。甲状旁腺位于甲状腺侧叶的后面,一般是两对黄豆大小的扁椭圆形小体。上一对多在甲状腺侧叶后面的中、上 1/3 交界处,下一对常在甲状腺侧叶后面的下部、甲状腺下动脉附近。要注意的是甲状旁腺的数目和位置变化较大,有时埋入甲状腺实质内,寻找辨认困难。临床上做甲状腺次全切除时,一定要保留甲状腺侧叶的后部,目的是避免甲状旁腺被切除。

三、垂体、松果体的形态和位置

1. 垂体　利用头部正中矢状切面标本、颅底内面观标本、脑干带垂体和松果体的标本和模型观察辨认。垂体呈椭圆形,位于颅中窝、蝶骨体上面的垂体窝内,硬脑膜形成的鞍隔下方。垂体借其上方的漏斗穿过鞍隔连于下丘脑,分为前方的腺垂体和后方的神经垂体两部分。

2. 松果体　利用头部正中矢状切面标本、脑干带垂体和松果体的标本、模型观察辨认。松果体是形似松果状的椭圆形小体,位于背侧丘脑后上方,上丘之间的浅凹内,并借其柄连于第三脑室顶的后部。

四、肾上腺的形态和位置

利用腹膜后间隙器官的标本、新生儿标本观察辨认。肾上腺在腹膜之后,是成对的腹膜外位器官,位于肾的上内方。肾上腺与肾共同包被在肾筋膜内,但有单独的纤维囊和脂肪囊,肾下垂时,肾上腺不随之下降。肾上腺左侧较大,近似半月形,右侧稍小呈三角形。肾上腺前面有不太明显的门,是血管、神经、淋巴管等出入的门户。

五、胸腺的形态和位置

在小儿纵隔标本上观察,胸腺位于胸骨柄后方,上纵隔前部,心包的上方及出入心脏的大血管前面,有时可向上突至颈根部。胸腺的左、右两叶常不对称,每叶呈上窄下宽的扁条形。新生儿及幼儿时期胸腺的体积较大,随年龄增长继续发育至青春期,性成熟后最大,而后逐渐萎缩退化,成年后腺组织被结缔组织、脂肪等替代。

【临床联系】

一、侏儒症和巨人症的解剖生理学基础

1. 垂体性侏儒症　凡身高低于同一种族、同一年龄、同一性别的小儿的标准身高的30％以上,或成年人身高在120cm以下者,称为侏儒症或矮小体型。垂体性侏儒症系由于垂体前叶功能不足所引起的生长发育障碍,以垂体萎缩为主,垂体前叶分泌生长激素不足以致发育迟缓,也可能由于下丘脑生长激素释放因子缺乏。

原发性垂体性侏儒症多见于男孩,初生时身长体重往往正常,最初一两年与正常小儿差别不明显,自1～2岁以后开始生长速度减慢,停滞于幼儿期身材,年龄越大落后越明显,至成年其身长也多不超过120cm,但智力发育正常,患儿外观较其实际年龄小,但身体上部量与下部量的比例常与其实际年龄相仿,故各部分发育的比例仍相称。患者头稍大而圆,毛发少而质软,皮肤细而滑腻,面容常比其实际年龄幼稚,胸较窄,手足亦较小。出牙延迟,骨化中心发育迟缓,骨龄幼稚,与其同身高年龄小儿相仿,骺部融合较晚。

继发性垂体性侏儒症可发生于任何年龄。得病后生长发育开始减慢并伴有原发病的症状,患颅内肿瘤者可见颅内压增高和视神经受压迫的症状及体征,如头痛,呕吐,视野缺损或缩小等,甚至由于垂体后叶或下丘脑也受损害而并发尿崩症。

2. 肢端肥大症和巨人症
是由生长激素(GH)的慢性高分泌状态所致,一般见于垂体前叶的分泌生长激素的腺瘤。患者的骨骼与软组织可过度生长,同时伴内分泌代谢紊乱。在骨骺闭合前,表现为巨人症;在

骨骺闭合后,则表现为肢端肥大症;如果在青春期发病,肢端肥大症与巨人症可同时并存。

肢端肥大症大多为垂体生长激素细胞腺瘤,少数为增生或癌;巨人症多为增生。腺瘤中除含生长激素细胞外,也可含有促泌乳素细胞,称为混合性细胞腺瘤。在另一些病人,虽然腺瘤细胞形态单一,但却可同时产生 GH 和泌乳素(PRL),该类腺瘤称为干细胞腺瘤。下丘脑分泌生长激素释放抑制激素(GHIH,又称生长抑素,SS)减少,或生长激素释放激素(GHRH)分泌过多,长期刺激垂体,使之增生或形成腺瘤。弥漫性的生长激素细胞增生较罕见。生长激素分泌过多也可能与异位分泌的生长激素的过量分泌有关,如支气管腺瘤、胰岛细胞肿瘤和类癌肿瘤、某些下丘脑错构瘤的病人可能出现肢端肥大症或巨人症的临床表现。多数有异位分泌生长激素的患者有蝶鞍增大,并常误认为垂体腺瘤或增生。

【病例分析】

第一幕

患者邱女士,50岁,十几年前不到40岁时出现闭经,当时还存侥幸心理,认为省去不少麻烦事,未行相应检查治疗。近日出现视力进行性下降,以左眼明显,伴有视野缺损,且偶尔出现头痛来院就诊。

学习目标:

1. 脑垂体的位置及毗邻。

2. 脑垂体的内部结构及功能。

参考问题:

1. 闭经的解剖学分析。

2. 女性经期的影响因素有哪些?

3. 视力下降的相关疾病的解剖学分析。

第二幕

查体:患者右眼视力0.12,左眼仅眼前指数,双侧视野颞侧偏盲。头颅 MR 显示鞍区占位,我院神经外科行经鼻蝶垂体瘤切除术,肿瘤部分切除,术后病理显示零细胞性垂体腺瘤。手术后邱女士休养2个月,没有出现头痛等不适。术后2个月返院行残留肿瘤放疗,放疗完成50Gy,放疗过程中邱女士自觉视力逐步好转,出院时复查右眼视力0.4,左眼视力0.2,双侧视野颞侧偏盲不明显,没有头痛等不适。

参考问题:

1. 脑垂体的解剖位置及毗邻关系。

2. 脑垂体肿瘤可能影响的神经有哪些?

3. 该病患可能还有哪些症状?

解剖学解析

脑下垂体中的各种内分泌细胞可产生相应的内分泌细胞腺瘤,引起内分泌功能紊乱。在早期微腺瘤阶段即可出现内分泌功能亢进征象。随着腺瘤的长大和发展,可压迫、侵蚀垂体组织及其垂体、蝶鞍周围结构,产生内分泌功能下降症状,出现视力障碍及其他颅神经和脑症状。

1. 功能性垂体腺瘤的分类

(1)泌乳素腺瘤:主要以泌乳素增高、雌激素减少所致闭经、溢乳、不育为临床特征,又称 Forbis-Albrirht 综合征。

（2）生长激素腺瘤：由于生长激素持续分泌过多，早期数毫米微腺瘤可致代谢紊乱，引起骨骺、软组织和内脏过度生长等一系列变化，病程缓慢，进行性发展，在青春期前，骨骺尚未融合起病者，表现为巨人症，成年人骨骺融合者，则表现为肢端肥大症。

（3）促肾上腺皮质激素腺瘤：由于垂体腺持续分泌过多 ACTH，引起肾上腺皮质增生，促使皮质醇分泌过多，即皮质醇增多症（cushing's syndrome）。导致一系列物质代谢紊乱和病理变化，并出现许多临床症状和体征。

（4）甲状腺刺激素细胞腺瘤：罕见。由于 TSH 分泌过多，临床表现甲亢症状。另有继发于甲低（如甲状腺炎，同位素治疗后）负反馈引起 TSH 腺瘤。腺瘤使蝶鞍扩大. 鞍上发展，出现视功能障碍。

（5）促性腺激素细胞腺癌：罕见。由于 FSH、LH 分泌过多，早期可无症状，晚期有性功能减弱，闭经，不育，阳痿，睾丸萎缩，精子数目减少。

（6）无分泌功能腺瘤：多见中年男性和绝经后女性，以往称垂体嫌色细胞腺瘤，缺乏血浆激素水平而临床症状不显著。

2. 头痛

早期约 2/3 病人有头痛，主要位于眶后、前额和双额部，程度轻，间歇性发作，多系肿瘤直接刺激或鞍内压增高，引起垂体硬膜囊及鞍膈受压所致。当肿瘤突破鞍膈，鞍内压降低，疼痛则可减轻或消失。晚期头痛可因肿瘤向鞍旁发展，侵及颅底硬膜及血管和压迫三叉神经而引起。少数巨大腺瘤鞍上发展突入第三脑室，造成室间孔或导水管梗阻，出现颅内压增高时头痛较剧；或肿瘤坏死，出血，瘤内压力急剧增高。如瘤壁破裂致垂体卒中性蛛网膜下隙出血者为突发剧烈头痛，并伴其他神经系统症状。

3. 视力视野障碍

在垂体腺瘤尚未压迫视神经视交叉前多无视力视野障碍，仅个别微腺瘤病例可出现视力减退，双颞侧视野缺损。有学者研究发现在视交叉下中部的供血微血管比外侧部稀疏，中部比中后部更薄弱，使高灌流状态的微腺瘤通过它与视交叉的共同供应血管"窃取"干扰了视交叉的正常供血，使视交叉中部存在的微循环薄弱环节发生供血障碍。随着肿瘤长大，约 $60\% \sim 80\%$ 病例可出现因压迫视通路不同部位而致不同视野障碍，典型者多为双颞侧偏盲。根据视通路纤维排列，典型的为颞上象限先受累，初呈束状缺损，后连成片，先影响红视野，后影响白视野。随着肿瘤增大，依次出现颞下、鼻下、鼻上象限受累，以致全盲。如肿瘤偏向一侧，出现单眼偏盲或全盲。少数视交叉前置者，肿瘤向鞍后上方发展累及第三脑室，亦可无视力视野障碍。视力障碍严重者多系晚期肿瘤视神经萎缩所致。

4. 其他神经和脑损害

肿瘤向后上发展压退垂体柄和下丘脑可出现尿崩症和下丘脑功能障碍，累及第三脑室、室间孔、导水管，可致颅内压增高。向前方伸展至额叶，可引起精神症状、癫痫、嗅觉障碍。向侧方侵入海绵窦，可发生 Ⅱ、Ⅳ、Ⅴ、Ⅵ 颅神经麻痹，突向中颅窝可致颞叶癫痫。向后长入脚间池、斜坡压迫脑干，可致交叉性麻痹、昏迷等。向下突入蝶窦、鼻腔和鼻咽部，可出现鼻出血、脑脊液漏并发颅内感染。

【问题思考】

一、试从解剖学角度分析以下问题：

1. 王某，男，49 岁，教师。患者于 1999 年 11 月初，因乘坐公共车不慎撞伤左侧眼睛，当时只感左侧眼睛流泪不止,无开放性伤口及红肿疼痛。当日晚上头痛,耳鸣,仍流泪不止,未重视。次日上午,正常授课,在上课时突然头晕,头痛,剧烈恶心,昏倒在讲台上。急送校园医务室,测血压:85/70mmHg,诊断为"低血糖"给予糖水200ml,口服后症状无改善。下午即至新平县人民医院,拟以为:"眩晕"特点"复方丹参"、"刺五加"、"黄芪注射"4天后,症状无好转,继之出现左眼眼眶肿痛,眼球外凸。于1999年11月12日来昆医附二院经CT检查确诊为"脑垂体瘤",未行治疗,且无手术指征。11月中旬双目视力下降,头晕眼花,复视明显,无法工作。11月21日由我院门诊以"脑垂体瘤"收住肿瘤科。入院症见头晕头痛耳鸣,双目视力下降,左眼外凸。在我院住院期间服用"八号主副药"、"仙九冲剂"及"天麻钩藤汤剂"。服药7天后上述症状减轻,带药回家继续服用。2000年2月15日,第二次来我院复查,住院5天,病情稳定,带药出院。2001年8月、2002年12月先后两次来我院购药,定期复查,头部CT,病灶无增长,头晕眼花、复视、耳鸣等症状明显减轻,体重增加3公斤,正常工作。自明确诊断后,未做过其他治疗,长期服用"八号主副药"、"仙九冲剂"、"脑瘤康"、"特制粉",现病情稳定,照常授课。

2. 患者,女,37岁,因反复肾绞痛6年余,伴全身骨痛3年于1997年7月3日入院。自述1991年4月开始反复肾绞痛发作,时伴血尿,结石随尿排出。曾查血钙3.0mmol/L,B超及X线检查示双肾多发性结石。先后4次超声碎石。排石后肾结石又逐渐增多。3年前开始感全身阵发骨痛,伴压痛,疼痛程度有逐渐加重趋势。2周前因骨痛查血钙3.0mmol/L。1993年9月因心悸,怕热,多汗,易饥1年查 T 34.6nmol/L,T4 199.49nmol/L。诊断为甲状腺功能亢进症。

二、根据图片写出箭头所指结构的中英文名称。

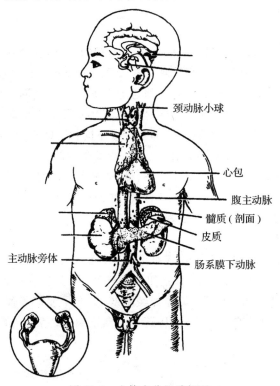

颈动脉小球

心包

腹主动脉

髓质(剖面)

皮质

主动脉旁体

肠系膜下动脉

图 21-1　人体内分泌腺概况

（马志健）

实验项目二十二　人体测量学实验设计

【学习目标】

1. 了解人体测量学的研究方法。
2. 掌握人体测量学一般测量工具的使用方法。
3. 掌握骨骼观察和测量的一般方法。
4. 掌握活体观察和测量的一般方法。
5. 通过人体观察和测量的实验操作,了解实验设计的基本原理。

【重点】

1. 掌握骨骼观察和测量的一般方法。
2. 掌握活体观察和测量的一般方法。

【难点】

通过人体观察和测量的实验操作,了解实验设计的基本原理。

【实验准备】

1. **测量工具**　弯角测径规。
2. **标本**　颅脑标本;肱骨标本;股骨标本等。
3. **其他**　照相机;计算机等。

【实验内容】

一、头型的测量

(一)实验原理

人的形态体形主要取决于遗传因素,但是环境因素也影响着形态体形的多样化。根据人类学的研究,人类在进化的过程中存在明显的短头化现象,头型有逐步圆头化的趋势。研究表明,头型具有同血缘家族和同民族的类似性,但是同民族不同居住环境其头型也有所不同,而营养水平的高低对头型的圆头化也有一定影响。根据人体测量的标准测量点表,收集我国大学生头型数据,并比较不同性别、不同民族、不同地域对头型形成的影响。

(二)测量工具

弯角测径规;数码相机。

(三)测量方法和指标

1. 头长的测量

测量部位:眉间点到枕后点之间的距离。

测量方法:受测者取坐姿,身体挺直,头部正直,两眼平视。测量者站在受测者的侧面进行测量。

2. 头宽的测量

测量部位:左、右头侧点之间的距离。

测量方法:受测者姿势同上。测量者站在受测者前面进行测量。

3. 头长宽指数

头长宽指数=头宽/头长×100

4. 马丁四分法

长头型:$X\sim75.4$

中头型:$75.5\sim80.9$

圆头型:$81.0\sim85.4$

超圆头型:$85.5\sim X$

(四)测量对象

学生互测(来自全国,包含不同的民族、不同的地域)。

(五)实验步骤:

1. 基本数据收集 采用基本信息表形式进行,由各小组统一收集。

学号	姓名	性别	民族	年龄	居住地

注:居住地为上大学前居住时间最长的省份

2. 头型测量 采用马丁四分法,详见"(三)测量方法与指标"。

3. 数据分析 将数据根据性别、民族、居住地分为不同的组,采用 t 检验对比男女之间、不同民族之间、南北不同温度条件下头型是否有区别(t 检验属统计学方法,将在"卫生统计学课程"中详细讲授,目前统计方法学部分由教师统一来做)。

二、骨的性别差异的观察与测量

(一)实验原理

骨骼性别的鉴定,无论在人体测量学上或是法医学上,都是重要的事情。现代人的两性差别在骨骼上表现得不如化石人那样明显。对于性别特征显著的骨骼进行鉴定并不是难事,但是对于一些特征不显的骨骼,情况就不是这样了。在大量骨骼材料中,总有一部分因骨骼的特征处于男女两性变异范围的重叠部分而难以辨认。单就颅骨(缺下颌骨)决定性别,一般有 80% 的标本可以确定,有下颌骨时可达 90%,如再有其他的骨骼,特别是骨盆来帮助鉴定,则可以确定的标本可达 95% 以上。未成年骨骼的性别鉴定比成年骨骼困难。所有的性别差异几乎都是相对的,很难用绝对值来表示。一般来说,男性颅骨比女性颅骨粗壮。男女主要骨的性别差异见表 22-1~22-3。通过对颅骨、骨盆等标本的观察,判断标本的性别,加深对骨学标本的认识,并培养敏锐的观察能力。

表 22-1　男女颅骨的性别差异

男性	女性
较大而重,骨壁较厚	小而轻,骨壁较薄
颅腔较大	颅腔较小
肌嵴及肌线强烈发育	肌嵴及肌线发育较弱
脑颅欠膨隆	脑颅较膨隆
颅骨较向后倾斜,凸度较均匀	额鳞下部较陡直,上部突然向后上弯曲
额结节、顶结节均欠明显	额结节、顶结节显著
颅面宽指数大	颅面宽指数小
面骨较大	面骨较小
面高宽指数大,即面部较狭长	面部较低矮
眉间和眉弓强烈发育	眉间和眉弓发育较弱
眶上缘较厚	眶上缘较薄
犁状孔较高、较狭	犁状孔较低、较宽
上齿槽突较高	上齿槽突较低矮
牙齿较大	牙齿较小
颧骨较高、较粗壮	颧骨较低,较薄弱
颧弓较粗	颧弓较细
颞骨鼓部较大	颞骨鼓部较小
颞骨乳突较大,乳突上嵴显著	颞骨乳突较小,乳突上嵴发育较弱
茎突、蝶骨嵴、翼突、枕髁均较粗壮	茎突、蝶骨嵴、翼突、枕髁都较细弱
枕外隆凸、项上线等均粗大	枕外隆凸、项上线等都不明显
枕大孔较大	枕大孔较小
鼻后孔较小	鼻后孔较大

表 22-2　男女下颌骨的性别差异

男性	女性
较大、较厚、较重	较小、较薄、较轻
下颌体较高,联合区尤为明显	下颌体较低
下颌支较宽	下颌支较狭
下颌角区较粗糙,往往外翻	下颌角区较细致
下颌角角度较小	下颌角角度较大
关节突较壮实	关节突较细弱
颏突较重,往往近于方形	颏突较小而欠凸出

表 22-3　男女骨盆的性别差异

性状	男性	女性
耻骨弓	夹角较小	较大
坐骨耻骨支	稍向外翻	显著外翻
联合部	高	较矮
闭孔	大,较近卵圆形	较小,较近三角形,相对较宽
髋臼	大,较朝外侧方	较小,较朝前方
坐骨大切迹	窄而深	宽而浅
髂骨	高,较为陡直	较低,上部较向外张开

续表

性状	男性	女性
骶髂关节	大	较小和较斜
耳前沟	不常有	较常见和发达
骶骨	较高而窄,可有五节以上	较短而宽,上部曲度较小,骶岬较显,一般为五节
整体骨盆	粗壮,肌嵴明显	较细致
骨盆上口	心形	约呈圆形或椭圆形
真骨盆	较小	较斜、较浅和较大

(二)测量工具

游标卡尺,弯角测径规,数码相机。

(三)观察测量方法和指标

1. **颅骨及下颌骨的观察测量**　将颅骨置于法兰克福平面(简称 FH 平面,又称为眼耳平面,由三点组成,即两侧外耳门上缘点和左侧眶下缘点构成的平面。如果左侧眶下缘点损坏,可用右侧眶下缘点),然后进行观察及测量,对各项指标进行记录。

2. **骨盆的观察测量**　将骨盆置于解剖学标准姿势,然后进行观察及测量,对各项指标进行记录。

对于各项指标,应尽量采用定量数据进行描述,对于描述性数据应采用基本统一的标准。

(四)观察测量对象

解剖学实验室备存骨学标本。

(五)实验步骤

1. **基本数据收集**　采用基本信息表形式进行,由各小组统一收集。

序号	项目	描述

2. **骨学测量**　详见"(三)观察测量方法和指标"。

3. **数据分析**　将不同的测量者对同一块骨测量的数据进行收集整理,对比每一项数据的可靠性,从而推断出该块骨的性别。

【问题思考】

运动能力指标与形态学指标的相关性研究。

要求:身体部位形态与运动能力有一定的关系,这些规律被广泛地应用于运动员的挑选。请查阅相关资料,选取合适的测量指标,结合每年的体育测试成绩,分析身体形态的各项指标与运动项目之间的关系。

(马志健)

实验项目二十三　脊神经及脊髓的逆行示踪研究

【学习目标】

1. 了解脊神经及脊髓的逆行示踪研究方法。
2. 了解动物实验的一般实验方法。
3. 通过实验研究,建立初步的科研思维。

【实验准备】

1. **实验动物**　SD 大鼠(160～180g)。
2. **实验工具**　常规手术器械;微量进样器。
3. **实验试剂**　HRP;PBS 缓冲液;Nissl 染液;二氨基联苯胺(DAB);双氧水等。
4. **其他**　多聚甲醛;戊二醛;玻片等。

【实验内容】

一、实验原理

辣根过氧化物酶(HRP)可被神经末梢摄取,通过逆向轴浆运输被运送到神经元胞体。根据这一原理,把 HRP 注入脊神经末梢或者脊髓前角处,经过一定时间后在运动皮层处可观察皮质脊髓束胞体被标记,从而反映出神经传导通路的构成情况。

二、实验方法

1. **动物模型**　实验采用 20 只雄性成年 SD 大鼠,体重 160～180g。用无菌生理盐水配成 0.3％戊巴比妥钠(PBS)溶液,按 1ml/100g 体重的剂量进行腹腔麻醉。取仰卧位,用直剪刀从踝关节处开始纵行剪开小腿及大腿的皮肤至臀部,暴露肌肉,在二头肌深部可找到坐骨神经,用镊子将其轻轻游离。用微量进样器向坐骨神经注入 400g/L 的 HRP 4～5μl,速度 0.5μl/min,留针 15min,分层缝合切口。术后 2 周,在深麻下,用 40g/L 多聚甲醛、体积分数为 2.5％的戊二醛液做心口灌流固定。随后立即取脑和脊髓,在同种固定液中固定 2h,然后在 10％、20％、30％的梯度蔗糖溶液中浸泡直至组织沉底。

2. **DAB 染色显影**　分别取大脑和各段脊髓组织,脊髓分别取上颈段($C_{3～6}$)、胸段($T_{5～8}$)、腰段($L_{1～4}$),用冰冻切片机连续切片,组织切片厚度为 40μm。采用自由漂乳法将组织切片先后在以下溶液中孵化:含 0.1％ H_2O_2 的甲醇溶液 10min,含 0.5％ Triton X-IOOPBS 溶液(PBS-T)30min,抗生物素蛋白-生物素-过氧化物酶复合液 1h。用 PBS-T 液冲洗组织切片两次,每次各 10min,再在二氨基联苯胺中显影 5min。最后上玻片,风干,脱水及盖玻片覆盖。

3. **Nissl 染色**　Nissl 染色是神经系统常规染色方法,与神经元胞体内尼氏小体产生显色反应,可显示神经元胞体的形态。取冰冻切片,贴片后,用 Nissl 染液浸泡 5 分钟后,通过 70% 的酒精脱色,在显微镜下观察至背景基本透明,然后通过梯度酒精脱水,二甲苯透明,树胶封片。

三、结果观察

1. Nissl 染色可观察到脊髓各节段以及脑不同平面的神经元的分布情况。

2. 通过 DAB 染色,在显微镜下观察脊髓各节段以及脑不同平面中阳性细胞的分布情况,结合 Nissl 染色情况,可以推断出运动传导通路的走行情况及分布的部位。

四、实验扩展

1. 先做脊髓损伤模型,观察不同的损伤部位对运动传导通路的影响。脊髓损伤是目前临床常见疾病之一,多是由于车祸所致,而损伤后的修复是一个重大难题。目前有多种修复方法,要验证修复是否成功,逆行示踪验证是常用方法之一。

2. 顺行示踪法:在大脑皮质运动区不同区域注射 HRP,观察示踪剂在脊髓内出现的部位,可推断出皮质运动区的功能分区。

(马志健)

附录　人体解剖学专用名词生僻字读音

汉字及拼音	同音字	汉字及拼音	同音字	汉字及拼音	同音字
胳 gē	歌	膈 gé	格	褶 zhě	者
轴 zhóu	妯	睾 gāo	高	勃 bó	驳
胫 jìng	劲	腋 yè	业	络 luò	落
腘 guó	国	孖 zī	资	壳 ①ké	咳
踝 huái	怀	颊 jiá	夹	②qiào	俏
腓 féi	肥	孑 jié	节	睫 jié	结
髌 bīn	宾	咀 jǔ	举	袢 pàn	判
跗 fū	夫	嚼 jué	决	涎 xián	贤
跖（蹠）zhí	值	臂 ① bì	避	毗 pí	皮
楔 xiē	些	② bei	呗	嗅 xiù	绣
骰 tóu(shǎi)	投(色)	龈 yín	银	镫 dèng	邓
骺 hóu	喉	阜 fù	付	屏 píng	评
廓 kuò	扩	腮 sāi	腮	橄 gǎn	感
韧 rèn	任	釉 yòu	诱	榄 lǎn	懒
盂 yú	鱼	黏 nián	年	闰 rùn	润
膝 xī	希	阑 lán	兰	绒 róng	荣
皱 zhòu	昼	脾 pí	皮	束 shù	术
襞 bì	壁	蒂 dì	第	索 suǒ	所
肘 zhǒu	帚	繖 sǎn	散	胼 pián	便
蕈 xùn	迅	眦 zì	自	胝 zhī	之
峡 xiá	狭	奇 ①jī	鸡		
雍 yōng	拥	②qí	其		
穹 qióng	穷	糜 mí	迷		
贲 bēn	奔	虹 hóng	洪		
痔 zhì	致	瞳 tóng	同		
胰 yí	移	睑 jiǎn	简		
裸 luǒ	瘰	砧 zhēn	真		
括 kuò	阔	厌 yān	艳		
蕾 lěi	垒	泌 mì	密		
杓 sháo	勺	盏 zhǎn	展		
指 zhí	值	丸 wán	完		
菱 líng	灵	憩 qì	气		
筋 jīn	金	蔓 ①màn	曼		
鞘 qiào	俏	②wàn	万		
匝 zā	咂	桐 lú	驴		

图书在版编目（CIP）数据

系统解剖学实验教程 / 马志健主编. —杭州：浙江大
学出版社，2013.4（2016.8 重印）
ISBN 978-7-308-11073-0

Ⅰ. ①系… Ⅱ. ①马… Ⅲ. ①系统解剖学－实验－医
学院校－教材 Ⅳ. ①R322-33

中国版本图书馆 CIP 数据核字（2013）第 020732 号

系统解剖学实验教程

马志健　主　编

丛书策划	阮海潮（ruanhc@zju.edu.cn）
责任编辑	季　峥
封面设计	续设计
出版发行	浙江大学出版社
	（杭州市天目山路 148 号　邮政编码 310007）
	（网址：http://www.zjupress.com）
排　　版	杭州好友排版工作室
印　　刷	浙江省良渚印刷厂
开　　本	787mm×1092mm　1/16
印　　张	12.75
字　　数	320 千
版 印 次	2013 年 4 月第 1 版　2016 年 8 月第 4 次印刷
书　　号	ISBN 978-7-308-11073-0
定　　价	26.00 元